普通高等教育"十一五"规划教材

食品质量与安全

刘　雄　陈宗道　主编

化学工业出版社

·北京·

本书围绕食品生产、加工和销售的相关环节着重阐述影响食品质量与安全的潜在因素和污染来源，以及相应的控制措施。本书主要包括植物源性食品的安全性、动物源性食品的安全性、加工食品的安全性、食品安全性评价、食品生产过程和加工过程的安全质量保证、食品流通和服务环节的安全质量控制、食品卫生安全法规标准、食品安全监管的机构和制度等内容。

本书可作为食品专业及相关专业的本科生和研究生教材，也可供从事食品安全管理的研究人员和管理人员参考。

图书在版编目（CIP）数据

食品质量与安全/刘雄，陈宗道主编． —北京：化学工业出版社，2009.8（2024.1重印）
普通高等教育"十一五"规划教材
ISBN 978-7-122-06013-6

Ⅰ.食…　Ⅱ.①刘…②陈…　Ⅲ.①食品-质量控制②食品卫生　Ⅳ.TS207.7　R155.5

中国版本图书馆 CIP 数据核字（2009）第 102258 号

责任编辑：赵玉清　侯玉周　　　　　文字编辑：周　倜
责任校对：蒋　宇　　　　　　　　装帧设计：刘丽华

出版发行：化学工业出版社（北京市东城区青年湖南街 13 号　邮政编码 100011）
印　　装：北京科印技术咨询服务有限公司数码印刷分部
787mm×1092mm　1/16　印张 16　字数 414 千字　　2024 年 1 月北京第 1 版第 13 次印刷

购书咨询：010-64518888　　　　　　售后服务：010-64518899
网　　址：http://www.cip.com.cn
凡购买本书，如有缺损质量问题，本社销售中心负责调换。

定　　价：40.00 元　　　　　　　　　　　　版权所有　违者必究

本书编写人员名单

主　编　刘　雄　西南大学

　　　　陈宗道　西南大学

副主编　张焕容　西南民族大学

　　　　马　良　西南大学

编　者（按姓名汉语拼音排序）

　　　　陈宗道　西南大学

　　　　林居纯　四川农业大学

　　　　刘书亮　四川农业大学

　　　　刘　雄　西南大学

　　　　马　良　西南大学

　　　　田　刚　四川农业大学

　　　　张焕容　西南民族大学

　　　　赵国华　西南大学

前　言

"民以食为天，食以安为先"。食品是人类最直接、最重要的消费品，自古以来食物的卫生与安全被视为民生的基础、国泰民安的根本。同时，食品质量安全状况也是一个国家经济发展水平和人民生活质量的重要标志。我国政府坚持以人为本，高度重视食品安全，一直把加强食品质量安全摆在重要的位置。自2001年中国先后启动实施了"无公害食品行动计划"，建立了食品质量安全市场准入制度，建立了全国食品安全风险快速预警与快速反应系统，积极开展食品生产加工、流通、消费环节风险监控，建立健全了食品召回制度，并初步建立了企业食品安全诚信档案，建立了食品生产加工企业红黑榜制度。同时，在食品流通领域，深入实施以"提倡绿色消费、培育绿色市场、开辟绿色通道"为主要内容的"三绿工程"，加大餐饮等消费环节的食品安全监管力度等政策措施。经过努力，我国食品质量总体水平稳步提高，食品安全状况不断改善，食品生产经营秩序显著好转。

但同时必须看到，中国还是一个发展中国家，食品安全的总体水平，包括标准水平和食品生产的工业化水平，与发达国家相比还有一定的差距，尤其是食品生产过程中掺杂使假、以假充真，以非食品原料、发霉变质原料加工食品，不按标准生产，滥用添加剂等违法行为屡禁不止。近几年来，毒米、毒面、毒油几乎年年"东窗事发"，加上"三鹿"奶粉事件，闹得国内市场人心惶惶，与此同时，中国农产品、食品的出口也因卫生问题而出现了一些被出口国退货现象……这些食品质量与安全事件，严重威胁广大消费者的身心健康，影响人们的食品消费信心，影响我国食品产业的国际声誉，成为制约我国食品工业健康发展的关键问题。为此，我国政府在2009年2月颁布了《中华人民共和国食品安全法》，为我国的食品安全提供了严格的法律保障。

为更好地提高我国食品质量和食用安全，更好推行"从农田到餐桌"的全方位的食品安全控制，本书围绕食品生产、加工和销售的相关环节着重阐述影响食品质量与安全的潜在因素和污染来源，以及相应的控制措施。本书主要包括植物源性食品的安全性、动物源性食品的安全性、加工食品的安全性、食品安全性评价、食品生产过程和加工过程的安全质量保证、食品流通和服务环节的安全质量控制、食品卫生安全法规标准、食品安全监管的机构和制度等内容。

本书由全国多所院校共同参与编写，汇集了从事本学科教学与研究工作的主要力量，是集体智慧的结晶。本书编写人员分工：第一章由西南大学陈宗道、刘雄编写；第二章由西南大学马良编写；第三章由西南民族大学张焕容编写；第四章由西南大学刘雄编写；第五章由四川农业大学刘书亮编写；第六章由四川农业大学林居纯编写；第七章由四川农业大学田刚编写；第八章、第九章由西南大学赵国华编写；第十章由西南大学陈宗道编写。全书由刘雄和陈宗道统稿。

在本书编写出版过程中得到了编者所在院校和化学工业出版社的指导、帮助和支持，在此深表谢意。由于我们水平有限，工作繁忙，加之食品质量与安全学科内容广泛和其仍在研究发展中，书中的疏漏和不妥之处在所难免，殷切期待各位读者和同行的惠正。

编　者

2009 年 4 月于重庆

目 录

第一章 绪 论

"民以食为天，食以安为先"，自古以来食物卫生与安全被视为民生的基础、国泰民安的根本。然而，人们在追求和享用营养美味的食品的同时，也时时面临着来自于自然界的有毒有害物质的危害，尤其是近代工农业发展对环境的污染和破坏，使得这一情形更加严峻。食品生产的工业化和食品消费的社会化的发展，使得食品安全事件的影响范围急剧扩大。正如世界卫生组织（世卫组织）食品安全部部长 Jorgen Schlundt 博士所说："食品安全问题涉及每一个国家，乃至每一位食品消费者。采取更严格的措施来填补食品从农场到餐桌这一有时很漫长旅途中的安全缺口，这可以使所有国家受益。"

第一节 食品安全概述

一、食品安全与食品卫生的定义

在相当长的一段时间里，世界上许多国家，也包括我国，将"食品安全"与"食品卫生（food hygiene）"作为同义语。1984 年世界卫生组织在《食品安全在卫生和发展中的作用》的文件中，将"食品安全"定义为："生产、加工、储存、分配和制作食品过程中确保食品安全可靠，有益于健康并且适合人消费的种种必要条件和措施"。1996 年世界卫生组织在其《加强国家级食品安全计划指南》中，将"食品安全"定义为"对食品按其原定用途进行制作和/或食用时不会使消费者健康受到损害的一种担保"。食品安全包括"食品安全性"和"食品安全感"。食品安全性是一种科学的概念，是客观的，可以用具体指标加以测定和评价，它强调食品中不应含有可能损害或威胁人体健康的有毒、有害物质或因素，避免导致消费者患急性或慢性毒害感染疾病，或产生危及消费者及其后代健康的隐患。在自然界中，物质的有毒有害特性与摄入的剂量紧密相关，食品安全中所指的不含有毒有害物质的食品，实际上是指不得检出某些有毒有害物质或检出值不得超过某一阈值。由此可见，食品安全性的评价与保证受化学物质的检测技术水平制约。而"食品安全感"是主观的，通常是因危害公共安全的食品安全事件造成的消费者心理反应。阜阳奶粉事件、龙口粉丝事件、彭州毒泡菜、广州毒酒事件、陈化粮事件以及肯德基苏丹红事件、雀巢奶粉碘含量超标、三聚氰胺事件等，震惊国内外，引起社会各界的强烈不满，更加增添了人们对食品安全的担忧，降低了对市场上食品的安全感和信任度。

根据 1996 年世界卫生组织对"食品卫生"的定义，"食品卫生"是指"为了确保食品安全性和食用性，在食物链的所有阶段必须采取的一切条件和措施"，它的主要意图是创造和维持一个清洁并且有利于健康的食品生产和消费环境。食品的安全性是以食品卫生为基础，食品卫生是食品安全的最基本的保障。但在现代食品安全新形势下，单靠清洁卫生的食品生产环境和过程是不能完全保障食品安全的。因此，我国在 2009 年 6 月 1 日起以《中华人民共和国食品安全法》代替原《食品卫生法》。

食品安全技术体系是食品安全的基础保障，当前主要研究重点是：农药残留检测技术，食品添加剂和饲料添加剂的违禁化学品检验技术，食品中主要人兽共患疾病及植物疾病病原体检测技术，全国食品污染监控体系的研究，进出口食品安全检测与预警系统的研究，食品企业和餐饮业 HACCP（危害分析与关键控制点）体系的建立和实施，食品储藏、包装与运输过程中安全性检测技术，食品安全关键技术应用的综合示范，食品安全预警体系的建立等。食品标准体系和食品质量检验监测体系是食品质量安全体系的核心内容，食品质量监测体系要以食品安全技术体系为支撑，以食品标准体系为依托开展工作，它不仅要起到对食品质量的监督作用，还要积极发挥其宣传引导、咨询服务等功能。理顺食品安全的管理体系，这是一项很重要的任务。

二、影响食品安全与卫生的因素

食品安全性问题发展到今天，已经远远超出传统的食品卫生或食品污染的范围，它涉及从种植、养殖阶段的食品源头到食品销售和消费的整个食品链的所有相关环节，面临众多的安全影响因素。

1. 微生物污染

微生物污染是影响食品卫生和安全的最主要因素。过去几十年进食被沙门菌、空肠弯曲菌、肠出血性大肠杆菌污染的食品而引起的食源性疾病的发病率居高不下。随着食品从原料转化成产品、再到消费的过程环节的增多，食品在生产、加工、包装、运输和储藏的过程中被细菌、真菌等污染的机会也增加。在我国食品卫生安全问题中，食物中毒仍是最普遍、最主要的危害，而食物中毒中细菌造成的中毒事故占绝大多数，达到 98.5%，化学物质和自然毒素分别只占 0.7% 和 0.8%。2003 年和 2004 年全国报告的重大食物中毒事故中，微生物性重大食物中毒起数和人数均有增加，分别占当年总起数和总人数的 26%、43.8% 和 34%、58.1%。我国食品污染物监测网数据也显示，沙门菌、肠出血性大肠杆菌、单核细胞增生李斯特菌 3 种常见食源性致病菌检测阳性率逐年上升。

2. 农业种植业和养殖业的源头污染

在农业种植和养殖过程中，对食物原料的污染主要为农药、兽药（抗生素、激素）和禁止食用的饲料添加剂的滥用和残留。由于多施和不按规定要求滥用农药，我国每年因农药引起的食物中毒事件屡屡发生，特别是蔬菜中残留的有机磷中毒。我国每年大量、超量或不合理地施用化肥于农作物上，使化肥在土壤中的残留量越来越重，化肥施用不当、滥用化肥生产的蔬菜对人体健康的威胁并不亚于蔬菜中残留的农药。为预防和治疗家畜、家禽、鱼类等的疾病，促进生长，大量投入抗生素、磺胺类和激素等药物，造成了动物源食品中的药物残留。

3. 环境污染物

环境污染物包括无机污染物和有机污染物。无机污染物（如汞、镉、铅等重金属及一些放射性物质），一方面可能源于原料产地的地质影响，但是更为常见的污染源则主要是工业、采矿、能源、交通、城市排污、农业生产等带来的。有机污染物中的二噁英、多环芳烃、多氯联苯等工业化合物及副产物，都具有可在环境和食物链中富集、毒性强等特点，对食品安全性威胁极大。环境中的污染物通过食物链进入人体很容易导致健康损害。

4. 食品加工、储藏和包装过程的污染

食品加工过程中使用的机械管道、锅、白铁管、塑料管、橡胶管、铝制容器及各种包装材料等，也有可能对食品带来有毒物质的污染，如单体苯乙烯可从聚苯乙烯塑料包装进入食品；陶瓷器皿表面的釉料中所含的铅、镉、锑等盐溶入酸性食品中；荧光增白剂处理的包装纸上残留有毒的胺类化合物易污染食品；不锈钢器皿存放酸性食品时间较长渗出的镍、铬等也可污染食物。

食品烹饪过程中因高温而产生的多环芳烃、杂环胺都是毒性极强的致癌物质。用于提高和改善食品品质、延长食品保质期而使用的食品添加剂使用不当也会给食品带来毒性，影响

食品的安全性，危害人体健康。

5. 食品企业违法生产、加工食品

食品生产制造者为了降低生产成本、谋取超额利润，往往使用劣质原材料加工、制造食品，对食品安全构成极大威胁，如使用病死畜禽肉、过期产品、发霉变质原料等。食品造假、违法经营已经成为中国的一种社会公害，是我国食品安全性事件有别于国外的明显特征，像阜阳奶粉事件、"苏丹红"事件、"三聚氰胺"奶粉事件等。

另一方面，我国现有食品行业整体素质仍处于较低水平，卫生保证能力差的手工及家庭加工方式在食品加工中占相当大的比例，有的从业人员甚至未经健康体检，农村和城乡结合部无证无照生产加工食品行为屡禁不止，给食品安全造成重大隐患。

6. 食品新技术新资源的应用带来新的食品安全隐患

随着食品工业的迅速发展，大量食品新资源、食品添加剂新品种、新型包装材料、新加工技术以及现代生物技术、基因工程技术（基因微生物、基因农产品、基因动物）、酶制剂等新技术不断出现，这些技术一方面能提高食品生产，有利于食品安全，另一方面也可能产生潜在的危害，在应用前必须得到严格的安全性评价。

7. 食品安全研究发现的新问题

随着食品安全科技的发展，传统加工工艺的食品也不断被发现具有安全隐患，如油炸淀粉类食品的丙烯酰胺、油条中的铝残留，传统粉丝中明矾添加等安全性问题，一定程度上影响了消费者的信心。

三、食品安全的意义

食品安全是一个遍及全球的公共卫生问题，不仅直接关系人类的健康生存，而且还严重影响着社会经济的发展。进入 21 世纪，食品安全问题已引起世界各国政府的高度重视。

1. 食品安全是人们健康生活的基本保障

食品安全危害性及其所导致的食源性疾病是当今社会重要的公共卫生问题。据世界卫生组织（WHO）估计，进食不安全的食品已经导致亿万人发病，这一问题在不发达国家更加严重，如食源性腹泻仍是发病和死亡的主要原因，每年全世界大约有 220 万人为此丧生，其中绝大多数为儿童。在过去 10 年间，世界各大洲食源性疾病不断上升，并均有严重食源性疾病暴发。食品安全问题不仅严重危害了消费者的健康，而且还严重影响了广大城乡居民的食品消费心理，引起了相当程度的对食品安全的不信任感。国际上流行"对食物短缺的担忧已被对食品的安全恐惧代替"这一说法在我国有一定程度的体现。食品安全问题会对人民的身体健康、整体生活水平、稳定健康的心态、对社会的信心以及对食品工业和整个经济发展带来严重的负面影响。

2. 食品安全控制是发展国际贸易的关键

食品贸易的全球化，需要公认的国际标准来进行协调。《卫生与植物卫生措施应用协定》（SPS 协定）、《贸易技术壁垒协定》（TBT 协定）、《食品法典》等文件，其宗旨是建立在国际贸易中能够被成员国认可的食品安全标准，保护公众健康和确保公平贸易。世界贸易组织（WTO）的 SPS 协定要求，所有食品安全法规必须建立在保护公众健康、以科学为基础的危险性评价的基础上，并将国际食品法典委员会制定的标准、准则和技术规范指定为国际食品贸易纠纷仲裁的唯一标准，这些标准得到了越来越多的国家认同和采用，正在成为公认的国际标准。

中国作为 WTO 成员国，与世界各国之间的贸易往来日益增多，食品安全已成为影响农业和食品工业竞争力的关键因素，并在某种程度上约束了中国农业和农村经济产品结构和产业结构的战略性调整。由于食品贸易的全球化，某地发生的食品安全问题也很快"全球化"。如"龙口粉丝"问题，2003年5月2日，中央电视台《每周质量报告》栏目报道了山东省部分"龙口粉丝"生产企业掺假并使用化肥的消息后，日本厚生省立即做出反应，要求各检疫所停止接受中的通关申请，5月14日，厚生省对中国产粉丝"过氧化苯甲酰"项目实施监控检查，6月17日起开始实行"命令检查"。加入WTO后，各成员国利用关税手段保护本国市场与国内同行业的余地已非常小，便纷纷转而采取技术性贸易壁垒行使贸易保护主义，技术性贸易壁垒大大增加。所谓技术贸易壁垒，是指一国以维护国家安全或保护人类健康和安全，保护动植物的生命和健康，保护生态环境，或防止欺诈行为，保证产品质量为由，采取一些强制性或非强制性的技术性措施，这些措施成为其他国家商品自由进入该国的障碍。近年来，技术贸易壁垒已成为我国农产品和食品出口的重要制约因素。其中，食品安全卫生问题又是最为主要的原因。据联合国一份统计资料表明，我国每年约有74亿美元的出口商品因技术贸易壁垒而受到不利影响。

第二节　中国食品质量安全和食品监管现状

一、中国食品质量安全和食品监管工作卓有成效

2007年8月中华人民共和国国务院新闻办公室受权发布《中国的食品质量安全状况》白皮书。白皮书对我国食品质量和食品监管工作状况做了充分的总结。

食品质量安全状况是一个国家经济发展水平和人民生活质量的重要标志。中国政府坚持以人为本，高度重视食品安全，一直把加强食品质量安全摆在重要的位置。多年来，中国立足从源头抓质量的工作方针，建立健全食品安全监管体系和制度，全面加强食品安全立法和标准体系建设，对食品实行严格的质量安全监管，积极推行食品安全的国际交流与合作，全社会的食品安全意识明显提高。经过努力，中国食品质量总体水平稳步提高，食品安全状况不断改善，食品生产经营秩序显著好转。

（一）中国食品生产和质量状况

1. 食品加工业快速健康发展

近年来，中国食品工业持续快速健康发展，经济效益稳步提高。全国共有食品生产加工企业44.8万家。其中规模以上企业2.6万家，产品市场占有率为72％，产量和销售收入占主导地位。中国食品工业的发展呈现出以下特点：①部分食品企业加工技术和设备接近或达到国际领先水平；②随着食品产业的发展，食品企业规模不断扩大，生产集中度不断提高；③产品结构趋于优化，有效满足了消费者日益增长的多层次需求；④企业质量管理更加科学规范。共有10.7万家食品生产企业获得质量安全市场准入资格，2675家食品生产企业获得了危害分析与关键控制点（HACCP）认证。优质食品成为市场主导产品，食品质量安全水平保持稳定，并呈上升态势。

2. 农产品质量安全稳步提高

安全优质的品牌农产品快速发展，优质品牌农产品市场占有率稳步提高。农业标准化能力显著提高，促进了农民增收和农业生产方式的转变。无公害、绿色、有机等品牌农产品已成为出口农产品的主体，占到出口农产品的90％。农产品质量合格率持续上升。

3. 进出口食品质量保持高水平

出口食品安全得到保障。中国食品出口到200多个国家和地区，按贸易额排序前10位的国家和地区依次是：日本、美国、韩国、中国香港、俄罗斯、德国、马来西亚、荷兰、印度尼西亚、英国。多年来，中国出口食品合格率一直保持在99％以上。

进口食品质量安全水平保持稳定。2006 年，中国进口食品 2027.3 万吨，货值 133.96 亿美元。进口食品货值列前 10 位的品种分别是：植物油、水产品、谷物、食糖、乳制品、酒、油料作物、粮食制品。中国的进口食品来自世界上 143 个国家和地区。多年来，中国进口食品的质量总体平稳，没有发生过因进口食品质量安全引起的严重质量安全事故。

（二）食品监管工作卓有成效

1. 强化农产品质量安全工作

2001 年中国启动实施了"无公害食品行动计划"，以蔬菜中高毒农药残留和畜产品中"瘦肉精"污染控制为重点，着力解决人民最为关心的高毒农药、兽药违规使用和残留超标问题；以农业投入品、农产品生产、市场准入三个环节管理为关键点，推动从农田到市场的全程监管。

2. 建立并严格实施食品质量安全市场准入制度

中国政府于 2001 年建立了食品质量安全市场准入制度。这项制度主要包括三项内容：①生产许可制度，即要求食品生产加工企业具备原材料进厂把关、生产设备、工艺流程、产品标准、检验设备与能力、环境条件、质量管理、储存运输、包装标识、生产人员等保证食品质量安全的必备条件，取得食品生产许可证后，方可生产销售食品；②强制检验制度，即要求企业履行食品必须经检验合格方能出厂销售的法律义务；③市场准入标志制度，即要求企业对合格食品加贴 QS 标志，对食品质量安全进行承诺。

3. 加大食品质量国家监督抽查力度

中国政府自 1985 年建立对食品实行以抽查为主要方式的监督检查制度。近年来，重点抽查了乳制品、肉制品、茶叶、饮料、粮油等日常消费的主要食品，重点对食品生产集中地的企业、小作坊进行了抽查，重点检验了食品的微生物、添加剂、重金属等卫生指标，并对质量不稳定的小企业重点进行了跟踪抽查。

4. 加强对食品小作坊的专项整治力度

中国存在的地区差异、城乡差异等决定了对食品生产加工小作坊的监管是一项长期、艰巨的工作。目前，10 人以下的食品生产加工小作坊是食品质量安全监管的重点和难点。对从事传统、低风险食品加工的小作坊，应强化监管措施，防止食品安全事故发生。

5. 推行食品安全区域监管责任制

建立并实施了食品安全区域监管责任制；建立食品生产加工企业档案，实施动态监管；政府签订责任书，企业签订承诺书，质检部门定期写出食品安全报告。

6. 加强食品流通领域的监管

倡导现代流通组织方式和经营方式，大力发展连锁经营和物流配送；推进经销企业落实进货检查验收、索证索票、购销台账和质量承诺制度；完善食品质量监测制度，严格实行不合格食品的退市、召回、销毁、公布制度；加强畜禽屠宰行业管理；强化食品安全标识和包装管理，集中力量整治食品假包装、假标识、假商标印刷品。

7. 加大餐饮等消费环节的食品安全监管力度

餐饮卫生是食品安全的重要环节。中国政府在餐饮业卫生监管方面所做的主要工作包括：①加大对餐饮卫生的监管力度，实施食品卫生监督量化分级管理制度；②推进餐饮业全面实施食品卫生监督量化分级管理制度，加强食品污染物监测和食源性疾病监测体系建设；③加大对违法犯罪行为的打击力度，查处大案要案，并及时向社会通报；④加强学校卫生工作，部署开展全国学校食品卫生、饮用水卫生、传染病防治专项检查工作；⑤开展食品危险性评估，科学发布食品安全预警和评估信息。

8. 全面开展食品质量安全专项整治

构建食品安全监管网络、加强标准和检测等技术力量建设、加强对企业的技术服务、推动组建食品行业协会、加大执法打假力度等措施，解决了一批区域性制售假冒伪劣问题。工商、质检部门不断加大食品执法打假工作力度，以食品质量安全为主线，突出生产加工源头，部署开展专项执法打假行动，严厉打击使用非食品原料生产加工食品和滥用食品添加剂的违法行为，严厉打击证照皆无的制假制劣黑窝点。

9. 强化风险预警和应急反应机制建设

建立了全国食品安全风险快速预警与快速反应系统，积极开展食品生产加工、流通、消费环节风险监控，通过动态收集和分析食品安全信息，初步实现了对食品安全问题的早发现、早预警、早控制和早处理。建立了一套行之有效的快速反应机制，包括风险信息的收集、分析、预警和快速反应，做到立即报告、迅速介入、科学判断、妥善处置。

10. 建立健全食品召回制度

规定食品生产加工企业是食品召回的责任主体，要求食品生产者如果确认其生产的食品存在安全危害，应当立即停止生产和销售，主动实施召回；对于故意隐瞒食品安全危害、不履行召回义务或因生产者过错造成食品安全危害扩大或再度发生的，将责令生产者召回产品。

11. 加强食品安全诚信体系建设

逐步完善食品安全诚信运行机制，全面发挥食品安全诚信体系对食品安全工作的规范、引导、督促功能。加强企业食品安全诚信档案建设，推行食品安全诚信分类监管，重点建立食品生产经营主体登记档案信息系统和食品生产经营主体诚信分类数据库，广泛收集食品生产经营主体准入信息、食品安全监管信息、消费者申诉举报信息，做到掌握情况，监管有效。

二、中国食品质量和食品监管工作存在的问题

目前我国的食品安全受到食源性疾病、农业种植养殖业的污染、违法生产劣质食品、滥用添加剂、工业污染 5 方面的影响。中国政府清楚地看到，由于受发展水平的制约，中国食品安全仍存在一定问题，食品安全形势依然严峻，主要表现有如下几方面。

（1）初级农产品源头污染仍然较重　有的产地环境污染、污水浇灌、滥用甚至违禁使用高毒农药；有的饲养禽畜滥用饲料添加剂，非法使用生长激素及"瘦肉精"；有的在水产养殖中滥用氯霉素等抗生素和饲料添加剂，造成虾、蟹、鱼等水产品质量下降。

（2）食品生产加工领域假冒伪劣问题突出　有的用非食品原料加工食品，有的滥用或超量使用增白剂、保鲜剂、食用色素等加工食品，有的掺杂使假，生产假酒、劣质奶粉，用地沟油加工食用油等。

（3）食品流通环节经营秩序不规范　为数众多的食品经营企业小而乱，溯源管理难，分级包装水平低，甚至违法使用不合格包装物；有些企业在食品收购、储藏和运输过程中，过量使用防腐剂、保鲜剂；部分经营者销售假冒伪劣食品、变质食品。

（4）食品卫生安全事故时有发生　2004 年，卫生部通报的 381 起重大食物中毒事件中，由微生物污染引起的 140 起，中毒 9251 人；由食用有毒动植物引起的 72 起，中毒 1466 人。

面对食品安全存在的突出问题和严峻形势，中国政府深刻认识到食品安全问题的严重性和危害性，竭尽全力开展整顿和打击，认识到食品安全工作的长期性、艰巨性和复杂性，扎扎实实做好食品安全的各项工作。

三、食品安全监管工作的应对之策

(一) 全社会努力培育食品安全文化的土壤

食品安全法与食品卫生法的主要区别在于：①食品卫生法关注食品的卫生，即食物表象的干净。食品安全法关注食品的安全，关注食物内在的安全因素，即影响人们身体健康和生命安全的生物学、物理学、化学因素；②引入了国际食品安全理念和管理制度，包括食品安全风险监测和评估制度、准入制度、召回制度、可追溯制度、良好操作规范（GMP）、HACCP、食品安全标准制度、检验制度、食品安全信息制度、食品安全事故处置制度。食品安全法出台表明，随着经济的发展和人民生活水平的提高，公众要求根本改变粗放陈旧的生产管理制度和凭感觉判定食品的卫生状况。食品安全文化应有广泛的群众基础，不论是政府和企业，还是消费者都应该把食品安全作为优先考虑的关键因素，树立"食品安全质量是食品质量的核心"和"预防为主"的理念。

1. 树立"食品安全质量是食品质量的核心"的理念

长期以来，人们为了食品的色香味和较长的保质期，不惜牺牲食品的安全，如添加苏丹红、吊白块等。不断发生的安全事故教育了大家，食品安全质量是食品质量的核心，决不能本末倒置。食品安全法明确规定，只有在技术上确有必要、经过风险评估证明安全可靠的食品添加剂，才能允许使用。即是说，必须本着不用、慎用、少用原则，能不用的就不用，能少用的就少用。确需使用食品添加剂的，食品生产者应当按照食品安全标准关于食品添加剂的品种、使用范围、用量的规定使用食品添加剂。不得在食品生产中使用食品添加剂以外的化学物质或者其他危害人体健康的物质。即使是无害的物质，只要目录中没有列出，技术上没有确实的必要，就不允许添加到食品中。这个原则，对于解决诸如"添加面粉增白剂"和"蒙牛添加 OMP（造骨牛奶蛋白）"等问题提供了法律依据。

2. 树立"预防为主"的理念

食品安全的特殊性在于不允许实行"试错机制，"如果错了再纠正，就会对消费者的人身健康和安全造成无法挽回的后果。因此，食品安全法规定，"国家建立食品安全风险监测制度，对食源性疾病、食品污染以及食品中的有害因素进行监测。"食品安全风险评估，是国际上通行的制度，它运用科学的方法，根据食品安全风险分析的研究结果，对食品和食品添加剂中生物性、化学性和物理性危害性程度做出正确的判断。食品安全风险评估的结果可作为制定食品安全标准和对食品安全实施监督管理的科学依据。对经综合分析表明可能具有较高程度安全风险的食品，国家食品安全监管部门可及时提出食品安全风险警示。一旦安全风险评估结果为不安全食品，国家食品安全监管部门就应当立即采取相应措施，确保该食品停止生产经营，并告知消费者停止食用。

(二) 政府应建立长效机制

发展经济和关注民生是政府的两大主题。发展经济和关注民生都要抓好食品和食品安全，确保只有安全卫生的食品才被准许在市场上销售。政府负有强制的责任，要求所有厂商、销售商、进口商遵守各种法律规范，在生产、加工、进口、零售全过程符合卫生要求，生产出符合统一标准的食品，保障消费者的健康。政府必须做到以下几点。

1. 牢记安全责任重于山

食品药品安全和安全生产是人民群众最关心、最直接、最现实的利益问题，是需要常抓不懈、不可有丝毫放松的重大民生问题。各级政府都必须有清醒的认识、鲜明的立场、严明的纪律、有力的举措。要落实领导责任，强化行政问责。要切实加强对研发、生产、流通、消费等各个环节的监管，整顿市场秩序，提高食品、药品质量，让人民群众吃得放心、用得放心。

2. 加强政府能力建设

政府应健全政府职责体系，明确界定部门分工和权限，理顺关系、优化结构、提高效能，形成权责一致、分工合理、决策科学、执行顺畅、监督有力的行政管理体制。政府要特别重视组织协调、预警与应急处置等能力的建设。协调过程应该对公众是透明的，便于公众参与监督。各级监督管理部门应当依据各自职责公布食品安全日常监督管理信息，相互通报获知的食品安全信息。必须严肃法纪政纪，推行行政问责制度。应深挖食品安全事故背后的渎职犯罪和腐败犯罪。

3. 建立全过程、无缝隙、统一的监管

食品安全涉及方方面面，每一个环节出现问题都可能导致安全事故。对食品必须实行从农田到餐桌的全程监管，政府的职责是从源头上做好食品安全工作，有效实施从农田到餐桌的全程无缝隙监管。制定食品安全标准，应当以保障公众身体健康为宗旨，做到科学合理、安全可靠。食品安全标准是强制执行的标准。食品安全法明确，由卫生部统一负责制定食品安全的国家标准，必须改变现有的两套体系的状况：一套是由卫生部门提出的卫生标准；一套是由质检和农业等部门制定的质量标准。

4. 政府应主动出击

解决食品安全问题，必须把专项整治工作转化为日常监管的长效机制。政府应列出重点产品、重点区域和重点单位，集中执法力量开展突击检查和打击。对故意使用违法食品添加物的企业应依法严厉查处，坚决吊销有关证照。对触犯刑律的，移交司法机关依法追究刑事责任，决不允许"以罚代刑、降格处罚"。药监、质监、工商等部门应依法严格审查经营企业资质，生产经营条件不符合规定要求、产品质量难以保障的企业，坚决淘汰出局。

（三）规范企业行为

1. 强化食品企业在食品安全中的第一责任人地位

食品生产经营者应当依照法律、法规和食品安全标准从事生产经营活动，对社会和公众负责，保证食品安全，接受社会监督，承担社会责任。食品生产经营者必须时刻把食品安全放在第一位，牢固树立风险意识，任何时候不能自作聪明，心存侥幸，企图蒙混过关，更不能以损害人民健康来换取增长，谋求利益。出现食品安全事故，第一责任人必须承担应有的法律责任。

2. 强化食品企业的社会责任

食品安全是关系国计民生的大事，食品生产经营者必须认识食品商品的特殊性，不仅应依法从事生产经营活动，而且应对公众负责，承担社会责任。食品生产经营者应当依照法律、法规和食品安全标准从事生产经营活动，对社会和公众负责，保证食品安全，接受社会监督，承担社会责任。

3. 企业内部开展道德信仰教育

食品工程是个良心工程，没有良好的道德信仰是无法生产出令人放心的食品的。道德信仰的约束力在企业内可以发挥巨大的作用。应在企业内部开展道德信仰和守法意识教育，提高员工的道德素养，对他人的生命和健康应充满敬畏之心。"一个企业家身上应该流着道德的血液。只有把看得见的企业技术、产品和管理，以及背后引导他们并受他们影响的理念、道德和责任，两者加在一起才能构成经济和企业的'DNA'。""企业要承担社会责任，企业家身上要流淌着道德的血液"（摘自2009年2月3日温家宝总理在英国剑桥大学的演讲词）。

4. 强化企业自身管理

食品安全生产要求企业提高自律意识，强化自身管理，建立预防机制，预防事故发生。企业自律是企业的自我监督和自我改进，成本和风险最低，而效果却最直接最明显。食品生产经营企业应当建立健全本单位的食品安全管理制度，加强对职工食品安全知识的培训，配备专职或者兼职食品安全管理人员，做好对所生产经营食品的检验工作，依法从事食品生产经营活动。食品生产经营企业应按照良好生产规范的要求，实施危害分析与关键控制点体系，提高食品安全管理水平。食用农产品生产者应当依照标准使用农业投入品，食用农产品的生产企业应当建立食用农产品生产记录制度。

5. 发挥行业协会的作用

食品行业协会应当加强行业自律，引导食品生产经营者依法生产经营，推动行业诚信建设，宣传和普及食品安全知识。食品行业必须认识到，如果一家食品企业出现食品安全问题，整个行业的信誉都会受到影响。食品行业协会应针对本行业突出的安全问题，开展联合攻关；定期对企业进行检查监督；号召企业签订诚信公约，对害群之马坚决制裁和清除。

（四）规范媒体行为

1. 新闻媒体应开展公益宣传和舆论监督

食品安全除了需要生产加工企业内部的质量保证体系和生产加工企业外部有监督保证体系以外，还离不开人民群众的监督和媒体的监督。新闻媒体应开展食品安全法律法规以及食品安全标准和知识的公益宣传，并对违法行为进行舆论监督。

媒体的成功经验在于：①开展新闻舆论监督，政治上出以公心，对人民负责，对社会负责；②思想作风上实事求是，本着真实客观和极其慎重的态度进行报道，经得起历史的检验；③做好吃官司的心理准备，工作态度上谨慎小心、精益求精，面对当事人的强烈指责才能底气十足，无所畏惧。

2. 媒体应尽职又不添乱

个别媒体添乱对我国食品行业造成无可挽回的损失。个别媒体工作者在思想作风上假大空，见风就是雨，断章取义，弄虚作假；在工作态度上不艰苦深入，一知半解，不求甚解；在社会效果上给国家社会和人民造成不可弥补的损失，对我国食品行业造成无可挽回的损失。

媒体应该认真反思，从中吸取深刻的教训：①新闻报道最重要的是实事求是，对人命关天且专业性极强的食品、药品等领域的报道，必须认真求证；②新闻媒体需要自我约束，不要为了达到新闻的震撼效果而任意妄为，电视新闻的核心价值不应停留在收视率上，一味追求轰动效应是不成熟、新闻专业精神不够、职业道德缺乏的表现；③媒体不应充当新闻挑起者和炒作者的角色，个别媒体制造假新闻，造成极恶劣的社会影响，说明这些新闻从业人员的政治素质、道德素质和职业精神都亟待提高。

3. 发布食品广告应真实合法

媒体在刊登食品广告时应保证内容的真实合法，不含有虚假夸大的内容，也不应涉及疾病预防和治疗功能等。各种学术机构、行业协会、食品安全监督管理部门、食品检验职责的机构、食品协会、消费者协会都不准以广告或者其他形式向消费者推荐食品。

食品企业往往请社会名人打广告。社会名人在为食品企业代言时，必须十分谨慎，注意广告中是否存在虚假的内容。食品安全法规定，社会团体或者其他组织、个人在广告中向消费者推荐不符合食品安全标准的食品，使消费者的合法权益受到损害的，与食品生产经营者承担连带责任。此处规定的是"连带责任"而不是"相应责任"。所谓"连带责任"就是说代言人有可能承担食品生产经营者所承担的所有责任。

（五）增强消费者食品安全意识和自我保护能力

社会团体、基层群众性自治组织应当开展食品安全法律、法规以及食品安全标准和知识的普及工作，倡导健康的饮食方式，增强消费者食品安全意识和自我保护能力。任何组织或者个人都有权了解食品安全信息，对食品安全监督管理工作提出意见和建议，有权举报食品生产经营中违反本法的行为。

消费者居家过日子应把食品安全放在首位，遵守下列一般规则：选购食品时要查看标识，不买不符合标识要求的食品；避免直接入口食品与非直接入口食品发生交叉污染；选购肉品、熟食、豆制品和保健食品可分别查验检疫合格证、熟食送货单、豆制品送货单和保健食品批准证书；不要购买感官性状异常的可疑食品；外出就餐时不吃无证食品，用餐时应注意分辨食品是否变质、是否有异味；切勿食用毛蚶等违禁食品、超过保质期食品、腐败变质食品等违禁食品；居家饮食应避免生熟食品交叉污染；使用冰箱冷藏食品时，生熟食品应分层放置（熟上生下）；食品应当烧熟煮透，食品中心温度70℃以上；生食要谨慎，不生食淡水水产品；生吃瓜果蔬菜一定要洗净消毒；冷藏或过夜的熟食、剩饭菜食用前须彻底加热；控制食品的存放时间，及时处理冰箱内变质变味的食物。

特别应注意拒食野生动物。市民一旦发现运输、销售、加工野生动物的行为时，应立即向政府有关部门报告。拒食野生动物不仅对保护野生动物资源、营造良好生存环境具有重要意义，而且对预防控制人畜共患病、保障群众身体健康具有积极作用。人体对野生动物携带的病原体通常不具有免疫力，一旦发病可危及生命。在野生环境中，鸟类、蛇类和蟾蜍等动物体内存在有寄生虫，如果人们食用野生动物，寄生虫就会感染人类，引发寄生虫病，严重危害健康。有人误以为野生动物比饲养动物更有营养或有药用价值，事实上野生动物并无特殊营养，无特殊的药用价值。

参 考 文 献

[1] Ronald H. 主编. 食品安全手册 [M]. 石阶平等译. 北京：中国农业大学出版社，2006.
[2] 陈锡文，邓楠主编. 中国食品安全战略研究 [M]. 北京：化学工业出版社，2004.
[3] 吴永宁主编. 现代食品安全科学 [M]. 北京：化学工业出版社，2003.
[4] 史贤明主编. 食品安全与卫生学 [M]. 北京：中国农业出版社，2003.

第二章　植物源性食品的安全性

第一节　天然有毒物质对植物源性食品安全性的影响

一、概述

植物是人类最重要的食物资源。我国幅员辽阔，地理成分复杂，植物种类丰富，有毒植物的种类也很多。据研究报道，我国有毒植物约有 1300 种，分属于 140 个科。

有毒植物中的天然有毒物质是人类植物源性食物中毒的重要因素之一，对人类健康和生命安全有较大的危害。植物中的天然有毒物质是指植物体本身存在的或者由于储存条件不当形成的某种对人体健康有毒害的非营养性天然物质成分，不包括那些污染的和吸收入植物体内的外源化合物，如农药残留和重金属污染物等。因此，植物源性天然有毒物质可以分为两类，一类是植物天然含有的有毒成分，如生氰糖苷、硫苷等，另一类是植物在一定条件下产生的有毒成分，如发芽马铃薯中的龙葵碱等。

植物中有毒物质的摄入可不同程度地危害人体健康，降低食品的营养价值和影响风味品质，引起人食物过敏和对食品的特异性反应；此外，因含有毒物质的植物外形、色泽与无毒的品种相似，易被人们混淆误食引起食物中毒。

因此，植物中存在的某些天然有毒物质和具有潜在危险性的物质，成为食品的不安全因素之一，在食品加工和日常生活中应引起人们的高度重视，避免吃含有天然有毒物质的植物源性食物，在烹制时遵守操作规范，以预防食物中毒的发生。

二、植物源性食品中常见的天然有毒物质

与食品安全关系密切，而且比较常见的植物源性天然有毒物质主要有毒蛋白、苷类、生物碱、酶、过敏原、蘑菇毒素等。

（一）毒蛋白

异体蛋白质注入人体组织可引起过敏反应，内服某些蛋白质亦可产生各种毒性。植物中的胰蛋白酶抑制剂、红细胞凝集素、蓖麻毒素、巴豆毒素、刺槐毒素、硒蛋白等均属于有毒蛋白或复合蛋白。如存在于未煮熟透的大豆及其豆乳中的胰蛋白酶抑制剂对胰脏分泌的胰蛋白酶的活性具有抑制作用，从而影响人体对大豆蛋白质的消化吸收，导致胰脏肿大和抑制食用者（包括人类和动物）的生长发育。在大豆和花生中含有的血细胞凝集素还具有凝集红细胞的作用等。

1. 凝集素

在豆类及一些豆状种子如蓖麻、大豆、豌豆、扁豆、菜豆、刀豆、蚕豆等籽实中含有一种能使红细胞凝集的蛋白质，称为植物红细胞凝集素，简称凝集素。

实验表明，当给大白鼠经口黑豆凝集素后，明显减少了所有营养物质的吸收；将大豆凝集素混入饲料中饲喂大白鼠明显影响其生长；吃生大豆的动物比吃熟大豆的动物需要更多的维生素、矿物质以及其他营养素。当大鼠饲料中含菜豆属凝集素为 0.5% 时，明显抑制其生长，剂量再高时可致死亡。因此推测凝集素的作用是与肠壁细胞结合，因而非特异性地影响了营养素的吸收。

食用新鲜豆类食物时，应首先用清水浸泡去毒，烹饪时充分加热熟透，破坏其中的凝集素，以防中毒。

2. 蛋白酶抑制剂

在豆类、棉籽、花生、油菜籽等92种植物源性食物中，特别是豆科植物中含有能抑制胰蛋白酶、糜蛋白酶、胃蛋白酶等13种蛋白酶的特异性物质，通称为蛋白酶抑制剂。其中比较主要的且具有代表性的是胰蛋白酶抑制剂，在上述92种植物中都含有，其次是糜蛋白酶抑制剂，在35种植物中均含有。

蛋白酶抑制剂的毒性作用包括两个方面：一方面抑制蛋白酶的活性，降低食物蛋白质的水解和吸收，从而导致胃肠不良反应和症状产生，同时也影响动物生长；另一方面，它可刺激胰腺增加其分泌活性，作用机制通过负反馈作用来实现。这样就增加了内源性蛋白质、氨基酸的损失，使动物对蛋白质的需要增加。动物实验发现，胰蛋白酶抑制剂具有抑制动物增重以及动物胰腺代偿性增大的作用。所以蛋白酶抑制剂可从卫生和营养两方面对机体造成损害。

含有蛋白酶抑制剂的植物源性食物，一定要经过有效地钝化后方可食用或作饲料用。去除蛋白酶抑制剂最简单有效的方法是高温加热钝化。采用常压蒸汽加热30min或1MPa压力加热15～20min，即可破坏大豆中的胰蛋白酶抑制剂。大豆用水泡至含水量60%时，水蒸5min也可，但干热效果较差。

（二）苷类

苷类又称配糖体或糖苷。在植物中，糖分子（如葡萄糖、鼠李糖、葡萄糖醛酸等）中的半缩醛羟基和非糖类化合物分子（如醇类、酚类、甾醇类等）中的羧基脱水缩合而形成具有环状缩醛结构的化合物，称为苷。苷类都是由糖和非糖物质（称苷元或配基）两部分组成。苷类大多为带色晶体，易溶于水和乙醇中，而且易被酸或酶水解为糖和苷元。由于苷元的化学结构不同，苷的种类也有多种，如皂苷、氰苷、芥子苷、黄酮苷、强心苷等。它们广泛分布于植物的根、茎、叶、花和果实中。其中皂苷和氰苷等常引起人的食物中毒。

1. 皂苷

皂苷是类固醇或三萜系化合物的低聚配糖体的总称。它是由皂苷配基通过3β-羟基与低聚糖糖链缩合而成的糖苷。组成皂苷的糖，常见的有葡萄糖、鼠李糖、半乳糖、阿拉伯糖、木糖、葡萄糖醛酸和半乳糖醛酸。这些糖或糖醛酸先结合成低聚糖糖链，再与皂苷配基结合。因其水溶液能形成持久大量泡沫，酷似肥皂，故名皂苷，又称皂素或皂甙。

含有皂苷的植物有豆科、五加科、蔷薇科、菊科、葫芦科和苋科。含有皂苷的食源性植物主要是菜豆（四季豆）和大豆，易引发食物中毒，一年四季皆可发生。烹调不当、炒煮不够熟透的菜豆、大豆等豆类及其豆乳中含有的皂苷对消化道黏膜有强烈刺激作用，很容易产生一系列肠胃刺激症状而引起中毒。其中毒症状主要是胃肠炎，潜伏期一般为2～4h，呕吐、腹泻（水样便）、头痛、胸闷、四肢发麻，病程为数小时或1～2天，恢复快，愈后良好。

预防皂苷中毒的措施如下。①使菜豆等豆类充分炒熟、煮透，最好是炖食，以破坏其中所含有的全部毒素；炒时应充分加热至青绿色消失，无豆腥味，无生硬感，勿贪图其脆嫩口感。②不宜水焯后做凉拌菜，如做凉菜必须煮10min以上，熟透后才可拌食。③应注意煮生豆浆时防止"假沸"现象。由于80℃左右时，皂苷受热膨胀，形成泡沫上浮，造成"假沸"现象，而此时豆浆中的毒素并未有效破坏；"假沸"之后应继续加热至100℃，泡沫消失，表明皂苷等有害成分受到破坏，然后再小火煮10min以彻底破坏豆浆中的有害成分，达到安全食用的目的。亦可以在93℃加热30～75min或121℃加热5～10min，可有效消除豆浆中的有毒物质。若一旦发生菜豆或生豆浆中毒，应及时排毒，并对症治疗。

2. 氰苷

植物具有合成生氰化合物并能水解释放出氢氰酸的能力，即生氰作用。凡是结构中含有氰基的物质，水解后可产生氢氰酸的苷类。主要由氰醇衍生物的羟基和 D-葡萄糖缩合形成的糖苷称为生氰糖苷，又称氰苷。氰苷在植物中分布较广，广泛存在于豆科、蔷薇科、稻科约 1000 余种植物中。如禾本科（如木薯）、豆科和一些果树的种子（如杏仁、桃仁、李子仁等）、幼枝、花、叶等部位均含有氰苷。含有氰苷的食源性植物有木薯、杏仁、枇杷、豆类等，在植物氰苷中与食物中毒有关的化合物主要是苦杏仁苷和亚麻仁苷。

在苦杏、苦扁桃、枇杷、李子、苹果、黑樱桃等果仁和叶子中含有的氰苷为苦杏仁苷。苦杏仁苷是由龙胆二糖和苦杏仁腈组成的 β-型糖苷。在苦杏仁中苦杏仁苷的含量比甜杏仁中高 20～30 倍。

在木薯、亚麻籽及其幼苗中含有的氰苷为亚麻仁苷。亚麻仁苷是木薯中的主要毒性物质，可释放游离的氰化物。

食用新鲜植物易引起氢氰酸中毒，主要是由于氰苷在 β-葡萄糖苷酶的作用下分解生成氰醇和糖。氰醇不稳定，自然分解为相应的酮、醛化合物和氢氰酸，羟腈分解酶可加速这一降解反应。例如，果仁或木薯的氰苷被人体摄入后，在果仁或木薯自身存在的氰苷酶（如苦杏仁酶）的作用下，经胃酸及肠道中微生物的分解作用，产生 2 分子葡萄糖和苦杏仁腈，后者又分解为苯甲醛和游离的氢氰酸。

氢氰酸是一种高活性、毒性大、作用快的细胞原浆毒。当它被胃黏膜吸收后，氰离子与细胞色素氧化酶的铁离子结合，使呼吸酶失去活性，阻止细胞色素氧化酶传送氧的作用，氧不能被机体组织细胞利用，导致细胞不能正常呼吸，机体组织缺氧而陷于窒息状态，引起中毒。氢氰酸还可损害呼吸中枢神经系统和血管运动中枢，使之先兴奋后抑制与麻痹，最后导致死亡。氢氰酸对人的最低致死剂量经口测定为每千克体重 0.5～3.5mg。苦杏仁苷致死剂量约为 1g。

氰苷具有较好的水溶性，水浸可去除产氰食物的大部分毒性。另外，通过加热灭活糖苷酶、改变饮食中的某些成分等措施均可不同程度地避免氰苷中毒和慢性氰化物中毒。

3. 芥子苷

芥子苷又称硫苷、硫代葡萄糖苷，主要存在于十字花科植物，如油菜、野油菜、中国甘蓝、芥菜、白芥、黑芥、萝卜等种子中，是引起菜籽饼中毒的主要有毒成分。如果人或家畜食用处理不当的油菜、甘蓝或其菜籽饼，则经常发生中毒。

榨油后的菜籽饼，其营养价值与大豆饼相近。菜籽饼中本身含有无毒的芥子苷，但在潮湿情况下（或遇水后），经种子本身所含的芥子酶的作用，将其水解生成芥子油，其主要有效成分是烯丙基异硫氰酸盐和噁唑烷硫酮。烯丙基异硫氰酸盐易挥发，具备刺鼻的辛辣味和强烈的刺激作用，能使皮肤发红、发热，甚至起水泡。食用有毒的菜籽饼后，可引起甲状腺肿大，导致生物代谢紊乱，阻抑机体生长发育，出现各种中毒症状。如精神委靡食欲减退，呼吸先快后慢，心跳慢而弱，并有肠胃炎、粪恶臭、血尿等症状，严重者死亡。

预防芥子苷中毒的措施主要有如下几点。

① 采用高温（140～150℃）或 70℃加热 1h 破坏菜籽饼中芥子酶的活性。

② 采用微生物发酵中和法将已产生的有毒物质除去。

③ 选育出不含或仅含微量芥子苷的油菜品种等。这种油菜的菜籽饼不仅可以直接作为畜禽的精饲料，而且还可作为人类食品的添加剂。

（三）生物碱

生物碱是一类来源于生物界的含氮有机化合物，有类似于碱的性质，可与酸结合成盐，多数具有复杂的环状结构，具有光学活性和一定的生理作用。简单的生物碱中含有碳、氢、氮等元素；复杂的生物碱中还含有氧。

生物碱主要存在于植物中，在植物界分布较广，已知的至少50多个科120属以上的植物中含有生物碱，已发现分离出来的有近6000种。存在于食用植物中的主要是龙葵碱、秋水仙碱、吡咯烷生物碱及咖啡碱等。

1. 龙葵碱

龙葵碱又名茄碱、龙葵毒素、马铃薯毒素，是由葡萄糖残基和茄啶组成的一种弱碱性糖苷，广泛存在于马铃薯、番茄及茄子等茄科植物中。

马铃薯中的龙葵碱含量随品种及季节不同而不同，一般1kg新鲜组织含$20\sim100$mg。在储藏过程中龙葵碱含量逐渐增加，主要集中在其芽眼、表皮和绿色部分，其中发芽后其幼芽和芽眼部分龙葵碱含量可高达$0.3\%\sim0.5\%$。

龙葵碱经口毒性较低，小鼠LD_{50}为1000mg/kg体重，兔子450mg/kg体重，绵羊500mg/kg体重。人食入$0.2\sim0.4$g即可引起中毒。发芽、表皮变绿、光照等均可大大提高马铃薯中龙葵碱糖苷的含量，可增加数十倍之多，如将马铃薯暴露阳光下5天，其表皮中的龙葵碱可达$500\sim700$mg/kg，食用后即可引起中毒、严重中毒甚至死亡。龙葵碱对中枢神经有麻痹作用，尤其是呼吸中枢和运动中枢；对红细胞有溶血作用，对胃肠道黏膜有较强的刺激性，可引起急性脑水肿和胃肠炎等。主要中毒症状为胃痛加剧、恶心呕吐、呼吸困难急促伴全身虚弱和衰竭，严重时可导致死亡。中毒原因是由于胆碱酯酶活性被抑制而造成乙酰胆碱不能被清除而引起。

预防中毒的措施是在低温、无直射阳光照射的地方储存马铃薯，防止发芽，不吃生芽过多、表皮变绿的马铃薯，轻度发绿、发芽的马铃薯在食用时应彻底削去绿色部分或芽眼及芽眼周围的表皮，以免中毒。

2. 秋水仙碱

秋水仙碱是不含杂环的生物碱，是黄花菜致毒的主要化学物质。其结构中有稠合的两个七碳环，并与苯环再稠合而成，侧链呈酰胺结构。秋水仙碱为灰黄色针状结晶体，易溶于水；对热稳定，煮沸$10\sim15$min可充分破坏。秋水仙碱本身并无毒性，但当它进入人体并在组织间被氧化后，迅速生成毒性较大的二秋水仙碱，才可引起中毒。成年人如果一次食入$0.1\sim0.2$mg秋水仙碱（相当于$50\sim100$g鲜黄花菜）即可引起中毒。秋水仙碱对人经口的致死剂量为$3\sim20$mg。

3. 吡咯烷生物碱

吡咯烷生物碱是存在于多种植物中的一类结构相似的物质，这些植物中包括许多食用性植物（如千里光属、猪屎豆属、天芥菜属等）。许多含吡咯烷生物碱被用作草药和药用茶。这种生物碱可引起肝脏静脉闭塞及肺部中毒。而且有研究发现，许多种吡咯烷生物碱具有致癌性。

（四）酶

某些植物体中含有对人体健康有害的酶类。如抗维生素类酶通过分解维生素等人体必需成分或释放出有毒化合物，蕨类植物（蕨菜的幼苗、蕨叶）中的硫胺素酶可破坏动植物体内的硫胺素，引起人和动物的维生素B_1缺乏症；大豆中存在破坏胡萝卜素的脂肪氧化酶，食入未经热处理的大豆可使人体的血液和肝脏内维生素A的含量降低。

（五）过敏原

过敏，即变态反应，是指接触（或摄取）某种外源物质后所引起的免疫学上的反应，这种外源物质就称为过敏原。据相关资料最新统计表明，全球大约有 25% 的人口受到 I 型变态反应疾病的影响，植物中的花粉、汁液和果实可以分别作为吸入性、接触性和食入性过敏原影响过敏体质的人群。

由食品成分所致的免疫反应主要是由免疫球蛋白 E 介导的速发过敏反应。这种过敏反应症状往往在摄入过敏原后几分钟内发展，不超过 1h。影响的器官主要包括皮肤、嘴唇、呼吸道和胃肠道，甚少影响中枢神经，如皮肤出现湿疹和神经性水肿、哮喘、呕吐、腹泻、眩晕、头疼等，严重者可能出现关节肿和膀胱发炎等，较少有死亡的报道。

成分中含有过敏原的植物源性食品包括花生（伴花生球蛋白）、大豆（Kunitz 抑制剂、β-伴大豆球蛋白）、菜豆（清蛋白）、马铃薯（未确定蛋白）、菠萝（菠萝蛋白酶）、胡萝卜、芹菜、艾蒿等。产生特定的过敏反应与个体的身体物质和特殊人群有关。

（六）蘑菇毒素

蘑菇为担子菌亚门层菌纲伞菌目真菌的俗称，现已知约有 3250 种。蘑菇的生长环境多种多样，几乎在能生长绿色植物的地方都可以找到一定种类的蘑菇。我国的蘑菇种类极多，形态各异，分布地域广阔，其中大部分是可食的；已报道的毒蘑菇有 80 余种，其中能威胁人生命的有 20 余种。

在我国每年均有毒蘑菇引起的重大中毒事件，如 1997 年南方某省一次有 200 多人中毒，死亡 73 人。2001 年 9 月 1 日江西永修县发生建国以来最大的毒蕈中毒事件，有 5000 人中毒。毒蕈引起中毒的主要成分是蘑菇毒素。

蘑菇毒素主要包括以下几类：①毒蕈碱，是一种毒理效应与乙酰胆碱相类似的生物碱；②类阿托品毒素，毒作用正好与毒蕈碱相反；③溶血毒素，如红蕈溶血素；④肝毒素，如毒肽、毒伞肽，此类毒素毒性极强，可损害肝、肾、心、脑等重要脏器，尤其对肝脏损害最大；⑤神经毒素，如毒蝇碱、白菇酸、光盖伞素，主要侵害神经系统，引起震颤、幻觉等。

食用毒蕈后约经过 0.5～0.6h 的潜伏期出现恶心、呕吐、剧烈腹泻和腹痛等症状，可伴多汗、流口水、流泪等表现，和（或）黄疸、贫血、出血倾向等体征，少数患者发生呼吸抑制，甚至昏迷、休克死亡。

防止毒蕈中毒，重在预防。民间虽总结了一些简易的鉴别方法，但因毒菇与食用蘑菇形态相近，这些方法难以奏效。因此不要采用不可靠的说法来鉴别种类繁多、形态各异和含毒成分复杂的各种毒蘑菇。防止误食中毒，应在采蘑菇时请有经验的人进行指导，不采不认识的或未吃过的蘑菇，同时提高鉴别毒蘑菇的能力。只有熟悉和掌握各种毒蘑菇的形态特征和内部结构，再根据群众的经验鉴别毒蘑菇，才是科学可靠的方法。现今唯一公认的鉴别方法是根据形态学特征分类鉴定。

第二节 环境污染物对植物源性食品安全性的影响

一、概述

人类自诞生以来，自然环境为其提供了丰富多彩的物质基础和活动舞台。随着人类科学技术和现代工业的不断进步发展，人类社会和经济日益繁荣，物质文明不断提升，但同时也带来了愈来愈严重的环境问题。环境污染及一系列诸如气候异常变化、生物多样性的减少、资源耗竭、臭氧层破坏、酸雨及生态平衡失调等全球性环境问题，成为 21 世纪全世界关注的焦点。大量的工业生产和人们生活产生的废气、废水、废渣的总量不断增大，大量的多样的环境污染物通过种植、养殖、加工等环节多途径进入了人们的食物链，污染了人们赖以生存的食品，构成食品污染物。由于环境污染而导致的食品安全性问题，直接威胁着人类健康，频发的恶性事件已经给农田乃至餐桌敲响了警钟，引起人们的高度关注和重视。

环境污染是指人类活动引起的环境质量下降而对人类及其他生物的正常生存和发展产生不良影响的现象。这主要是由于人类活动产生的物理、化学和生物因素进入大气、水体和土壤环境，其数量、浓度和持续时间超过了环境的自净能力而引起。污染环境的物质称为环境污染物。环境污染物有时是一个相对的概念，许多物质在浓度低时并不造成环境污染，只有达到一定的浓度才会对环境造成危害，形成污染。因此说，环境污染是量变到质变的过程。

环境污染使得环境中的物质组成发生改变，通过食物链（网）或其他途径，造成人体与环境物质所具有的平衡关系被破坏，产生了人体对生存的不适应，甚至产生了对人体健康的危害，出现了由环境污染而引起的食品安全性问题。

根据污染物在环境中存在的位置和进入环境的途径，可将环境污染物分为大气污染物、水体污染物、土壤污染物三类。

1. 大气污染物

大气污染物种类很多，主要来源是煤和石油等矿物燃料的工业生产和燃烧。大气污染物主要有有害气体（硫氧化物、氟化物、氮氧化物、氧化剂、一氧化碳、碳氢化物和卤族元素等）和烟尘颗粒物（汽车尾气、粉尘、酸雾、气溶胶、光化学烟雾等）。常见的主要大气污染物包括二氧化硫、氮氧化物、粉尘、烟雾、碳氢化物、多环芳烃、二噁英、氯化物、氰化物等气体及固体和液体粒子。这些污染大气的有害物质可以直接被人和动物所吸收，也可以由于植物茎、叶、花、果等组织长期暴露在污染的空气中，吸收、积累进而影响人和动物，还可以通过沉降和降水而污染水体和土壤（图2-1），造成立体污染态势。

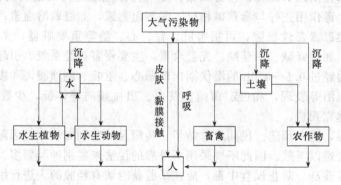

图 2-1 大气污染物进入人体的途径

2. 水体污染物

污染水体的物质称为水体污染物。对食品安全性有影响的水体污染物有三类：①无机有毒物，包括各类重金属（汞、镉、铅、铬等）和氰化物、氟化物等；②有机有毒物，主要为苯酚、多环芳烃和各种人工合成的具有积累性的稳定的有机化合物，如多氯联苯和有机农药等；③病原体，主要指生活污水、禽畜饲养场、医院等排放废水中的病毒、病菌和寄生虫等。

水体污染物的一大主要来源就是污水。污染物质随污水进入水体以后，能够通过植物的根系吸收向地上部分以及果实中转移，使有害物质在作物中累积，同时也能进入水中的水生动物体内并蓄积。有些污染物（如汞、镉）即使在水体中的含量远低于引起农作物或水体动物生长发育危害的量，也可能通过在动植物体内累积，使其可食用部分有害物质的累积量超过食用标准，从而对人体健康产生危害。例如，日本富山县神通川流域受到矿山含镉废水污染，污水灌溉农田后，使镉在稻米中积累。当地人由于长期食用含镉稻米而产生镉中毒。

由于污水中的有害物质在植物体内积累达到对人畜产生危害时，对作物本身的产量和外观性状仍无明显影响，因而往往容易被人忽视。如含酚污水灌溉农作物，在含酚浓度为50mg/L 时，对农作物生长无明显影响，但当污水含酚浓度为 5mg/L 时，酚就在某些农作物如黄瓜中积累，使其带有异味。

水体污染可以直接引起受污染水体中水生生物中有害物质的积累，而对陆生生物的影响主要通过污水灌溉的方式进入。污水灌溉会引起农作物中有害物质含量增加，许多国家禁止在干旱地区用污水灌溉生食的作物，需烧煮后食用的作物应在收获前 20～45 天停止污水灌溉等，要求污水灌溉既不危害作物的生长发育，不降低作物的产量和质量，又不恶化土壤，不妨碍环境卫生和人体健康。

目前我国水体污染的状况较为严重，绝大部分污水未经处理就用于农田灌溉，灌溉水质不符合农田灌溉水质标准，污染物超标，已达到影响食品品质，进而危害人体健康的程度。污水灌溉区居民普遍反映，稻米的黏度降低，粮食蔬菜味道不好，而且蔬菜易腐烂，不易储藏，马铃薯畸形、黑心等。某些灌溉区利用高浓度石油废水灌溉水稻，结果引起芳香烃在稻米中累积，煮熟后的米饭带有异味。

3. 土壤污染物

土壤污染主要来源是工业三废污染、化学农药和生物病原体等。土壤污染的类型分为水体污染型、大气污染型、农业污染型、固体废弃物污染型和生物污染型。

土壤污染物的种类与所处的环境相关联，且种类复杂。如生活及工业污水灌溉引起的土壤污染（重金属、酚、醛、氰化物、致病菌等污染）；大气沉降引起的土壤污染（重金属、酸雨对土壤的酸化、烟尘对土壤的碱化等）；化肥、农药等对土壤的污染；垃圾等固体废弃物堆积或填埋对土壤的污染和影响等。钢铁工业区常发生酚、氰和金属的残留积累，化工区产生金属的残留积累，石油工业区发生油、芳烃、烷烃和苯并芘等的残留积累，工矿区易产生重金属、氟、磷的残留积累，生活区则以生活污水和垃圾导致的生物污染或氮磷污染为主。

当土壤污染超过土壤自净能力的限度时，污染物就会在土壤里累积，使土壤的物理化学性质发生变化，土壤结构也会遭受到严重破坏，从而影响作物生长发育，降低农作物的产量和品质，并且有毒有害物质在农作物内残留或积累，还会影响人类及动物的食用安全。

二、各种环境污染物对植物源性食品安全的影响

随着社会工业的发展，人类生存环境的恶化，对人体食用的植物源食品构成污染危害的环境污染物的种类正呈迅速增长之势。从传统的重金属污染到新型的二噁英污染物，人类安全正面临越来越严重的考验。

1. 多氯联苯（polychlorinated biphenyls，PCB）

多氯联苯自 1881 年由德国人成功合成后，美国于 1929 年开始工业生产。它是一类具有两个相连苯环结构的含氯化合物，具有非常优良的物理特性，易溶于脂肪、有机溶剂，极难溶于水，性质极其稳定，极难分解，因而被广泛应用于许多行业之中。

多氯联苯造成的环境污染在 20 世纪 50～60 年代就已经存在，随着工业的发展，其污染日益严重。多氯联苯的污染主要通过其使用过程中的泄漏、流失、废弃、蒸发、燃烧、堆放、掩埋及废水处理等方式进入环境，直接或间接污染水源、大气和土壤。进入大气、水体和土壤的多氯联苯，通过各种渠道进入生物体。水体污染严重时，多氯联苯通过生物富集而使鱼类、动物、家畜体内含高浓度多氯联苯。在陆地上则通过植物、农作物将多氯联苯迁移到食草和食肉动物体内，最后经食物链进入到人体中。研究表明，多氯联苯的半衰期在水中大于 2 个月，在土壤和沉积物中大于 6 个月，在人体和动物体内则为 1～10 年。据估计，在全世界的大气、水体和土壤中，多氯联苯的残留总量为 25 万～30 万吨，其污染范围很广，从北极的海豹到南极的海鸟蛋都有多氯联苯的污染，美国、日本、瑞典等国人乳中也都检出多氯联苯。

历史上，多氯联苯曾引起两次重大的食品安全事件。1967 年，日本米糠油事件，生产米糠油用多氯联苯作脱臭工艺中的热载体，由于生产管理不善，混入米糠油，人食用后中毒，患病者超过 1400 人，随后患病者超过 5000 人，其中 16 人死亡，实际受害者约 13000 人。患者一开始只是眼皮发肿、手心出汗、全身起红疙瘩，随后全身肌肉疼痛、咳嗽不止，严重时恶心呕吐、肝功能下降，有的医治无效而死亡。1978～1979 年间为期 6 个月的时间里，中国台湾某地区约 2000 人食用了受多氯联苯和多氯联二苯并呋喃污染的食用油，造成了高达数万的患者，病症有眼皮肿、手脚指甲发黑、身上有黑色皮疹。PCB 若由孕妇吸收，可透过胎盘或乳汁，导致早期流产、畸胎、婴儿中毒。

多氯联苯造成的食物污染引起了世界各国的普通关注。目前，世界范围内多氯联苯的生产和使用受到控制，各国均规定了多氯联苯残留限定值，严防多氯联苯污染食品。

2. 二噁英

二噁英（dioxins）是多氯代二苯并对二噁英和多氯代二苯并呋喃的总称，共包含有 210 种化合物，其中有 17 种 2,3,7,8-氯代物毒性机制相似。在 17 种毒性同类物中，2,3,7,8-四氯代二苯并对二噁英（2,3,7,8-tetrachlorodibenzopdioxin，TCDD）毒性最强，所以常以 TCDD 作为二噁英类化合物的代称。

二噁英是公认的极毒、强致癌物，有"世纪之毒"之称。1997 年 WTO 把二噁英列为第一类致癌物质。1998 年 WHO 规定二噁英的致癌风险剂量为 1～4pg/kg。它们可在啮齿类动物中产生广泛的毒性效应，包括氯痤疮、衰竭综合征、肝毒性、致畸毒性、生殖和发育毒性、致癌、神经和行为毒性、免疫抑制、体内多种代谢酶的诱导和内分泌系统的干扰等。

二噁英常以微小的颗粒存在于空气、土壤和水中，主要的污染源是冶金工业、垃圾焚烧及生产杀虫剂、除草剂、造纸的企业等。1997 年在美国的部分鸡肉、蛋类和鲶鱼被发现遭受二噁英污染，其原因是动物饲料制造过程中使用了一种被污染成分（膨润土，又叫"球黏土"），调查者认为该例二噁英的来源也许归因于史前森林大火。1999 年，比利时、荷兰、法国、德国相继发生因二噁英污染导致畜禽类产品及乳制品含高浓度二噁英的事件。2004 年发现荷兰牛奶中二噁英含量的增加，追踪到了动物饲料生产中所使用的一种黏土存在问题。2006 年荷兰动物饲料中被发现二噁英含量增加，后来确认源头是生产饲料过程中使用了被污染的脂肪。2007 年 7 月，欧盟发现产自印度的瓜尔胶中被发现含有高剂量的二噁英，其源头追踪到已经摒弃的杀虫剂，其中含有五氯苯酚（PCP）。2008 年 12 月 9 日葡萄牙检疫部门在从爱尔兰进口的 30 吨猪肉中检测出致癌物质二噁英。

二噁英进入人体有两种途径：一是通过呼吸系统；二是通过食物链富集进入人体。后者是最主要的，约占人体摄入量的 90%。由于二噁英是亲脂物质，进入植物或动物体后，会富集在脂肪层或脏器内，污染鱼、肉、蛋及奶制品，从而造成对人体的严重污染。进入人体的二噁英可积蓄 7 年以上，而且极难排出体外，只有减少摄入量才能避免累积效应。微量的二噁英污染可造成人体许多复杂的疾病，如前列腺癌、乳腺癌、睾丸癌、免疫力低下、先天缺损和生育力降低等。现在科学界普遍关注的环境激素问题，也主要由二噁英的污染引起。生物化学研究认为：二噁英具有类似人体激素的作用，但它不被代谢和降低，极小剂量的二噁英也可能造成激素分泌的紊乱，非常微量的"错误信号"就能对激素调控产生极大的影响作用，包括细胞分裂、组织再生、生长发育、代谢和免疫功能，造成人体内分泌紊乱、免疫力低下、神经系统混乱等。最近发现，二噁英还会激活艾滋病病毒基因的转录，对病毒感染起促进作用，因而被国际癌症研究所认定为致癌物，是一种严重危害人类健康的污染物。而且到目前为止，人类二噁英中毒尚没有针对性的解毒药物，也没有促进其排泄的有效手段。

预防或减少人类接触二噁英，最好的措施就是瞄准源头，也就是说，严格控制工业过程，以尽可能减少二噁英的形成。这是各国政府的责任，不过，由于认识到这种方式的重要性，国际食品法典委员会于 2001 年通过了《瞄准源头降低食品中化学品污染的措施的操作规程》（CAC/RCP 49—2001），并在 2006 年通过了《预防和降低食品和饲料中二噁英和类二噁英 PCB 污染的操作规程》（CAC/RCP 62—2006）。许多国家对其食品供应中的二噁英进行监控，这样能够早期发现污染并防止事态的扩大。另外，适当焚烧污染物是预防和控制对二噁英接触的目前最为有效的方法。这种方法还可以消灭含有 PCB 的废油。焚烧需要 850℃以上的高温，为了消除大量有毒物质，甚至需要 1000℃或更高的温度。

3. 重金属

重金属污染是指农产品中的镉、铬、铅、砷、汞等重金属含量超标。目前，重金属污染对食品原料生产的影响已经非常严重，在国际食品和农产品贸易中，已经成为我国食品和农产品出口的一大障碍。因为，重金属元素会对人体造成严重危害。

汞：易造成人体神经系统毒害，使脑部受损，造成"汞中毒脑症"引起的四肢麻木、运动失调、视野变窄、听力困难等症状。中毒较重者会出现口腔病变、恶心、呕吐、腹痛、腹泻等症状，也可对皮肤黏膜及泌尿、生殖等系统造成损害。重者心力衰竭而死亡。在微生物作用下，甲基化后毒性更大。

镉：可在人体中积累引起急、慢性中毒，急性中毒可使人呕血、腹痛，最后导致死亡；慢性中毒能使肾功能损伤，破坏骨骼，致使骨痛、骨质软化、瘫痪。

铬：对皮肤、黏膜、消化道有刺激和腐蚀性，致使皮肤充血、糜烂、溃疡、鼻穿孔，患皮肤癌，可在肝、肾、肺积聚。

砷：慢性中毒可引起皮肤病变，神经、消化和心血管系统障碍，有积累性毒性作用，破坏人体细胞的代谢系统。

铅：主要对神经、造血系统和肾脏产生危害，损害骨骼造血系统，引起贫血、脑缺氧、脑水肿，出现运动和感觉异常。

重金属污染物的来源主要是水体污染和土壤污染。金属粉尘则造成大气污染。污水灌溉中重金属污染是引起食品安全性问题的原因之一。矿山、冶炼、电镀、化工等工业废水中常含有大量重金属物质，如汞、镉、铬、铅、砷等。未经过处理的或处理不达标的污水灌入农田，会造成土壤和农作物的污染。随污水进入农田的有害物质，能被农作物吸收和累积，以致使其在农作物中的含量过高，从而造成对人畜的危害。日本富山县神通川流域的镉中毒事件就是明显的例证。我国部分污灌区也出现了汞、镉、砷等重金属的累积问题。

金属在土壤中大多以氢氧化物、硫酸盐、硫化物、碳酸盐或磷酸盐等形式固定在土壤中，难于发生迁移，并随污染源（如污灌）年复一年地不断积累，它的危害呈慢性蓄积性发生，即在土壤中积蓄到一定程度后，显示出危害。另外，金属在土壤中的残留率很高，一般均在 90%以上。

重金属对植物的危害常从根部开始，然后再蔓延至地上部分。受重金属影响，植物侧根发育受阻，妨碍氮、磷、钾的吸收，使作物的叶黄化、茎秆矮化。

实验表明，不同作物对重金属的吸收和累积也有明显差异，蔬菜对重金属的吸收累积量最高，其次是小麦和大米，果类最低。不同的重金属在植物中各有其残留特征，总的来说，作物中重金属的累积量随着在污水中浓度的提高而增大。

水体中重金属对水生生物的毒性，不仅表现为重金属本身的毒性，而且重金属可在微生物的作用下转化为毒性更大的金属化合物，如汞的甲基化作用等。另外，水体中的重金属经过食物链的生物放大作用，在水生生物体内富集（有时可高达千万倍），通过食物进入人体，造成慢性中毒。

4. 3,4-苯并芘

大气中的 3,4-苯并芘主要由各种有机物如煤炭、石油、汽油、天然气及木材等不完全燃烧而形成。当今世界现代化大工业的发展，煤炭、石油、天然气等能源的消耗日益增多，大量工业"三废"的排放，使环境中的空气、水、植物、水生生物等都受到不同程度的污染。

大气直接受到 3,4-苯并芘的污染，如大气飘尘。3,4-苯并芘会对农作物的生长环境造成污染，城市大气扬尘中的 3,4-苯并芘含量远高于农村，对周围的田间作物污染相当严重，而工业区粮食污染较非工业区又高 4～5 倍。说明"三废"对植物源性食品尤其是粮食等农作物污染非常严重。

3,4-苯并芘还可以通过土壤和空气进入植物体内。田间作物的根系直接和水分、土壤接触，而水分、土壤受到 3,4-苯并芘污染；茎、叶、花、果实又暴露在空气中，受到大气中 3,4-苯并芘的污染。因此农作物是处于双重污染的威胁之下，对植物源性食品的安全造成了很大威胁。

粮食等农作物在干燥过程中会受到 3,4-苯并芘污染。我国在采用机械烘干粮食作业中，有的是煤或稻壳燃烧产生烟道气与空气混合直接和高水分粮食接触，以降低粮食水分。由于燃料燃烧不完全，烟道中含有 3,4-苯并芘，从而对粮食造成污染。

烹调加工食品时，烘烤或熏制过程与燃料燃烧产生的多环芳烃直接接触而受污染；另外柏油路面晾晒粮食、油料种子，也会造成 3,4-苯并芘污染。此外，植物也会直接从土壤、水体吸收 3,4-苯并芘，危害人类及动物的健康和安全，造成严重的食品安全问题。

5. 氟化物

氟化物是重要的大气污染物。许多工厂排出的氟化物主要是四氟化硅和氟化氢，它们易溶于水，具剧毒性。大气中氟化物的污染主要分为两类。①生活燃煤污染型。污染来自煤的燃烧，表现为对食品的直接污染。食品中含有高含量的氟，食用后可引起中毒。在一些高寒地区，气候寒冷潮湿，烤火期长，粮食含水量高，需要煤火烘烤，故居民终年煤火不息，这些地区煤炭储量虽然丰富但煤质低劣，高氟、高硫，燃烧后空气中含氟量高达 $0.039\sim0.5\,\mathrm{mg/m^3}$，在室内储存、烧制的粮菜被严重污染，引起严重的植物源性食品的安全性问题，居民使用后可引起氟中毒。②工业生产污染型。氟化物来自以含氟化合物做原料的化工厂、铝厂、钢铁厂和磷肥厂，化合物有氟气、氟化氢、四氟化硅和含氟粉尘。另外，火山活动也是大气中氟的来源之一。

氟具有在生物体内积累的特点，植物体内的含氟量比空气中氟的浓度高百万倍以上，农作物可直接吸收空气中的氟化物，大部分通过叶片上的气孔进入植物体内，受工厂工业生产污染，其周边的土壤、地面水、牧草和农作物的含氟量都较高。

氟化物在植物中的蓄积程度因环境（大气、水、土壤）中含量、植物品种、植物年龄和叶龄不同而不同。山茶科植物能蓄积大量的氟，枯叶中干物质可达 6400mg/kg；茶叶幼叶氟含量 40～150mg/kg，老叶氟含量为 400～820mg/kg。氟在蔬菜中的含量一般在 0.5～100mg/kg，在果实中含量为 0.5～5.0mg/kg，而在根中的含量较低。

受氟污染的农作物不仅会使污染区域粮食蔬菜等植物源性食品的食用安全性受到影响，

氟化物还会通过禽畜食用牧草后进入食物链，间接对动物性食品造成污染。氟在人体内积累引起的最典型的疾病为氟斑牙和氟骨症，表现为牙齿黄斑、骨增大、骨质疏松、骨的生长速率加快等。

我国现行饮水、食品中氟化物含量卫生标准为：饮水小于或等于 1.0mg/L；大米、面粉、豆类、蔬菜、蛋类小于或等于 1.0mg/kg；水果小于或等于 0.5mg/kg；肉类小于或等于 2.0mg/kg。

6. 酚类污染物

在化学结构上凡是芳香烃和羟基直接连接的化合物都称为酚。酚类物质种类很多，酚类污染物来源也很广。酚主要通过水体和土壤进入食物链，从而影响植物源性食物的安全性，因此，应该尽量减少污水灌溉和污水养殖，不可避免使用时，必须严格按照国家的有关规定使用。

水体中的酚类化合物浓度往往很高，主要来源于含酚废水，如焦化厂、城市煤气厂和煤气发生站、炼油厂、木材干馏、合成树脂、合成纤维、染料、医药、香料、农药、玻璃纤维、油漆、消毒剂、化学试剂等工业废水；土壤中酚残留的主要原因是含酚的固体废弃物的堆放以及用含酚的污水进行灌溉。与含酚污水灌溉对作物的影响不同的是，土壤中残留酚能使植物中的酚积累维持在较高水平，并且植物中的酚残留一般随土壤中酚浓度的升高而增加。调查表明，蔬菜中酚与土壤中酚之比多大于 1，即蔬菜中的酚常大于土壤酚。

适当浓度的酚类物质虽不会影响作物生长，但会在作物体内积累，使农作物产生异味，影响植物源性产品的品质和食用的安全性。当水中的含酚浓度达到 0.022mg/L 时，即可产生令人讨厌的臭味；灌溉水和土壤中过量的酚，会在粮食、蔬菜中蓄积，使其带有酚臭味。特别是蔬菜作物，品质受到较大的影响，灌溉水中酚类物质含量在 5~20mg/L 时，黄瓜、番茄、萝卜等蔬菜均会产生异味，影响品质和食用的安全，不符合卫生要求和标准。

酚在植物体内的分布是不同的，一般茎叶含量较高，种子较低。不同植物对酚的积累能力也有差异。研究表明，蔬菜中排列顺序是叶菜类＞茄果类＞豆类＞瓜类＞根菜类，以叶菜类较高。

7. 氰化物

水体中的氰化物污染来自电镀、焦化、煤气、冶金、化肥和石油化工等排放的工业废水。氰化物挥发性强，易溶于水，有苦杏仁味，剧毒，0.1g 即可使人致死。研究表明，氰化物浓度低时，可刺激植物生长（30mg/L 以下），浓度高则抑制生长（50mg/L 以上）。

氰化物是植物本身固有的化合物，在植物体内的自然氰化物种类有几百种，因品种而异。植物对氰化物有一定的同化能力，污水中的氰化物可被作物吸收，一部分通过自身解毒作用形成氰糖苷，储藏在细胞中，另一部分分解成无毒物质，其吸收量随污水浓度的增高而增大，但一般累积量不很高。在用含氰 30mg/L 的污水灌溉水稻、油菜时，产品的氰残留量很低；50mg/L 的污水灌溉时，米、菜中氰化物含量比清水增加 1~2 倍；只有当灌溉水中氰化物浓度达到 50mg/L 以上时，才使水稻、小麦明显受害，产量下降；当浓度达到 100mg/L 时，作物出现死亡现象或氰含量迅速增加。

用含氰污水灌溉时，蔬菜中的氰残留量随灌溉水浓度增大而增大，但其残留率一般不到万分之一，而且，氰在蔬菜体内消失明显，一般在 24~48h 后，其含氰量即可降到清灌时的含氰水平。

根据我国规定，灌溉水中的氰含量在 0.5mg/L 以下时，对作物、人畜安全。含氰土壤与植物氰积累的关系，一般在土壤含氰浓度低时表现不明显，只有当土壤中的含氰量相当高时，作物的含氰量才明显升高。另外，植物氰的含量多低于土壤氰含量，二者之比通常小于 1。

尽管土壤中的酚、氰对植物的酚、氰积累具有其特殊性，有一定的影响，但由于酚、氰的挥发性，其在土壤中的净化率较高，在土壤中残留较少。

8. 芳香烃

芳香烃包括苯及其同系物，是基本的化工原料之一。在化工、合成纤维、塑料、橡胶、制药、电子和印刷等苯的制造和使用行业，都会产生含苯的废水和废气，特别是炼焦和石油废水中，苯的同系物含量很高。苯影响人的神经系统，中毒轻者可出现头晕、无力和呕吐等症状，严重者可失去知觉，甚至死亡。

含苯的废水浇灌农作物，不仅使粮食和蔬菜的品质下降，而且可造成苯在粮食和蔬菜中残留，但残留量较小。试验表明，用苯含量为 25mg/L 的污水灌溉农作物，小麦中苯残留量为 $0.10 \sim 0.11$mg/kg，扁豆、白菜、番茄、萝卜等蔬菜中为 0.05mg/kg 左右。尽管蔬菜中苯的残留率较低，但蔬菜的品味下降，如用苯含量为 2mg/kg 的污水灌溉的黄瓜淡而无味，含糖量下降 8%，并带有涩味，且涩味随着废水中苯含量浓度的升高而加重。我国规定，灌溉污水中苯的含量不得超过 25mg/kg。

9. 其他污染物

首先，由于农药、化肥施用量日益增加甚至被不合理施用，而施用的农药和化肥只有少量附着于作物或被作物吸收，绝大部分残留在土壤或飘浮在大气中，通过降雨，经过地表径流的冲刷进入地表水或地下水，形成污染，引起食品安全性问题，影响人类的安全与健康。

其次，城市污水处理厂处理工业废水和生活污水时，会产生大量的污泥，约占污水量的1%。污泥中含有丰富的氮、磷、钾等植物营养元素，常用作肥料。但由于一些工业废水的污泥常含有某些有害物质，大量使用或利用不当，会造成土壤污染，使作物中有害成分增加，影响食用安全。各国对污泥中有害物质的含量制定了相应的标准，以避免污泥施用对土壤的污染，同时减少果蔬作物食用的不安全性。

另外，很多行业如食品、制革、造纸、畜禽养殖等排放的污水中，还含有碳水化合物、蛋白质、油脂等易被微生物氧化分解的有机物、酸碱类物质、盐类等，这些都会对作物造成影响，继而产生多种多样的植物源性的食品安全性问题。

还有垃圾（通常指人类在生活中排出的各种固体废弃物），本身含有大量有害物质，再加上有机质的腐败、发臭，滋生蚊蝇，使其含有各种病原菌等，对食品存在污染；另一方面，垃圾的利用，如垃圾堆肥，造成重金属超标，污染土壤等，对农作物等产品带来不利影响。

其他诸如放射性污染物和环境激素等污染物，平常人们接触较少，但是也会对食物安全性造成影响，尤其是有关辐照粮油、果蔬等食品的安全性问题（营养成分是否被破坏、是否生成有害物质和致癌物质、对伤残微生物是否存在诱变、对食品是否具有诱导放射性等），目前仍在探讨之中，有待确认。因此，有关放射性污染物、环境激素等污染物对食品安全性影响的研究将是今后食物安全研究领域的一个重要内容。

随着各种排放到环境中的污染物的不断增加，影响食物安全的因素变得越来越复杂。控制环境污染是保障食物安全性的极其重要的环节。

三、食品中环境污染物残留的控制

1. 食品中大气污染物残留控制

大气是人和动植物重要的营养来源，大气污染物对食品安全构成了主要的威胁。因此，控制大气污染物的危害，对保证食品安全十分重要。控制大气污染物的危害，具体需从以下几个方面着手。

（1）健全法律法规，预防大气污染 人类的生活、生产必然会产生大气污染物，但是必须严格控制排放数量，使其对人体和食品安全的影响降低到最低限度。燃料燃烧和机动车尾气是大气污染物的主要来源。要控制污染，必须注意燃料和锅炉、窑炉质量（限定含硫量、烟尘），确保机动车达标排放等。另外，采用无铅汽油也可以减少大气中铅的污染。

（2）采用新技术，控制大气污染　采用新型的烟尘治理技术、排烟脱硫工艺和排烟脱氮技术，可以减少二氧化硫、氮氧化物和烟尘的排放量，从而减少酸雨、煤烟粉尘和金属飘尘的形成，控制大气污染。

（3）搞好绿化，防治大气污染　搞好绿化工作，提高林木、植被的覆盖率，美化环境，能提高大气的自净能力，以减少大气污染物对食品安全的影响。

（4）控制 3,4-苯并［a］芘等的污染　①加强环境治理，减少环境对食品的污染；②熏制、烘干粮食应改进燃烧过程，改良食品烟熏剂，不使食品直接接触炭火熏制、烘烤，使用熏烟洗净器或冷熏液；③受沥青烟雾污染过的作物，如粮食、油料种子一般不能直接食用，同时也不应在沥青制品如油毡、柏油公路上晾晒农作物、食品，以防受到沥青中有害物质的污染；④机械化生产食品，要防止润滑油污染食品，或改用食用油作润滑剂。

（5）控制大气中的二噁英污染，必须从其产生的源头着手　限制有机氯化合物的使用，继续消除滴滴涕（DDT）、脱叶剂的污染，坚决禁止有机氯化学武器的生产和使用。

2. 食品中水污染物残留控制

食品中的水体污染物来自于水体的环境污染，要控制食品中的水体污染物，必须从治理水环境着手。

（1）加强管理　为防治水体污染，保证水资源的有效利用，保护和改善环境，我国虽然已经制定出台了《中华人民共和国水污染防治法》和《中华人民共和国水法》，但是在制定经济发展规划时还要时时考虑到水体环境问题，提早采取预防措施。要通过调整产业结构和工业布局来解决各城市的水体环境问题。

（2）控制污染　要依靠科学技术减少水体污染。当前我国水资源十分短缺，而同时又存在着严重的浪费。单位产品的耗水量多，加重了水体环境的污染。因此，要努力开发新技术，采用少用水或不用水的生产工艺。此外，尽量采用水的重复利用和循环使用的方法，也是节约水源、控制污染的重要技术措施。对污染物的排放，不仅要规定浓度的限制，更要规定总量的限制。

（3）宣传教育　水是生命之源，要通过各种宣传教育活动，使每个人认识到保护水体环境的重要性。在日常生活中不将生活污水、垃圾等倒入江河、湖泊。工厂不随意排放未经处理的废水。只有人人行动起来，才能全面、有效地保护水体环境。

在治理水环境的基础上，加强农业灌溉用水和养殖用水的管理与监控，将其中的污染物控制在限量范围之内，从而减少或杜绝水体污染物进入食物链的各个环节。此外，在食品加工与生产过程中同样需要加强对水源的管理与监控，确保食品的安全。

3. 食品中土壤污染物残留控制

土壤是人类最基本的生产资料，也是生产人类食物的场所。土壤污染物对食品的安全影响极大。必须根据土壤污染的类型，采取适当的措施，控制土壤污染物造成的危害。

① 对水体污染造成的土壤污染，必须整治水体环境，加强管理，污水要达标排放。灌溉污水要控制水质，从而减少污染。

② 对大气污染造成的土壤污染，要从治理大气环境入手，加强金属粉尘和烟尘的排放管理，防止酸雨的形成，改善大气环境，可以减少污染。

③ 对农业污染造成的土壤污染，要合理使用化肥和农药，减少残留和污染；对污泥、

城市垃圾造成的污染，必须从源头上加以治理，控制其中有害物质的含量。

④ 对固体废弃物堆积和填埋，要注意加强垃圾渗漏水的处理，控制其中的有害物质对土壤的污染。

土壤污染的特点是长期性、隐形性和累积性。目前土壤污染的危害还未受到人们的关注，有关土壤污染的报道也很少，因此有必要呼吁全社会的关注和努力，警惕土壤污染带来的巨大的隐藏性危机。

第三节　硝酸盐对植物源性食品安全性的影响

一、植物源性食品中硝酸盐的来源

硝酸盐（NO_3^-）与亚硝酸盐（NO_2^-）分别是硝酸（HNO_3）和亚硝酸（HNO_2）的酸根，主要用途是供植物吸收的氮肥。氮元素不仅是氨基酸与蛋白质的主要成分，还可以合成叶绿素，促进光合作用。如果植物缺氮就会叶子枯黄。硝酸钠和硝酸钙等硝酸盐是很好的氮肥。但是由于土壤中有机物质的分解，有机肥料和化学氮肥的大量使用，工业生产中"三废"的排放等使得土壤中硝酸盐、亚硝酸盐和胺类物质急剧增加。它们作为环境污染物广泛地存在于自然界中，尤其是在气态水、地表水和地下水、土壤以及植物中。农作物极易吸收这些物质，导致粮食、果蔬等植物源性食物中含有较多的硝酸盐、亚硝酸盐等，进而迁移到各种动植物体与食品内。

由于肥料的大量使用，蔬菜等植物源性食物是最主要的硝酸盐来源。硝酸盐在植物体内含量一般有以下趋势，品种不同为：根菜类＞薯类＞绿叶菜类＞白菜类＞葱蒜类＞豆类＞茄果类；同一蔬菜为：根＞茎＞叶柄＞叶片；季节不同为：冬季＞春季＞秋季＞夏季。一些蔬菜，如豌豆、马铃薯和番茄通常低于 200mg/kg，而甜菜根、莴苣和菠菜多数高于 2500mg/kg。新鲜食用蔬菜中硝酸盐含量较高的有卷心菜、莴苣、菠菜、芹菜、油菜、大白菜、洋白菜、萝卜、花椰菜等。

人们通过蔬菜摄入的硝酸盐含量占硝酸盐总摄入量的 70%～90%，其分量会基于所用的肥料、生长的环境，尤其是泥土的温度和光照度而有所不同。对成年人，随蔬菜摄入的硝酸盐平均每天摄入量随季节、食品加工方法和膳食习惯不同而不同，通常范围在 40～80mg/天。对素食者来说，每天平均摄入量要高些，有的能达到 300mg/天，但基本上摄入量均在人体每日允许摄入量（ADI）范围以内。

二、硝酸盐对食品安全的影响

一般来说，日常食物或饮料中的硝酸盐是无害的。在正常情况下硝酸盐不会引起中毒。但在某些情况下，硝酸盐可以还原为亚硝酸盐，当亚硝酸盐富集到较高浓度时，食用后可引起中毒。自然环境中的一些细菌，如大肠杆菌、摩根变形杆菌、产气杆菌、革兰阳性球菌等，在生长繁殖过程中会促使硝酸盐还原为亚硝酸盐，腐烂变质的蔬菜中亚硝酸盐的含量明显增加。蔬菜在腌制过程中也会增加亚硝酸盐的含量。硝酸盐的毒性在于它在食物、水中或胃肠道内，尤其是婴幼儿胃肠道内被还原成亚硝酸盐。

亚硝酸盐为强氧化剂，过多的亚硝酸盐被吸收进入人体血液后，将正常的血红蛋白氧化成高铁血红蛋白，血红蛋白内的铁由 Fe^{2+} 变成 Fe^{3+}，失去携氧的功能，还会阻止正常氧合血红蛋白放出氧，导致组织缺氧。过量或误食亚硝酸盐引起的中毒发病很急，一般 0.5～4h 发病，病情发展较快，主要症状是口唇、指甲及全身皮肤出现紫绀（称为肠原性青紫症，或乌嘴病），全身乏力，头晕，恶心，心慌气短，腹胀；严重者出现痉挛、抽搐、血压下降、大小便失禁及昏迷等，化验检查可发现血中高铁血红蛋白含量明显升高；重症者可出现昏迷、惊厥，若抢救不及时，则易造成死亡。另外，亚硝酸盐能够透过胎盘进入胎儿体内，对胎儿有致畸作用，6 个月以内的婴儿对硝酸盐类特别敏感。

此外，亚硝酸盐对人体的危害性还在于它在特定条件下（如环境酸碱度、微生物菌群和适宜的温度），可能转化为亚硝胺。亚硝胺是一种致癌物质。

$$\begin{array}{c} R^2 \\ \diagdown \\ NH \\ \diagup \\ R^1 \end{array} + NO_2^- \xrightarrow{H^+} \begin{array}{c} R^2 \\ \diagdown \\ N-N=O \\ \diagup \\ R^1 \end{array} + H_2O$$

亚硝酸盐被吃到胃里后，在胃酸的作用下与蛋白质分解产物二级胺反应生成亚硝胺。胃内还有一类细菌叫硝酸还原菌，也能使亚硝酸盐与胺类结合成亚硝胺。胃酸缺乏时，此类细菌生长旺盛，故不论胃酸多少均有利于亚硝胺的产生。亚硝胺具有强烈的致癌作用，主要引起食管癌、胃癌、肝癌和大肠癌等。因此，避免亚硝胺的合成就必须从斩断它的前期物质亚硝酸盐开始。引起亚硝酸盐中毒的原因和途径有如下几点。

① 蔬菜中常含有较多的硝酸盐，特别是当大量施用含硝酸盐的化肥时，蔬菜中硝酸盐的含量就更高，储存过久的腐烂蔬菜及放置过久的煮熟蔬菜，在细菌及酶的作用下，亚硝酸盐含量增高，当开始变质腐烂时，原来菜内的硝酸盐会转化为亚硝酸盐，亚硝酸盐含量迅速增高。

② 刚腌不久的蔬菜（暴腌菜）含有大量亚硝酸盐，温度过高、食盐用量不足 10％、腌制时间短，易造成细菌大量繁殖，亚硝酸盐含量增加，一般腌制 10 天后亚硝酸盐开始下降，腌后 20 天消失。

③ 饮用硝酸盐或亚硝酸盐含量高的苦井水、蒸锅水，当用含较多硝酸盐的饮用水煮粥或食物，再在不干净的锅内放置过夜后，硝酸盐在细菌作用下会还原为亚硝酸盐。

④ 食用蔬菜过多时，大量硝酸盐进入肠道，若肠道消化功能欠佳，则肠道内的细菌可将硝酸盐还原为亚硝酸盐。

⑤ 腌肉制品加入过量的硝酸盐和亚硝酸盐。

⑥ 奶制品中含有枯草杆菌，可使硝酸盐还原为亚硝酸盐。

三、植物源性食品中硝酸盐的控制

根据食品中硝酸盐和亚硝酸盐的来源，采取相应的措施防止或减少这两种物质污染食品是控制它们危害的根本措施，其他一些方法也具有辅助作用。控制方法主要有以下几点。

1. 对土壤污染的控制

采取合理使用氮肥等农业技术措施，控制矿物氮在土壤中积累，减少对地下水的污染。要科学合理地施用化肥，禁止使用污水灌溉，实行污水、垃圾与粪便无害化处理等环保措施以保护地表水与地下水源不遭受硝酸盐和亚硝酸盐污染。

2. 制定严格的硝酸盐残留量标准

要制定严格的食品中硝酸盐、亚硝酸盐使用量和残留量标准，同时要有必要的监督管理。美国、法国、德国等国家已经制定了一系列的法令，对食品（包括蔬菜、罐头、肉制品和乳制品）中硝酸盐、亚硝酸盐的含量进行了限制。在荷兰、比利时、德国等国家，蔬菜必须持有合格证方可进入蔬菜商店。合格证上记录着硝酸盐的准确含量，消费者通过试纸条快速测试方法可立即证实硝酸盐的含量。与之相比，我国这方面的工作还存在许多需要完善的地方。

3. 合理的食品储藏、加工方式

采用正确合理的储藏、加工和烹调操作方法可以减少或消除硝酸盐、亚硝酸盐的摄入。研究证明，正确合理的加工、烹调操作可明显降低蔬菜中可食部分硝酸盐含量。经过烧煮后，商品蔬菜中硝酸盐含量下降幅度为 50%～70%；蔬菜食用前经过沸水浸泡 3min 处理能有效降低硝酸盐含量，且效果好于清水浸泡 10min 或锅炒 3min；将马铃薯放在 1% 的食盐水或维生素 C 溶液中浸泡一昼夜，马铃薯中硝酸盐的含量可减少 90%；通常在菜肴中加些醋可以使亚硝酸盐分解；蒸过馒头的水不能用来煮粥等。

4. 其他控制方法

合理的饮食可以控制硝酸盐及亚硝酸盐的危害。例如，一般蔬菜中硝酸盐含量较多，容易腐烂变质，应该新鲜时食用，不买存放过久、隔日或发蔫的蔬菜；当日买的菜当日吃完；不吃隔夜的熟蔬菜；不可将剩饭菜长久存放；积极研究和培养含硝酸盐少的蔬菜品种供居民食用；尽量减少食用腌制品（如腌菜、酸菜、咸海鱼等）等有亚硝胺潜在危险的食品，经常食用新鲜水果及富含维生素 C、维生素 E 的食品等，可以抑制体内亚硝基化合物的生成；亚硝酸盐有光解特性，遇紫外光分解，将粮食等食品经常在阳光下曝晒，可以防止亚硝基化合物生成；谨防将工业用亚硝酸盐（如亚硝酸钠）当做食盐误食。另外，注意口腔卫生和饮食卫生，防止微生物的还原作用，食后和睡前要洗漱口腔，以减少唾液中亚硝酸盐的含量等。

第四节 农药残留对植物源性食品安全性的影响

农药是农业生产中重要的生产资料之一，是防治植物病虫害、去除杂草以及其他有害生物、调节农作物生长、提高作物的产量和质量、实现农业机械化的主要措施。农药用于公共卫生和疾病控制等方面，在增加动物源性食品产量、减少虫媒传染病和寄生虫病的发生、控制人畜共患病、保障人体健康方面都起着十分重要的作用。然而由于农药是有害物质，在生产和使用中带来了环境污染和食品农药残留问题。当食品中农药残留量超过最大残留限量时，会对人体产生不良影响。目前食品中农药残留已成为全球性的共性问题和一些国际贸易纠纷的起因，也是当前我国农畜产品出口的重要限制因素之一。因此，为了保证食品安全和人体健康，必须防止农药的污染和残留量超标。

一、概述

1. 农药的概念与分类

农药（pesticides）是指用于防治农、林、牧业生产中的有害生物和调节植物生长的人工合成或者天然物质。根据《中华人民共和国农药管理条例》（1997）的定义，农药是指用于预防、消灭或者控制危害农业、林业的病、虫、草和其他有害生物以及有目的地调节植物、昆虫生长的化学合成的或者来源于生物、其他天然物质的一种物质或者几种物质的混合物及其制剂。国际上农药的含义大体一致，但有些国家有关农药的含义已超出了上述范围。日本把天敌生物商品也包括在农药范围之内，称之为"天敌农药"；美国环保局于 1994 年把抗病、虫、草的转基因作物也列入农药范畴，称为"植物农药"。此外，传统上把防治蚊、蝇、蜘蛛和鼠等有害动物的制剂称为"卫生农药"。

目前在世界各国注册的农药有 1400 余种，制剂种类数以万计，其中常用 500 多种。按照其用途，主要分为杀虫剂、杀螨剂、杀真菌剂、杀细菌剂、杀线虫剂、杀鼠剂、除草剂、杀螺剂、熏蒸剂、植物生长调节剂及农药助剂等。按其化学组成分为有机氯类、有机磷类、氨基甲酸酯类、有机氟类、有机硫类、有机砷类、有机汞类等农药。

2. 食品中农药残留的途径

农药残留是指农药使用后残存于环境、生物体和食品中的农药母体、生物、代谢物、降解物和杂质的总称。由于农药特性、使用方式、剂量以及生物学稀释作用的不同，食用作物上会有或多或少的残留。残留的数量称为残留量。

食品中农药残留的途径主要是农药直接施用后对食用农作物的直接污染残留、环境污染残留、储藏运输等过程中的污染等。施用于作物上的农药，一部分附着在作物上，一部分散落在土壤、大气和水体等环境中，环境残存的农药中又有一部分会被植物吸收。这些残留农药直接通过植物或水、大气等到达人、畜体内，或通过环境、食物链最终传递给人、畜。

各种动植物源性食品在生长期间或食品在加工和流通中均可受到农药的污染。主要途径如下。

（1）农田施用农药后直接污染　作为食品原料的农作物、农产品等直接施用农药而被污染，其中以蔬菜和水果受污染最为严重。

为防止农作物病虫害、调节农产品质量和产量等，农药直接喷洒于农作物的茎、叶、花和果实等表面，造成农产品污染。部分农药被作物吸收进入植株内部，经过生理作用运转到植物的根、茎、叶和果实，代谢后残留于农作物中，尤其以皮、壳和根茎部的农药残留量高。

（2）环境污染造成的残留　环境污染途径主要是工业生产和农业生产污染。农药生产企业和包装厂排放的"三废"，尤其是未经处理或处理不达标的废水，对环境污染很严重；而为了防治病虫害喷施到农田、草原、森林和水域的农药，直接落到害虫等目标物上的不到施药量的 1%，喷洒到植物上约 10%～20%，其余则散布于环境中，有 40%～60% 的农药降落至土壤，5%～30% 的药剂扩散于大气中，逐渐积累，通过多种途径进入生物体内，致使农产品、畜产品和水产品出现农药残留问题，尤其是植物源性食品农药残留问题突出。

土壤、水体等中的农药可通过植物的根系吸收转移至植物组织内部和食物中，引起植物性食物中农药残留。农药污染量越高，食物中的农残量也越高；另外还受植物品种、根系分布等多种因素影响。例如，农药能从土壤直接进入花生、胡萝卜、甜菜、马铃薯等块茎或根用食物的可食部分，也可经输导进入农作物的其他可食部分。

环境中的这些农药可经大气、水体、土壤等媒体的携带而迁移，特别是化学性质稳定、难以转化和降解的农药更易通过大气漂移和沉降、水体流动在环境中不断迁移和循环，致使农药对环境的污染具有普遍性和全球性。

（3）通过食物链污染　农药污染环境后经食物链传递时，可发生生物浓集、生物积累和生物放大等生物富集作用，致使农药的轻微污染通过食物链转移后，富集成为高浓度农药残留在食品中。如饲料常以农作物的皮、壳和根等部分加工而成，其农药残留量较高，饲喂畜禽或鱼贝类后，导致其产品中农药残留。蜜蜂采食有农药污染的蜜粉源植物后，生产的蜂蜜、花粉和王浆等蜂产品农药残留。水生动物也可通过水生生物食物链，从其食物中受到农药的污染。

通过食物链的污染，农药残留问题从影响植物源性食物的安全性，继而影响了动物源性食物，威胁人类的安全健康。因此，农药残留成为食品安全中的一个重要问题，引起世界各国的关注和研究。

（4）食物加工储运过程中污染

① 加工和储运中污染　在农产品储藏中，为了防治其霉变、腐烂或植物发芽，施用农药造成食用农产品直接污染。另外食品在加工、储藏和运输中，使用被农药污染的容器、运

输工具，或者与农药混放、混装均可造成农药污染。如在粮食储藏中使用熏蒸剂，柑橘和香蕉用杀菌剂，马铃薯、洋葱和大蒜用抑芽剂等，均可导致这些食品中农药残留。

② 意外污染 拌过农药的种子常含大量农药，不能食用。误食拌过农药的种子等均属于意外的污染事件。如1972年伊拉克暴发了甲基汞中毒，造成6530人住院，459人死亡，其发生原因是食入了曾用有机汞农药处理过的小麦种子磨成面粉而制成的面包。

③ 非农用杀虫剂污染 各种驱虫剂、灭蚊剂和杀蟑螂剂逐渐进入食品厂、医院、家庭、公共场所，使人类受农药污染的机会增多，范围不断扩大。有报道，食品工厂使用杀蝇剂时不慎落入食品，引起食用者中毒。此外，高尔夫球场和城市绿化地带也经常大量使用农药，经雨水冲刷和农药挥发均可污染环境，进而污染人类的食物和饮水。

二、植物源性食品中常见的残留农药

1. 有机氯农药

有机氯农药（organochlorines pesticides）是一类应用最早的高效广谱杀虫剂，是一类含氯的有机合成农药，大部分是含一个或几个苯环的衍生物。有机氯农药有两大类：一类是氯苯类，包括滴滴涕（DDT）和六六六（BHC）等，这类农药现在很少用或禁用；另一类是氯化脂环类，包括狄氏剂、毒杀芬、氯丹、七氯等。

有机氯农药具有高度的化学、物理和生物学稳定性，不溶或微溶于水，易溶于多种有机溶剂和脂肪，在环境中残留期长，不易分解，半衰期长达数年，最长达30年之久，如DDT为3～10年，毒杀芬10年，七氯7～12年。20世纪70～80年代初我国食品中有机氯农药残留较为普遍和严重。1984年后，由于有机氯农药被禁用，这类农药的残留量显著降低，但由于其残留期长，有机氯污染问题还将持续多年。如1990年12个省区食品中有机氯农药检测结果表明，谷类、豆类、薯类、蔬菜、水果、肉、蛋、乳品和水产品9类食品样品中均有六六六和DDT残留。1992年对全国355件食品样品中六六六和DDT检测显示，六六六超标仅2件，而DDT的合格率为100%。但很多食品如茶叶、肉、蛋等仍然常被检出超标，严重阻碍了对外出口。

有机氯农药具有高度选择性，多蓄积于动植物的脂肪或含脂肪多的组织，在食品加工过程中经单纯洗涤无法去除，易在人体内蓄积，主要表现在侵害肝、肾及神经系统，动物实验证实其具有致畸、致癌作用，在很多国家已经相继被禁用，目前仍是食品中最重要的农药残留物质之一。

食品法典委员会（Codex Alimentarius Commission，CAC）推荐的六六六的ADI值为每千克体重0.008mg，DDT的ADI值为每千克体重0.02mg，我国食品卫生标准规定原粮中艾氏剂、狄氏剂、七氯的最大残留限量标准（max residues limit，MRL）≤0.02mg/kg；食品中六六六和滴滴涕的MRL如表2-1。

表 2-1 食品中部分有机氯农药的残留限量标准

食 品	指 标/(mg/kg)		食 品	指 标/(mg/kg)	
	六六六	滴滴涕		六六六	滴滴涕
肉(以鲜重计)	≤0.4	≤0.2	乳制品	按牛乳折算	按牛乳折算
肉(以脂肪计)	≤4.0	≤2.0	鱼	≤2.0	≤1.0
蛋(去壳)	≤1.0	≤1.0	粮食(以成品粮计)	≤0.3	≤0.2
蛋制品	按蛋折算	按蛋折算	水果、蔬菜	≤0.2	≤0.1
牛乳	≤0.1	≤0.1	绿茶、红茶	≤0.4	≤0.2

2. 有机磷农药

有机磷类农药（organophosphates pesticides）广泛用于农作物的杀虫、杀菌、除草，为我国使用量最大的一类农药。目前使用的农药中以杀虫剂为主，占总用量的 68％，其中有机磷杀虫剂占整个杀虫剂用量的 70％以上，目前生产使用的至少 60 余种。

高毒类主要有对硫磷、内吸磷、甲拌磷、甲胺磷等；中等毒类有敌敌畏、乐果、甲基内吸磷、倍硫磷、杀螟硫磷等；低毒类有马拉硫磷和敌百虫等。目前使用的多为高效低毒低残留的品种，如敌百虫、乐果、杀螟松、倍硫磷等，但甲拌磷、内吸磷等毒性较高的品种因为杀虫效果好，也在个别地区使用。

有机磷农药大部分是磷酸酯类或酰胺类化合物，多为油状，具有挥发性和大蒜臭味，难溶于水，易溶于有机溶剂，在碱性溶液中易水解破坏。

有机磷农药主要有以下优点：药效较高，使用的浓度较低，对作物较安全；品种数量多，适用面广；化学性质不稳定，分解快，在土壤中持续时间仅数天，个别长达数月，生物半衰期短，不易过高残留，不易在作物、动物和人体内蓄积；有较好的内吸作用和渗透性；有高效解毒剂可以及时治疗意外中毒等。慢性毒性较为少见，对人体的危害以急性毒性为主，主要是抑制血液和组织中胆碱酯酶的活性，引起乙酰胆碱在体内大量积蓄，导致神经处于过度兴奋状态而出现一系列神经中毒症状，如出汗、震颤、共济失调、精神错乱、语言失常等。由于有机磷农药的使用量越来越大，而且反复多次用于农作物，因此这类农药对食品的污染比有机氯农药严重，尤其是毒性较大的化合物使用后，在短期内常引起人和动物急性中毒。

有机磷农药容易污染植物源性食品，造成植物源性食品的安全性问题，尤其是水果和蔬菜，如含有芳香物质的植物中残留量高、残留时间长。植物中有机磷农药主要来自喷洒直接污染，也可从土壤中吸收。蔬菜的吸收能力依次为根菜类＞叶菜类＞果菜类。有机磷农药种类、使用量、农作物种类和环境条件均能影响食品中有机磷残留量。国内有研究者对湖北省潜江地区蔬菜中甲胺磷、辛硫磷、甲基对硫磷、敌敌畏和马拉硫磷 5 种有机磷农药残留量进行检测，共检出前 4 种农药，其中前 3 种农药残留量均超过国家标准。南京市的调查表明，蔬菜中甲胺磷平均残留量为 0.063mg/kg，超标率 11.5％；1998 年武汉市售蔬菜 100 件中有21 件检出了有机磷，其中检出甲胺磷的有 20 件，有的残留量高达 117.70mg/kg。

目前，由于甲胺磷、乐果、对硫磷、甲基对硫磷、敌敌畏等毒性较高的有机磷农药使用最多、使用次数频繁，因此造成了食品尤其是蔬菜残留量超标。

联合国粮食与农业组织及世界卫生组织（FAO/WHO）建议对硫磷的 ADI 值为每千克体重 0.005mg；甲拌磷、敌敌畏的 ADI 值为每千克体重 0.004mg；马拉硫磷、甲基对硫磷的 ADI 值为每千克体重 0.002mg；辛硫磷的 ADI 值为每千克体重 0.001mg。我国食品卫生标准规定食品中有机磷农药的 MRL 见表 2-2。

表 2-2　食品中有机磷农药残留限量标准

农　药	指标/（mg/kg）			标　准　号
	粮食	蔬菜、水果	食用植物油	
乐果	≤0.05	≤1.0	不得检出	
敌敌畏	≤0.1	≤0.2	不得检出	
对硫磷	≤0.1	不得检出	≤0.1	GB 5127—1998
马拉硫磷	≤8（原粮） ≤3（成品粮）	不得检出	不得检出	

续表

农 药	指标/(mg/kg)			标 准 号
	粮食	蔬菜、水果	食用植物油	
甲拌磷	≤0.02	不得检出	不得检出	GB 4788—1994
杀螟硫磷	≤5	≤0.5	不得检出	
倍硫磷	≤0.05	≤0.05	—	
辛硫磷	≤0.05	≤0.05	—	GB 14868—1994
乙酰甲胺磷	≤0.2	≤0.05		GB 14872—1994
甲胺磷	≤0.1			GB 14873—1994
甲基对硫磷	≤0.1	≤0.5		GB 14874—1994
地压农	≤0.1		≤0.1	GB 14928.1—1994
甲基嘧啶硫磷	≤5	—		GB 14928.3—1994
水胺硫磷	≤0.1	≤0.02(柑橘)		GB 14928.8—1994
喹硫磷	≤0.2(大米)	≤0.2(蔬菜)		GB 14928.10—1994
克线丹	—	≤0.005(柑橘)		GB 14969—1994

3. 氨基甲酸酯农药

氨基甲酸酯农药（carbamates pesticides）是 20 世纪 40 年代美国加州大学科学家研究巴豆时发现其中含有有毒生物碱——毒扁豆碱后合成的类似物，是针对有机磷农药的缺点而研制出的一类农药，品种在 1000 种以上，使用量已经超过了有机磷农药，广泛用于杀虫、杀螨、杀线虫、杀菌和除草等方面，具有高效、低毒、低残留的特点。氨基甲酸酯农药销售额占全部杀虫剂的 1/4，仅次于除虫菊酯类农药位居第二，成为现代杀虫剂的主要类型之一。

氨基甲酸酯杀虫剂主要有西维因（甲萘威）、涕灭威、速灭威、克百威、抗蚜威、异丙威、仲丁威等；除草剂有灭草灵、灭草猛等。除了少数品种如呋喃丹等毒性较高外，大多数属于中、低毒性。

氨基甲酸酯农药易溶于有机溶剂，在酸性条件下较稳定，遇碱易分解失效。其杀虫作用迅速，选择性强，不易伤害害虫天敌。而且由于其分子结构接近于天然有机物，在环境和生物体内易分解，土壤中半衰期约 8～14 天；农作物中残留时间短，如谷类中半衰期为 3～4天；畜禽肌肉和脂肪中残留量低，残留时间约为 7 天，不易在生物体内蓄积，对温血动物、鱼类和人的毒性较低。

氨基甲酸酯农药具有氨基，在环境中或动物胃内酸性条件下与亚硝酸盐反应易生成亚硝基化合物，致使氨基甲酸酯农药具有潜在的致癌性、致突变性和致畸性。动物实验表明，西维因可诱发大鼠和小鼠的肿瘤，并对豚鼠、狗、仓鼠、猪、鸡和鸭等动物有致畸作用，在 Ames 实验中显示出较强的致突变性。但人群流行病学调查显示，至今未见氨基甲酸酯农药具有直接致癌性的有关报告。所以，对这类农药的安全性评价问题，尚需进一步研究。

氨基甲酸酯农药中毒机理和症状基本与有机磷农药类似，但它对胆碱酯酶的抑制作用是可逆的，水解后的酶活性可不同程度恢复，且无迟发性神经毒性，故中毒恢复较快。急性中毒时患者出现精神沉郁、流泪、肌肉无力、震颤、痉挛、低血压、瞳孔缩小，甚至呼吸困难等胆碱酯酶抑制症状，重者心功能障碍，甚至死亡。中毒轻时表现头痛、呕吐、腹痛、腹泻、视力模糊、抽搐、流涎、记忆力下降。涕灭威和克百威急性毒性较强，WHO 将涕灭威列为极危险的有害农药。

尽管大部分氨基甲酸酯农药的残留较有机磷农药轻，但随着其用量和使用范围的不断增大，食品中残留问题也逐渐突出，已引起多起食物中毒事件。1985年美国加州由于涕灭威污染西瓜引起281人中毒。我国因误食、误用此类农药引起的急性中毒事件也时有发生。

FAO/WHO建议西维因和呋喃丹的ADI值为每千克体重0.01mg，抗蚜威的ADI值为每千克体重0.02mg，涕灭威的ADI值为每千克体重0.05mg。我国食品卫生标准规定食品中氨基甲酸酯农药的MRL见表2-3。

表2-3　食品中氨基甲酸酯农药的残留限量标准

食　品	指　标/(mg/kg)			
	西维因	涕灭威	呋喃丹	抗蚜威
粮食	≤5.0	≤0.05(花生仁)	≤5.0(稻谷)	≤5.0(包括大豆)
蔬菜	≤2.0	—	—	≤1.0
水果	≤2.5	—	—	≤0.5
食用油	≤0.5	不得检出	—	—

4. 拟除虫菊酯

拟除虫菊酯农药（pyrethroids pesticides）是一类模拟天然除虫菊酯的化学结构而合成的杀虫剂和杀螨剂，具有高效、广谱、低毒、低残留的特点，广泛用于蔬菜、水果、粮食、棉花和烟草等农作物。目前常用20多个品种，主要有氯氰菊酯、溴氰菊酯、氰戊菊酯、甲氰菊酯、二氯苯醚菊酯、三氟氯氰菊酯等。在农业、卫生方面广泛应用，也是目前城市最常见的杀虫剂，如市面上出售的大多数蚊香、喷雾杀虫剂（雷达、枪手、必扑等）、灭蟑剂等都是拟除虫菊酯类农药。

拟除虫菊酯农药不溶或微溶于水，易溶于有机溶剂，在酸性条件下稳定，遇碱易分解。在自然环境中降解快，不易在生物体内残留，在农作物中残留期通常为7～30天。农产品中的拟除虫菊酯农药主要来自喷施时直接污染，常残留于果皮。这类杀虫剂对水生生物毒性大，生产A级绿色食品时，禁止用于水稻和其他水生作物。

拟除虫菊酯类农药的杀虫原理是作用于神经膜，可改变神经膜的通透性，干扰神经传导而产生中毒，是一种神经毒剂。因其用量低，一般对人的毒性不强。人的急性中毒多因误食或在农药生产和使用中接触所致。对拟除虫菊酯类农药是否具有致突变作用，曾经进行过Ames试验、小鼠骨髓细胞微核试验、染色体畸变分析、显性致死突变试验和精子畸形等试验，但是结果不很一致。但是曾有动物实验表明，大剂量溴氰菊酯饲喂动物，有诱变性和胚胎毒性，而且体外实验中，溴氰菊酯可以在大鼠肝线粒体诱发脂质过氧化，对小鼠脑组织脂质过氧化也有促进作用等。

FAO/WHO建议溴氰菊酯的ADI值为每千克体重0.01mg，氰戊菊酯的ADI值为每千克体重0.02mg，二氯苯醚菊酯的ADI值为每千克体重0.05mg。我国和食品法典委员会（CAC）制定的食品中拟除虫菊酯农药的MRL见表2-4。

5. 其他农药

沙蚕毒素是存在于沙蚕体内的一种具有杀虫活性的天然有毒物质，能有效防治多种害虫。沙蚕毒素农药属中等毒性杀虫剂，目前常用种类有巴丹（杀螟丹）、杀虫环、多噻烷等，具有广谱、高效、低毒、低残留等特点，广泛用于粮食、蔬菜、水果、茶叶等植物源性食物，对人畜毒性低，在动植物体内及环境中容易降解，对环境和食品比较安全。由于其不易

表 2-4　食品中拟除虫菊酯农药的残留限量标准

国家或组织	食品		指标/(mg/kg)		
			溴氰菊酯	氰戊菊酯	二氯苯醚菊酯
中国	粮食		≤0.5	≤5.0	≤5.0
	水果		≤0.1(皮可食) ≤0.01(柑橘)	≤2.0	≤2.0
	蔬菜	叶菜类	≤0.5	≤0.5	≤1.0
		果菜类	≤0.2	≤0.2	≤1.0
		根块茎类		≤0.05	≤1.0
CAC	柑橘		≤0.05	≤2.0	≤0.5
	苹果		≤0.1	≤2.0	≤2.0
	叶菜类		≤0.5	≤2.0	≤0.5(白菜)
	根块茎类		≤0.01	≤0.05	≤0.1(洋葱)

在生物体内残留，目前因沙蚕毒素农药引起的中毒事件极少。此类农药对生殖功能无影响，也无"三致"作用，使用较为安全。但是为了确保食物的安全性，必须按照卫生标准要求施用。

有机砷制剂、有机汞制剂等杀菌剂由于毒性较大，并且很多品种具有致癌性，因此很多已经被禁用或停止生产使用。多菌灵等苯并咪唑类杀菌剂以及代森锌、克菌丹等有机硫杀菌剂等毒性相对较低，但均有报道具有生殖毒性、致癌、致畸等作用，因此均有严格的限量标准，尤其是对水果、蔬菜等植物源性食品，必须严格按照限量标准指标操作和施用。

除草剂用以消灭或控制杂草生长，又称为除莠剂，用量很大，主要有 2,4-D（2,4-二氯苯氧乙酸）、除草醚、敌草隆、灭草隆等。大多数除草剂半数致死量（LD_{50}）很高，毒性较低，不易在生物体内蓄积，而且一般在作物生长早期使用，收获后农产品内残留量低，因此对人和动物比较安全，危害性小，很少引起急性中毒。但有些种类的除草剂毒性较大，甚至有"二致"作用。除草剂主要是通过植物吸收，并进行降解和蓄积，造成对植物源性食品的污染。某些除草剂在生产和降解过程中可产生一种剧毒的杂质——TCDD（tetrachlorodibenzo-*p*-dioxin，四氯二苯-*p*-二噁英），通过污染环境和植物源性食品，进而蓄积在各种动物源性食品中，最终进入人体，危害人类健康和生命安全。

生物农药又称农用生物学制剂，是用微生物、昆虫、植物等生物体及其代谢产物提取的具有杀虫、杀菌、杀鼠、除草及生长调节作用的活性物质。生物农药对人畜较为安全，不污染环境，可保护生态平衡，不杀害虫天敌，也不易产生耐药性。但有些种类具有毒性，如阿维菌素是当今世界上活性最高的杀虫杀螨剂，属大环内酯类抗生素，主要用于防治线虫、甲虫、蝇。由于其毒性很高，农业部规定生产 A 级绿色食品时，禁止在蔬菜和果树上使用阿维菌素。另外，对使用微生物制剂防治脊椎动物（如鼠类）和使用遗传工程微生物，其安全性问题尚在研究之中。

三、食品中农药残留控制

植物源性食品中农药残留对人体健康的损害是不容忽视的，为了确保食品安全，必须采取正确对策和综合防治措施，防止食品中农药的残留。

1. 加强农药管理，安全使用农药

（1）必须实施农药管理的法制化和规范化，加强农药生产和经营管理与监测　目前许多国家都设有专门的农药管理机构，有严格的登记制度和法规。美国农药归属环保局、食品和药物管理局和农业部管理。

我国也很重视农药管理，颁布了《农药登记规定》，要求农药在投产之前或国外农药进口之前必须进行登记，凡需登记的农药必须提供农药的毒理学评价资料和产品的性质、药效、残留、对环境影响等资料；并于1997年颁布了《农药管理条例》，规定农药的登记和监督管理工作主要归属农业行政主管部门，实行农药登记制度、农药生产许可证制度、产品检验合格证制度和农药经营许可证制度。未经登记的农药不能用于生产、进口、销售和使用。GB 15670《农药登记毒理学试验方法》和GB 15193《食品安全性毒理学评价程序》规定了农药和食品中农药残留的毒理学试验方法。

要规范食品安全生产的法规和政策，完善管理制度，实施食品生产、加工、储藏、运输和销售全过程中农药残留监控。加强食品中农药残留的监测，严禁受污染或农药残留量超标的食品进入市场。加强农药在储藏和运输中的管理工作，防止农药污染食品，或者被人畜误食而中毒。不得将农药与食品混合装运、或者与食品同库储藏，被农药污染的运输工具和包装材料应及时处理干净。

（2）合理安全地使用农药　必须禁止或限制使用高毒、高残留、有"三致"作用的农药。

我国农业部1971年发布命令，禁止生产、销售和使用有机汞农药；1974年禁止在茶叶生产中使用六六六和DDT，1983年全面禁止使用六六六、DDT和林丹。为了合理安全使用农药，各级政府也纷纷出台停止生产和使用部分剧毒和高毒农药。

1982年我国颁布了《农药安全使用规定》，将农药分为高毒、中毒、低毒三类，规定了各种农药的使用范围。GB 4285《农药安全使用标准》和GB 8321.1～GB 8321.6《农药合理使用准则》规定了常用农药所适用的作物、防治对象、施药时间、最高使用剂量、稀释倍数、施药方法、最多使用次数和安全间隔期即最后一次使用后距农产品收获天数、最大残留量等，以保证农产品中农药残留不超过食品卫生标准中规定的最大残留限量标准。

农药的使用必须按国家标准和相应行业标准执行，严格控制施药量和安全间隔期，以免产生药害。严禁在蔬菜、水果和茶叶等农产品的生产中使用高毒、高残留的农药。

2. 严格食品中农药允许残留限量

FAO/WHO及世界各国对食品中农药的最大允许残留量都有相应规定，并进行监督。我国政府也非常重视食品中农药残留，制定了食品中农药残留限量标准和相应的残留限量检测方法，确定了部分农药的ADI值，并对食品中农药进行监测，但是仍有很多农药品种的允许残留限量以及指定的标准与国际上存有差距。另外我国多农残检测方法还有待完善。

为了与国际标准接轨，增加我国食品出口量，必须进一步完善和修订农产品和食品中农药残留限量标准。应加强食品卫生监督管理工作，建立和健全各级食品卫生监督检验机构，加强执法力度，不断强化管理职能，建立先进的农药残留分析监测系统，加强食品中农药残留的风险分析。

3. 食品中农药残留的消除方法

农产品中的农药，主要残留于粮食糠麸、蔬菜表面和水果表皮，可以用机械或热处理的方法以消除或减少。尤其是化学性质不稳定、易溶于水的农药，在食品的洗涤、浸泡、去壳、去皮、加热等处理过程中均可大幅度消减。粮食中的DDT经加热处理后可减少13%～49%，大米、面粉、玉米面经过烹调制成熟食后，六六六残留量没有显著变化；水果去皮后DDT可全部除去，六六六有一部分尚残存于果肉中；肉经过炖煮、烧烤或油炸后DDT可除去25%～47%；植物油经精炼后，残留的农药可减少70%～100%。

粮食中残留的有机磷农药，在碾磨、烹调加工及发酵后能不同程度的消减。马铃薯经洗涤后，马拉硫磷可消除 95％，去皮后消除 99％。食品中残留的克菌丹通过洗涤可以除去，经烹调加热或加工罐头后均能被破坏。

4. 其他控制方法

为了逐步消除和从根本上解决农药对环境和食品的污染问题，减少农药残留对人体健康和生态环境的危害，除了采取上述措施外，还应积极研制和推广使用低毒、低残留、高效的农药新品种，尤其是开发和利用生物农药，逐步取代高毒、高残留的化学农药。

在农业生产中，应采用病虫草害综合防治措施，大力提倡生物防治。进一步加强环境中农药残留监测工作，健全农田环境监控体系，防止农药经环境或食物链污染食品和饮水。

此外，还必须大力发展无公害食品、绿色食品和有机食品，开展食品卫生宣传教育，增强生产者、经营者和消费者的食品安全知识，严防食品农药残留及其对人体健康和生命的危害。

第五节　转基因植物源性食品的安全性

一、概述

随着现代分子生物技术和基因工程技术的发展，人们利用现代分子生物技术和基因工程技术可以更加自如地改变生物的遗传性状。这不仅为解决基础理论研究提供了有效手段，还可以合成基因、改造基因，为生物学、医药学、遗传学、农业科学、环境科学等开拓了广阔的、革命性的发展前景，使人类从单纯地认识生物和利用生物的传统模式飞跃到随心所欲改造生物并创造生物的新时代！

在能源短缺、食品不足和环境污染这三大危机已经开始构成全球社会问题的今天，基因工程及其伴随的各种生物工程将是帮助人类克服这些难关的有力武器。

1. 概念与分类

根据联合国粮食与农业组织及世界卫生组织（FAO/WHO）、食品法典委员会（CAC）及卡塔尔生物安全议定书的定义，"转基因技术"是指利用基因工程或分子生物学技术，将外源遗传物质导入活细胞或生物体中产生基因重组现象，并使之遗传和表达。"转基因生物"是指遗传物质基因发生改变的生物，其基因改变的方式是通过转基因技术，而不是以自然增殖或自然重组的方式产生。以外源遗传物质导入的目标生物体的不同，转基因生物分为转基因动物、转基因植物和转基因微生物三大类。

"转基因食品"（transgenic food）即基因工程食品（genetically modified foods，GMF），是指用转基因生物所制造或生产的食品、食品原料及食品添加剂等。从狭义上说，转基因食品就是利用分子生物学技术，将某些生物的一种或几种外源性基因转移到其他的生物物种中去，从而改造生物的遗传物质使其有效地表达，从而获得了物化特性、营养水平和消费品质等方面均符合人们需要的新产品。

按照原料来源不同可分成三类：①转基因植物源性食品，在转基因食品中数量最多，是由转基因农作物生产加工而成，目的在于改善加工品质、提高产量、增强抗性、降低生产成本和增加农业效益；②转基因动物食品，通过转让适当的外源基因，来改善动物生理特性和肉、奶、蛋制品的营养品质及风味；③转基因微生物食品，利用微生物作为生物反应器，生产疗效高、具有营养价值的食品或食品添加剂，用于食品生产加工的酶制剂等。

2. 国内外转基因食品的发展历程和现状

在目前已经进入食品领域的三类转基因生物（转基因植物、转基因动物和转基因微生物）中，以转基因生物为食物或为原料加工生产的食品就是转基因食品。从植物源转基因食品来看，涉及的食品或食品原料主要包括有水稻、小麦、玉米、大豆、花生、棉花、油菜、番木瓜、甜椒、马铃薯、西瓜、黄瓜、番茄、西葫芦、苜蓿和甘薯等主要的粮食、油料、果蔬和一些重要的经济作物。

1994 年，第一例转基因作物产品延熟保鲜转基因番茄获得美国农业部（USDA）和美国食品与药物管理局批准商业化，开创了转基因食品商业应用的先河。转基因食品商业化进程发展很快，在不到十年的时间里，转基因植物的种植面积增加了 50 多倍。2006 年全球转基因植物的种植面积 10200 万公顷。2005 年，全世界转基因种子的销售额已经达到 100 多亿，种植转基因作物的国家增至 21 个。目前大面积种植的国家，排在前 6 位的分别为美国、阿根廷、加拿大、中国、南非和澳大利亚。美国是基因工程技术应用最广泛的国家，转基因食品的研究开发主要是三大化学公司——杜邦、孟山都和陶氏公司。在美国已经有 40 多种经许可的转基因食品上市，食品架上 60%～70% 的食品都含有转基因成分。

我国转基因食品研究起步较晚，从 20 世纪 80 年代起开始基因工程技术的研究，截至 2005 年，农业部共受理了 192 家国内外研究单位的安全评价申请 1525 项。我国转基因农作物田间试验和商品化生产面积位居世界前列，目前已获准进入商品化生产的 6 种转基因食品和农作物，包括两种抗棉铃虫棉花、耐储藏番茄、抗花叶病毒番茄和抗病甜椒、改变花色的观赏矮牵牛花。其中包括真正进入产业化阶段，产品已经上市的转基因抗虫棉。

随着多种转基因生物及其产品进入大规模商业化应用阶段，转基因生物产业化对人类健康和生态环境可能造成的潜在影响越来越受到人们的关注。转基因技术作为作物育种的一个新手段，在其不断取得科研以及应用性成果的同时，其是否安全也成为一个争论的焦点。

二、转基因植物源性食品的主要安全性问题

随着世界耕地持续减少以及人口的快速增加，使用基因工程技术，以提高食物的产量和品质、增加营养素含量，越来越受到广泛的关注。转基因食品从一个概念发展成为一种事实也只是近几十年的事情。和任何新技术一样，基因工程在研究中以及其成果向社会推广时有利有弊，具有双面性，是一把双刃刀。基于转基因生物应用的现状，目前转基因食品的安全性问题主要是转基因植物食品的安全性问题。

人类食品的安全性是极其重要的，所有食品应不会损害健康或被污染。这就要求经过基因修饰的食品或食品成分必须与传统原型一样安全或更安全。当然安全与否是通过与类似的传统食品及其预期效用和方向进行比较来决定的。目前，基因工程在食品中尤其是在植物源性食品方面的应用已经有了非常成功的例子，然而，公众对此还存在一些看法，有些人认为基因工程是非自然手段，而且在食品生产中是不必要的。人们关注的转基因植物食品的安全性问题主要集中在转基因植物对生态的影响、转入的基因可能使植物变得不易加工或不易消化、转入的基因可能影响作物的毒理学特性或以不明的方式形成有害物质。

1998 年，英国阿伯丁罗特研究所普庇泰教授的研究报道，幼鼠食用转基因马铃薯后，会使内脏和免疫系统受损。这是对转基因食品提出的最早的、所谓有科学证据的质疑。虽然英国皇家学会于 1999 年 5 月宣布此项研究"充满漏洞"，从中不能得出转基因马铃薯有害生物健康的结论。但与此同时，英国的权威科学杂志《自然》刊登了美国康乃尔大学教授约翰·罗西的一篇论文，论文指出，蝴蝶幼虫等田间益虫吃了撒有某种转基因玉米花粉的菜叶后会发育不良，死亡率特别高。为此一些保守的国家和组织开始对转基因食品持抵制和限制的态度。因此，转基因食品的安全性引起了人们的广泛关注。

1. 转基因食品对人体健康的潜在影响

转基因食品是否有毒性，转基因食品是否会造成过敏，转基因食品中的标记基因会不会有危险，一些具有抗除草剂或毒杀害虫功能的基因，是否会通过食物链进入人的体内，基因转入后是否产生新的有害遗传性状或不利于健康的因素等都是人们对转基因食品安全性担忧的方面。虽然目前尚未发现转基因食品危害人类健康的确切证据，但是，由于很多转基因食品的安全性试验都是由研究者和生产开发商自己做的，其公正、客观性受到置疑；试验和商品生产的应用时间还太短，暴露生物安全问题所需要的时间尚且不够。因此，转基因食品对人体健康的影响，还难以得出准确而肯定的结论。

转基因食品对人类健康造成的潜在威胁和影响主要表现为，当转基因生物作为食品进入人体后，可能使人们出现某些毒理作用和过敏反应。国外曾有这样的报道，儿童饮用转基因大豆豆浆后产生过敏反应；转入的生长激素类基因，有可能对人体生长发育产生重大影响。又如，美国先锋种子公司的科学家在对大豆做品质改良时，发现巴西坚果中有一种蛋白质富含甲硫氨酸和半胱氨酸，并将这一基因转到大豆中，但他们发现一些人对巴西坚果有过敏反应，而且引起过敏反应的正是这一蛋白。他们随即对持巴西坚果蛋白的转基因大豆也进行检验，发现对巴西坚果过敏的人对这种转基因大豆也过敏。因此该公司取消了这项研究计划。这件事至少可以说明转基因技术有可能将一些造成食物过敏的基因转移到农作物中来，需要防范和进行安全管理。

总之，对人体产生的某些不良影响，需要经过很长时间才能表现和监测出来。另外，利用转基因技术可建立动物药库和植物药库，如吃一个西红柿就能预防乙肝。但这种转基因药物对人体有无风险仍需进行长期研究监测才能研究透彻。

一般认为，如果达到实质等同，就不需要再进一步评价其安全性；如果达不到实质等同，则必须从不同角度深入分析其安全性。

2. 转基因食品对生态环境和生物食品链的潜在影响

转基因生物具有自然生物所不具备的优势，若被释放到环境中，可造成原有的生态平衡被打破，改变物种间的竞争关系。由于人们的环境保护意识在不断加强，转基因生物对环境是否造成破坏成为另一个关注的焦点。如转基因生物对农业和生态环境的影响如何？推广抗害虫的转基因作物在一定时期后是否会使害虫的进化速度加快，从而使这些"超级害虫"更加难以消除？转基因技术是否会造成"基因污染"？作物之间是否会发生"基因逃逸"？转基因技术是否会破坏生物多样性，从而打破生态平衡等。

转基因食品对生态环境的潜在影响为，如果转基因高产作物一旦通过花粉导入方式将高产基因传给周围杂草，会引发超级杂草出现，可对天然森林造成基因污染和对这些地区的其他物种带来不可预见的后果；还可导致除草剂的滥用，引起土壤板结，土质变坏，加重环境污染等问题；转基因抗虫作物产生的杀虫物质如果把害虫（也包括某些益虫）均杀死，必然破坏自然界固有的食物链，对生态系统产生不利影响，况且这些对昆虫有害的物质也可能对人类有害；随着基因改造的抗除草剂农作物的推广，可能导致除草剂的用量增加，从而导致除草剂在食品中残留量加大；如果转基因不育品种的不育基因在种植地大肆传播，会导致当地农业崩溃；导入毒蛋白基因的植物，如果毒蛋白能在花蜜中表达，则可能引起蜜蜂等传粉昆虫和植物群落的崩溃，甚至有可能危及其他动物以及人畜的栖居环境和身体健康等。

食物链中有益物质的富集或有害物质的聚集对上一级生物的健康极为关键。目前，转基因作物大多用于饲料，这类转基因生物加入其原来没有的抗病虫害基因或抗杂草基因，其本体会有哪些变化，被家畜富集后又会怎样，人食用后会产生什么影响等问题，尚缺少全面系统的科研结论。某些转基因食品的应用可能引起昆虫乃至植物群落的崩溃，甚至有可能危及其他动物以及人畜的栖居环境和身体健康，对食物链的各环节都有潜在的影响。

另外，转基因食品是否会引起伦理和宗教问题，如转基因动物生产人催乳素，或其他人自身基因的产物或转基因动物本身供人类自己食用而产生的伦理问题，用不同动物基因培育的转基因动物（如羊中含有猪或牛的基因）而引发的宗教问题等，也引起人们的思考和关注。

三、转基因食品的安全控制

1. 实验室研究控制

转基因食品安全控制首先要进行各项转基因食品安全性评价技术的研究，在实验室里从理论上进行控制，这些评价技术包括食物成分营养评价技术、流行病学研究、生物信息学技术、分子生物学技术、致敏性评价技术、毒理学评价技术等；其次，要进行各种转基因食品检测技术的研究，从而为转基因食品的安全性评价原则的制定、评价技术的应用实施、转基因食品的管理等各项工作的开展奠定坚实的理论基础和技术支撑。

2. 安全性评价

目前国际上对转基因食品的安全评价遵循以科学为基础、个案分析、实质等同性和逐步完善的原则。安全评价的主要内容包括毒性、过敏性、营养成分、抗营养因子、标记基因转移和非期望效应等。

在对转基因食品进行安全性评价时一般要考虑以下原则。①分析转基因食品的生物特性。分析转基因生物本身的特性，有助于判断某种新食品与现有食品是否有显著差异。分析的内容主要包括供体、受体、载体和目标基因及其插入特点。②"实质等同性"原则。以传统方法生产和使用的食品被认为是安全的为前提，如果一种新的食品或成分与一种传统的食品或成分"实质等同"（即它们的分子结构、成分与营养特性等数据，经过比较而认为是实质相等），那么该种食品或成分即可视为与传统品种同样安全。只有当转基因食品或其成分完全不同于传统食品时，则须进行食品安全性评估。现在，"实质等同性"已被一些国际组织如联合国粮食与农业组织、世界卫生组织以及现在美国、加拿大和一些北欧国家用作对转基因食品进行安全性评价的主要依据。③国际食品生物技术委员会提出采用判定树的原则对转基因食品进行安全性评价。④FAO/WHO 联合专家评议会制定的转基因食品的安全性评价原则。⑤国际生命科学会欧洲分会新食品领导小组提出的食品安全性评价的"等同或相似原则"等。

转基因食品安全性评价技术包括食物成分营养评价技术、流行病学研究、生物信息学技术、分子生物学技术、致敏性评价技术、毒理学评价技术等。

3. 转基因食品管理制度

为了统一评价转基因食品安全性的标准，联合国粮食与农业组织和世界卫生组织所属的国际食品委员会制定了转基因食品的国际安全标准。从世界范围看，从事转基因动、植物研究开发的国家都在制定相应的政策与法规以保障转基因食品的安全。我国转基因食品安全的管理制度也正在形成和逐步完善。

美国、加拿大、澳大利亚等国已建立了健全的从事食品安全与环境检测的管理机构和严格的安全标准，以"实质等同性"为基础，对每一个新的转基因食物都要做一系列评价和检测，若无异议，登记后方可生产。虽然转基因食品有严格的安全评估审批制度，但它们的确含有同类天然食品所没有的异体物质，有可能引起个别的过敏反应。因此，有必要实行标签标示制度，使消费者了解食品性质。欧洲委员会对转基因食品和饲料进行标识和追踪管理；瑞士联邦政府要求如果食品中转基因物质超过 1% 的界限，需在商品标签上作说明"由××

转基因品所制"；俄罗斯、新西兰、日本等虽没有明令禁止转基因食品上市销售，但现在已要求上市转基因食品应在包装上做出提醒性标记，让消费者能判断出哪些是转基因食品，哪些不是，吃与不吃由自己来决定。

第五届生物多样性公约缔约国大会于 2000 年 5 月 26 日在内罗毕结束，64 个国家与欧盟分别于 5 月 15 日和 6 月 5 日在联合国内罗毕办事处和纽约总部正式签署了《卡塔赫那生物安全议定书》；我国于 2000 年 8 月签订该议定书，是第 70 个签署国。2001 年 2 月 14 日，欧洲议会通过一项转基因生物生产和销售的新规则，对如何表明、检测转基因的食物、饲料、种子、医药制品等方面做出了更为严格的规定。根据新规则，在植物基因中加入抗生素的做法会在未来八年中被分阶段淘汰。

我国的管理体系和法规现在已经形成，对转基因的检测、安全评价、安全管理、市场管理等一系列标准的标准体系正在形成和完善；转基因的机构，比如食品转基因安全评价中心等正在不断增加；2001 年成立了转基因食品安全管理办公室，进行安全性的管理，同时成立了协调管理办公室；各类检测机构，包括环境评价、植物、食品等，有 40 多家，有环境的 13 家，食品的有 3 家，还有其他的转基因成分检测机构 20 多家。我国 1982 年颁布的《中华人民共和国食品卫生法》增加了一些有关转基因的条款；1990 年《新资源食品的管理办法》涉及转基因食品；1993 年，科技部出台了专门的法规《转基因工程安全管理办法》；2001 年的时候，相继发布出台了《农业转基因生物安全评价管理办法》、《农业转基因生物标识管理办法》等一系列《农业转基因安全管理条例》，包括标识、进口等转基因食品安全评价办法。农业部专门设立办公室负责农业转基因生物安全评价管理工作，受理转基因生物的安全性评审等，以个案审查为准则，产品经审定、登记或者评价，确定安全等级，实行分级分阶段管理，确保经过安全评价和检测的转基因产品是安全的。

第六节　新资源植物源性食品的安全性

一、概述

新资源食品是指一些新研制、新发现、新引进的本无食用习惯或仅在个别地区有食用习惯而符合食品基本要求的物品。以新资源食物生产的食品为新资源食品（包括新资源食品原料及其成品），如在我国正在兴起的花卉食品、蚂蚁食品、昆虫食品等。新资源食品在生产销售前，需要进行一系列严格的毒理、喂养实验，并向卫生及有关部门申报，经批准后方可生产销售。

1987 年，卫生部颁布了第一部《新资源食品管理办法》。20 年来，卫生部共审查批准了 300 多个新资源食品，为促进我国食品新资源的开发利用发挥了良好的作用。但是随着我国市场经济的飞速发展和新资源食品管理工作的不断深入，原来的新资源食品管理办法与目前的市场状况和管理需求已不相适应。为了进一步促进食品工业的发展，保障我国的食品安全及老百姓的身体健康，2007 年 7 月，卫生部再次对新资源食品管理办法予以修订，使我国新资源食品的管理进一步与国际接轨。在新资源食品的审批过程中，引入了发达国家采用的危险性评估与实质等同的原则。同时，卫生部对批准的新资源食品将以名单形式公告，并根据食用情况，适时公布新资源食品转为普通食品的名单。

1. 新资源食品种类

目前，新资源食品分为以下四类。

第一类：在我国无食用习惯的动物、植物和微生物。具体是指以前我国居民没有食用习惯，经过研究发现可以食用的对人体无毒无害的物质。动物是指禽畜类、水生动物类或昆虫类，如蝎子等。植物是指豆类、谷类、瓜果菜类，如金花茶、仙人掌、芦荟等。微生物是指菌类、藻类，如某些海藻。

第二类：以前我国居民无食用习惯的从动物、植物、微生物中分离出来的食品原料。具体包括从动物、植物中分离、提取出来的对人体有一定作用的成分，如植物甾醇、糖醇、氨基酸等。

第三类：在食品加工过程中使用的微生物新品种。如加入到乳制品中的双歧杆菌、嗜酸乳杆菌等。

第四类：因采用新工艺生产，导致食物原有成分或结构发生改变的食品原料。如转基因食品等。

2. 新资源植物源性食品

新资源植物源性食品主要有以下几类。

（1）中草药和其他植物　人参、党参、西洋参、黄芪、首乌、大黄、芦荟、枸杞子、巴戟天、荷叶、菊花、五味子、桑椹、薏苡仁、茯苓、广木香、银杏、白芷、百合、山苍籽油、山药、鱼腥草、绞股蓝、红景天、莼菜、松花粉、草珊瑚、山茱萸汁、甜味藤、芦根、生地黄、麦芽、麦胚、桦树汁、韭菜籽、黑豆、黑芝麻、白芍、竹笋、益智仁。

（2）果品类　大枣、山楂、猕猴桃、罗汉果、沙棘果、火棘果、野苹果。

（3）茶类　金银花茶、草木咖啡、红豆茶、白马蓝茶、北芪茶、五味参茶、金花茶、胖大海、凉茶、罗汉果苦丁茶、南参茶、参杞茶、牛蒡健身茶。

（4）菌藻类　乳酸菌、脆弱拟杆菌（BF-839）、螺旋藻、酵母、冬虫夏草、紫红曲、灵芝、香菇。

卫生部作为普通食品管理的食品新资源名单如下：油菜花粉、玉米花粉、松花粉、向日葵花粉、紫云英花粉、荞麦花粉、芝麻花粉、高粱花粉、魔芋、钝顶螺旋藻、极大螺旋藻、刺梨、玫瑰茄、蚕蛹。其中除蚕蛹外，均为植物源性食品。另外，卫生部发布的"既是食品又是药品"的新资源名单中，绝大部分为植物源性食品。

二、新资源植物源性食品的安全性问题

食品安全问题日益成为全球关注的焦点。近年来由于经济全球化和新的科学技术的迅猛发展，许多食品新工艺、新的生物技术不断涌现，大量只有局部地区食用习惯的食品在全球范围内迅速推广。食品新技术新资源的应用带来新的食品安全隐患。这些新的食品资源及其形成的新资源食品作为商品流通其安全性还没有得到充分评价，人群消费的安全性没有根本保障，因此世界各国都在试图建立一套完善的新资源产品上市前的评审和上市后的监督体系，以确保新资源食品的食用安全。

其中，新资源植物源性食品很多都是药食同源的植物，也有很多是具有药效的中草药，具有潜在的毒性。目前有一种倾向，以为"药食同源"就可以把药品（中草药等）当食品吃，实际上，中医学所讲的"药食同源"是主张普通食物也应当辨证施食，注意食品的性味和归经，而决不是主张把药品当食品吃。

另外，新资源食品仍然不能等同于普通食品。由于植物本身成分组成复杂，很多植物源性新资源食品中可能存在特异性的过敏原、毒蛋白，以及有毒的生物碱、酶、苷类等，对某些人群或禽畜等可能造成毒害作用。

因此，必须对新资源植物源性食品进行安全性评价和管理控制等。

三、新资源植物源性食品安全控制

新资源食品的开发前景广阔。但是必须遵循积极慎重的原则。每一个新开发的新资源植物源性食品均应有科学性，应当严格按照《食品卫生法》及有关法规、规章、标准的规定，对人体不得产生任何急性、亚急性、慢性或其他潜在性健康危害。

对新资源植物源性食品必须进行安全性评价，主要包括：申报资料审查和评价、生产现场审查和评价、人群食用后的安全性评价、安全性的再评价。

① 新资源食品申报资料的审查和评价是对新资源食品的特征、食用历史、生产工艺、质量标准、主要成分及含量、使用范围、使用量、推荐摄入量、适宜人群、卫生学及毒理学资料、国内外相关安全性文献资料及与类似食品原料比较分析资料的综合评价。卫生部新资源食品专家评估委员会（以下简称评估委员会）负责新资源食品安全性评价工作。评估委员会由食品卫生、毒理、营养、微生物、工艺和化学等方面的专家组成。

② 生产现场审查和评价是评价新资源食品的研制情况、生产工艺是否与申报资料相符合的重要手段，现场审查的内容包括生产单位资质证明、生产工艺过程、生产环境卫生条件、生产过程记录（样品的原料来源和投料记录等信息），产品质量控制过程及技术文件，以及这些过程与核准申报资料的一致性等。

③ 新资源食品上市后，应建立新资源食品人群食用安全性的信息监测和上报制度，重点收集人群食用后的不良反应资料，进行上市后人群食用的安全性评价，以进一步确证新资源食品人群食用的安全性。

④ 随着科学技术的发展、检验水平的提高、安全性评估技术和要求发生改变，以及市场监督的需要，应当对新资源食品的安全性进行再评价。主要包括以下几类：a. 随着科学技术的发展，对已批准的新资源食品在食用安全性和营养学认识上发生改变的；b. 对新资源食品的食用安全性和营养学质量产生质疑的；c. 新资源食品监督和监测工作需要。再评价内容包括新资源食品的食用人群、食用量、成分组成、卫生学、毒理学和人群食用后的安全性信息等相关内容。经再评价审核不合格的，禁止其生产经营和使用。

另外，对新资源食品标签除了需符合国家有关食品标签的标准要求外，新资源食品名称及内容要与卫生部公告内容一致；禁止宣传或暗示产品的疗效及保健作用，以区别于药品和保健食品。

参 考 文 献

[1] 史贤明. 食品安全与卫生学 [M]. 北京：中国农业出版社，2003.
[2] 张文学. 食品安全环境管理 [M]. 北京：中国环境科学出版社，2006.
[3] 曹小红. 食品安全与卫生 [M]. 北京：科学出版社，2006.
[4] 张建新，沈明浩. 食品环境学 [M]. 北京：中国轻工业出版社，2006.
[5] 孙胜龙等. 环境污染与控制 [M]. 北京：化学工业出版社，2001.
[6] 邓南圣，吴峰. 环境中的内分泌干扰物 [M]. 北京：化学工业出版社（环境科学与工程出版中心），2004.
[7] 石碧清等. 环境污染与人体健康 [M]. 北京：中国环境科学出版社，2006.
[8] 张乃明. 环境污染与食品安全 [M]. 北京：化学工业出版社，2007.
[9] 曲径. 食品卫生与安全控制学 [M]. 北京：化学工业出版社，2007.
[10] 何光源. 植物基因工程 [M]. 北京：清华大学出版社，2007.

第三章 动物源性食品的安全性

第一节 天然有毒物质对动物源性食品安全性的影响

一、概述

动物源性食品是指由动物生产的肉、蛋、奶等可食性组织及其加工的产品。由于动物源性食品的安全不仅和人们的生活、身体健康有着非常密切的关系，而且可能关系到人类的未来（如转基因动物食品的安全问题），所以动物源性食品的安全性越来越引起人们的关注。动物源性食品中存在的天然有毒有害物质对动物源性食品的影响是第一位的。饲料中长期、超量或违禁使用矿物质、抗生素、防腐剂和类激素等，可造成动物源性食品中有害物的残留而直接危害人体健康。动物源性食品中的抗菌药物残留已引起了各国政府的高度关注，纷纷采取各种措施进行残留控制和检测。动物源性食品的安全问题牵涉面很广，安全的动物源性食品必须具备哪些条件（或标准）呢？在目前条件下，动物源性食品的安全应限定在"无疫病、无残留、无污染、无后遗作用"四个方面是比较恰当的。

二、动物源性食品中常见的天然有毒物质

1. 河豚毒素

河豚毒素（tetrodotoxin，TTX）主要存在于硬骨鱼纲辐鳍亚纲鲀形目所属的近百种河豚及其他生物体内，又称蝾螈毒素、东方鲀毒素等。河豚毒素除在红鳍东方鲀、豹纹东方鲀、密点东方鲀、紫色东方鲀、杂色膜刺鲀等鲀科鱼中存在外，目前也发现在蝾螈、虾虎鱼、日本象牙螺和喇叭螺中分离出来，它也是蓝环章鱼毒液的主要有毒成分。通常所谓河豚毒素，实际上是河豚素（tetrodonine）、河豚酸（tetrodonic acid）、河豚卵巢素（tetrodotoxin）和肝脏毒素（hepatoxin）的统称。据分析，有 500 多种鱼类中含有河豚毒素，河豚是其中最常见的一种。河豚（balloon fish）又名鲀，属硬骨鱼纲、鲀形目、鲀科、东方鲀属。世界上有 200 多种，可引起中毒的有 9 种。但 TTX 不是河豚特有的，在各类海洋脊椎动物（鱼类、两栖类）、无脊椎动物（涡虫类、纽形动物、腹足类和头足类、节肢动物、棘皮动物）中都有分布。并且在河豚的不同部位和不同季节所含 TTX 的量也不同，其中卵巢中含量最多，肝脏次之，血液、眼睛、腮、皮肤都含有少许，肌肉中一般没有。但鱼死后内脏毒素可渗入肌肉，鱼肉中也含有少量的毒素。

TTX 为白色结晶性固体，针状至菱形，无臭、无味，易吸湿潮解。分子式为 $C_{11}H_{17}N_3O_8$，分子量 319。TTX 的结构特征是有 1 个碳环，1 个胍基，6 个羟基，在 C5 和 C10 位有一个半醛糖内酯连接着的分开的环。在碱水溶液中易分解，5% 氢氧化钾溶液中在 90～100℃ 可分解成黄色结晶 2-氨基-羟甲基-8-羟基-喹唑啉。河豚毒素有多种衍生物：脱水河豚毒素、河豚酸、4-表河豚毒素、6-表河豚毒素、4-表-11-脱氧河豚毒素、4,9-脱水-6-表河豚毒素、11-nor-河豚毒素-6(R)-ol-11-脱水河豚毒素和 5-脱氧河豚毒素等，但毒性都没有河豚毒素那么强。在室温下用 50g/L 的氢氧化钡处理河豚毒素可得脱水河豚毒素，它为由 pK_{a1} 值为 2.5 的羧基和 pK_{a2} 值为 10.9 的胍基组成的两性离子化合物，其可在水中与一分子的溴完全反应产生河豚酸。河豚毒素在酸中也能部分异构化为脱水表河豚毒素，从而影响对河豚毒素

的提取纯度。所以，河豚毒素制剂经过长时间放置可降解，其化学结构发生变化（表现为毒性下降），对其定量检验的难度增大。

TTX的中毒作用机理基本明确。毒性的产生主要是毒素阻抑神经和肌肉的电信号传导，阻止肌肉、神经细胞膜的钠离子通道。肌肉细胞和神经细胞膜的静息电位内低外高，细胞受到刺激时，钠离子的通透性急剧提高，钠离子外流，细胞兴奋，之后发生去极化，钠离子从外向内流动。在这一细胞兴奋过程中，毒素直接阻断了钠离子通道，使神经末梢和神经中枢发生麻痹。中毒者感觉神经麻痹，其次为各随意肌的运动神经末梢麻痹，使机体无力运动或不能运动。毒素量增大时则迷走神经麻痹，呼吸减少，脉搏迟缓，严重时体温及血压下降，最后发生血管运动神经中枢或横膈肌及呼吸神经中枢麻痹，引起呼吸停止，迅速死亡。毒素不侵犯心脏，呼吸停止后心脏仍能维持相当时间的搏动。毒素还直接作用于胃肠道引起局部刺激症状，如恶心、呕吐、腹泻和上腹疼痛。

有人将TTX中毒的临床表现分为4个阶段。中毒的初级阶段首先感到发热，接着便是嘴唇和舌尖发麻，头部感到不适，运动知觉麻痹，感到头痛和腹痛，出现步态不稳，同时出现呕吐。第二阶段，出现不完全运动麻痹，运动麻痹是河豚毒素中毒的一个重要特征之一。呕吐后病情的严重程度和发展速度加快，不能运动，知觉麻痹，语言障碍，出现呼吸困难和血压下降。第三阶段，运动中枢完全受到抑制，运动完全麻痹，生理反射减低。由于缺氧，出现紫绀，呼吸困难加剧，各项反射渐渐消失。第四阶段，意识消失。TTX中毒的另一个特征是患者死亡前意识清楚，当意识消失后，呼吸停止，心脏也很快停止跳动。作为一种快速可逆的钠离子通道阻断剂，其中毒后出现症状的快慢、严重程度除了与毒素摄入量有关外，还与人本身的体质有关。一般摄入毒素30min后出现典型中毒症状，通常症状轻者呈现自限性，但大多数中毒严重者常在17min后迅速发生呼吸麻痹和循环衰竭而致死。有报道中毒症状最快可出现在进食后的5～10min发生。

2. 生物胺

生物胺是一类含氮的具有生物活性的小分子量有机化合物的总称，可以看作是氨分子中的1～3个碳原子被烷基或芳基取代后而形成的物质。根据结构可以将生物胺分成三类。脂肪族：腐胺、尸胺、精胺、亚精胺等；芳香族：酪胺、苯乙胺等；杂环族：组胺、色胺等。组胺是一种生物碱，水产品中的青皮红肉类鱼，因含有较高的组氨酸，在脱羧酶和细菌作用后，脱羧而产生组胺。组胺致敏因子可引起过敏性食物中毒和组胺性哮喘等。

许多生物胺在人体的生理功能方面起重要作用，腐胺、精胺、亚精胺和尸胺等是生物活性细胞必不可少的组成部分，在调节核酸与蛋白质的合成及生物膜稳定性方面起着重要作用。生物胺在大量的食品中都存在，在发酵食品中的含量更高，发酵香肠等发酵肉制品以及鱼类中的含量也较高。各种干酪根据加工工艺、所用发酵剂的不同以及成熟期长短的不同，其中所含生物胺的量也不尽相同，据报道成熟干酪中含有可以检测到的几种胺，干酪中大量存在的生物胺有酪胺、组胺、腐胺、尸胺、色胺和β-苯乙胺等，据报道组胺在Swiss干酪、Gruyere干酪中含量特别高，而在Ras干酪、Edam干酪和Cheddar干酪中含量特别低。然而食用含生物胺含量高的食物会引发一些敏感的消费者食物中毒，同时生物胺含量高也是食品腐败变质的前兆。食品在腐败或感官评价不能接受之前组胺的含量很高，因此可以通过测定食品中组胺的含量来间接评价食品的新鲜程度。干酪中生物胺含量的评价对消费者而言是关注其健康危害所必需的，更进一步说，生物胺含量的高低可以作为评价干酪生产原乳和加工环境卫生状况的有用标准之一。

当鱼肉组胺含量达到4mg/g或人体摄入组胺达到1.5mg/kg体重以上时，易发生中毒。许多国家的食品卫生标准中建议用组胺含量作为鱼类和水产品中微生物腐败的指标。我国的食品卫生标准中也明确规定各类海产品中组胺的允许摄入量为：鲐鱼≤100mg/100g，其他≤30mg/100g。

3. 贝类毒素

贝类所含的毒素称为贝类毒素。早在几百年前人们就已经知道使用某些贝类后可以引起急性中毒。贝类所含毒素成分很复杂，主要有石房蛤毒素及其衍生物、大田软海绵酸及其衍生物、软骨藻酸及其异构体、短螺甲藻毒素等。部分毒素即使加热也难以破坏。这些毒素对贝类自身并无毒性作用，但是人食用后能够引起中毒。贝类毒素的产生与其栖息地的环境密切相关，在同一海域的不同贝类可能含有相同的有毒成分，而同一种贝类在不同的海域也可含有不同的有毒成分。人摄食贝类后因毒素成分不同中毒表现各异，腹泻型由软骨藻酸及其异构体所致；麻痹型由石房蛤毒素及其衍生物所致；神经型由短螺甲藻毒素所致；皮炎型则因部分螺内含有光敏感物质，大量摄入后，经日光曝晒，出现皮炎症状。其中石房蛤毒素是神经性毒素，毒性最强，其毒素受体位于可兴奋细胞膜外侧、钠通道外口附近，其毒理是选择性阻断细胞钠离子通道造成神经系统传输障碍，中毒后引起神经肌肉麻痹，人经口进入致死量为 0.5～0.9g。中毒的早期症状为唇、舌、手指出现麻木感，继之随意肌共济失调，出现步态不稳、发音障碍、流涎、头痛、口渴、嗳气和呕吐等，进而颈胸部肌肉麻痹，严重者死于呼吸肌麻痹引起的呼吸衰竭。贝类中毒发病急，潜伏期短，中毒者的病死率较高，国内外尚无特效疗法，因此关键在于预防，尤其应在夏秋贝类食物中毒多发季节禁食有毒贝类。一旦误食有毒贝类出现舌、口、四肢发麻等中毒症状，首先应人工催吐，排空胃内容物，并立即向当地疾病预防控制中心报告，及时携带食剩的贝类到医院就诊，采取洗胃、支持对症等治疗措施，防止发生呼吸肌麻痹。由于藻类是贝类赖以生存的食物链，贝类摄食有毒的藻类后，能富集有毒成分，产生多种毒素，所以沿海居民要注意海洋部门发布的有关赤潮信息。在赤潮期间，最好不食用赤潮水域内的蚶、蛎、贝、蛤、蟹、螺类水产品，或者在食用前先放在清水中放养浸泡一两天，并将其内脏除净，提高食用安全性。

4. 动物肝脏中的毒素

动物肝脏是动物机体最大的解毒器官，进入体内的有毒、有害物质多数在肝脏经过代谢、转化、解毒并排出体外。当肝脏功能下降或有毒、有害物质摄入较多时，肝脏也会蓄积这些外来有毒有害物质。另外，动物也可能发生肝脏疾病，如肝炎、肝硬化、肝寄生虫和黄曲霉毒素中毒等。污染环境和饲料的重金属如铅、砷、汞、铬等和其他的一些污染物也主要存在于肝脏中。动物肝脏中的毒素就主要表现为外来有毒有害物质在肝脏中的残留、动物机体的代谢产物在肝脏中的蓄积和由于疾病原因造成的肝组织受损。但动物肝脏含有大量的营养物质，是可供人食用的最重要的内脏组织，人们需要食用动物肝脏。因此，在选购动物肝脏时应注意，凡是肝呈暗紫色，异常肿大，有白色小硬结，或一部分变硬变干等，不宜食用。同时，人们食用动物肝脏时，可因维生素 A、维生素 D 吸收过量而发生毒性反应，尤其是维生素 D_3，在动物体内可转变为 2,5-羟维生素 D_3，这个转变是不受机体调控的。

5. 其他动物源性食品中的天然毒素

如雪卡毒素（ciguatoxin，CTX），它是西加鱼毒（ciguatera）的一种。西加鱼毒由多种毒素组成，有共同的理化特征，目前发现的西加鱼毒包括雪卡毒素、刺尾鱼毒素（maitotoxin，MTX）、鹰嘴鱼毒素（sacaritoxin）、皮群海奎毒素（playtoxin）、腹泻性贝毒（DSP）以及神经性贝毒（NSP）等聚乙醚毒素。目前发现含雪卡毒素的海鱼有 400 多种，主要是一些硬骨鱼，如刺尾鱼、黑印真鲨、波印唇鱼、石斑鱼、红砧鱼、刺蝶鱼、鹰嘴鱼等有代表性的鱼种含有雪卡毒素。在西加鱼毒中毒事件中，最常见的是雪卡毒素中毒。人类接触雪卡毒素的唯一已知途径是通过食物，这种通过食物链使毒素逐级传递及积累的现象，是雪卡毒素等海洋毒素引起人类中毒的主要方式。

第二节　兽药残留对动物源性食品安全性的影响

一、兽药残留的概念与分类

预防、治疗、诊断畜禽等动物疾病的物质称为兽药，它能有目的地调节动物的生理机能，并规定了其作用、用途、用法和用量。主要包括：①血清、菌（疫）苗、诊断液等生物制品；②兽用的中药材、中成药、化学原料及其制剂；③抗生素、生化药品、放射性药品。

兽药残留是指给食用动物使用药物后，蓄积或储存在细胞、组织或器官内的药物原形、代谢产物和药物杂质。畜牧生产和兽医临床上使用的主要兽药有抗微生物制剂（包括抗生素和化学治疗制剂）、驱寄生虫剂和激素类以及其他生长促进剂等。这些物质有可能在动物源性食品中产生残留。

一般来说，兽药残留对人类健康的危害作用，并不表现为急性毒性作用。大部分的兽药残留以长期、低水平的接触方式产生各种慢性、蓄积毒性，如"三致（致癌、致畸、致突变）"、免疫毒性、发育毒性和生态毒性等，对健康和环境的危害往往具有隐蔽性，易造成实质性和难以逆转的危害。

兽药残留是动物源性食品中最重要和最常见的污染物，它严重影响人体健康。造成动物源性食品兽药残留的主要原因是非法使用违禁药物，滥用抗菌药物和药物添加剂，不遵守休药期的规定，表现在不合理使用药物治疗疾病和作为饲料添加剂等。

兽药残留分为以下七类：抗生素类残留、驱肠虫药类残留、生长促进剂类残留、抗原虫药类残留、灭锥虫药类残留、镇静剂类和β-肾上腺素能受体阻断剂残留。售药残留引起严重后果，主要表现为：①毒性作用［过敏反应和变态反应、"三致"作用（即致癌、致畸、致突变作用）和对胃肠道菌群的影响］；②细菌耐药性增加；③影响临床用药的选择及使用；④造成对环境的污染。

二、动物源性食品中常见的残留兽药

动物源性食物中兽药残留主要包括抗生素类药物残留、磺胺类药物残留、激素类药物残留等。

1. 抗生素类

抗生素是指由细菌、放线菌和真菌等微生物经过培养而得到的产物，或用化学半合成方法制造的相同或类似的物质，在一定浓度下对细菌、真菌、立克次体、支原体、衣原体等特异性微生物有抑制生长或杀灭作用。某些完全由化学合成的药物（如磺胺类和呋喃类）在一定浓度下对不同微生物也具有抑制生长或杀灭作用，称为合成抗菌药物或化学治疗药物。虽然合成抗菌药物本身不是抗生素，但由于具有抗菌作用，被作为与抗生素同等看待，在此统称为抗微生物药。

抗微生物药主要用于防治动物传染性疾病和改进动物生产性能。曾经使用的抗生素包括：①青霉素类，如青霉素、氨苄西林、阿莫西林、苯唑青霉素、邻氯青霉素、双氯青霉素等；②头孢菌素类，如头孢氨苄、头孢噻呋、头孢唑啉钠等；③四环素类，包括天然的四环素、金霉素、土霉素和半合成的甲烯土霉素、强力霉素、二甲胺四环素等；④氨基糖苷类，如链霉素、双氢链霉素、新霉素、庆大霉素、卡那霉素、大观霉素、越霉素等；⑤大环类脂类，如红霉素、螺旋霉素、北里霉素、泰乐菌素等；⑥多肽类，如维吉尼霉素、杆菌肽；⑦氯霉素；⑧磺胺类，如磺胺嘧啶、磺胺甲基嘧啶、磺胺间甲氧嘧啶、磺胺二甲氧嘧啶、磺胺甲噁唑、磺胺喹喔啉等；⑨呋喃类；⑩喹诺酮类，包括氟哌酸、恩诺沙星、环丙沙星、

氧氟沙星、诺美沙星等。

即使抗生素不作为饲料添加剂使用，但在动物疾病的治疗过程中抗生素仍被普遍使用。在许多国家，50％以上的奶牛有亚临床的乳房炎。亚临床症状的乳腺炎可以在泌乳期结束后使用长效抗生素；但在乳腺炎急性症状明显时，即使在泌乳期也得使用抗生素。如果这些使用抗生素的牛所产的牛奶和其他牛奶一起混合销售，就会出现抗生素的残留问题。抗生素残留首先影响乳制品工业本身，如引起以细菌为发酵剂的乳制品产酸能力延缓或完全抑制，特别是在酸奶和奶酪生产中影响较大。根据报道，美国在牛肉及其加工产品中检出的超过最高残留限量的兽药残留有50％是双氢链霉素。这是由于链霉素和双氢链霉素与动物组织（如肾）特定成分结合，需要30日的休药期，而氨基糖苷类抗生素能耐受常用的烹调温度，100℃ 2h 不被破坏。

合成的四环素、土霉素、金霉素等四环素类药物，在畜禽养殖、水产领域多用于预防和治疗动物疾病，它们作为饲料添加剂使用，一方面可预防动物感染性疾病，同时还可促进动物生长。此类药物在动物组织中残留，需要一定的时间才能排出体外，如果没有按规定的休药期停药，就会使残留超过最高限量。人们长期食用使用了四环素类药物的动物食品及其制品后，会引起胃、肠、肝脏的损害，以及牙齿的染色，还会造成过敏反应、二重感染、致畸胎作用等。

治疗动物疾病、作为饲料中药物添加剂和人为滥用呋喃类药物是呋喃类药物残留的主要来源。呋喃类药物具有致畸、致癌和致突变作用，其中最主要的是呋喃唑酮及其代谢物对某些动物具有致癌作用。

氯霉素在我国列为禁药。它会抑制人体造血系统的功能，导致白血病。非法使用氯霉素造成了蜂蜜、水产品及其他产品中氯霉素的残留，已造成严重的国际影响，甚至影响了我国畜禽产品的出口贸易。

喹诺酮类药物为一大类人工合成的广谱抗菌药物，广泛应用于畜禽生产中作为预防和治疗用药物以及人类感染性疾病的预防和治疗，虽然把用于动物和人的喹诺酮类药物做了一定的区分，但实际运用时，往往将专用于人的喹诺酮类药物应用到动物上。由于该类药物的广泛使用，现已产生了严重的耐药性，许多学者对其耐药性产生的机理做了深入细致的研究，这类药物的广泛使用甚至是滥用已在动物源性食品中造成了残留。

农业部于1999年9月发布了修订后的《动物性食品中兽药最高残留限量》，规定了上百种兽药的最高残留限量，其中氯霉素、制霉菌素、潮霉素在所有动物可食组织中残留量为零，其他抗生素最高残留限量如下（$\mu g/kg$ 或 $\mu g/L$）：氨苄西林，肌肉中50、肾脏中50、奶中4；安普霉素（牛），肌肉中1000、肝脏中10000、肾脏中20000；杆菌肽（牛、猪、禽），可食组织中500；土霉素，肌肉中100、肝脏中300、肾脏中600、奶中100、蛋中200；马杜霉素（禽），肌肉中240、肝脏中720。

2. 磺胺类

磺胺类是人工合成的化学药品，曾经广泛应用于人和动物的多种细菌性疾病。磺胺类药物根据其应用情况可分为三类，即用于全身感染的磺胺药（如磺胺嘧啶、磺胺甲基嘧啶、磺胺二甲氧嘧啶），用于肠道感染、内服难吸收的磺胺药物和用于局部的磺胺药（如磺胺醋酰）。此外，一些抗菌增效剂，如三甲氧苄氨嘧啶（TMP），常与磺胺药一起使用。目前医学临床上人的治疗用药已经逐步被环丙沙星等喹诺酮类药物所取代，但在兽医临床和养殖生产中应用得还比较广泛。除了作为注射剂治疗急性细菌感染和弓形体病外，还可直接添加在饮水中用于预防和治疗畜禽的细菌和球虫感染。在动物生产中应用较多的磺胺类药物是磺胺间甲氧嘧啶和磺胺二甲氧嘧啶等，它们常与某些抗生素如金霉素、土霉素等配合使用，作为饲料添加剂。临床上治疗畜禽细菌感染和治疗球虫感染的药物也常用磺胺类药物，因为磺胺类能被迅速地吸收，所以造成磺胺类药物在畜禽产品中的残留。很多研究表明猪肉及其制品中磺胺药物超标现象时有发生，如给猪 N5R 1％推荐剂量的氨苯磺胺，在休药期后也会造成肝脏中药物残留超标。按治疗量给药，磺胺在体内残留时间一般为 5～10 天；肝、肾中的残留量通常大于肌肉和脂肪；进入乳中的浓度为血液浓度的 1/12～1/10。我国农业部在 1999年 9 月发布的《动物性食品中兽药最高残留限量》中规定：磺胺类总计在所有食品动物的肌肉、肝、肾和脂肪中 MRL 为 $100\mu g/kg$，牛、羊乳中 $100\mu g/kg$。由于磺胺类药物大部分是以原形由机体排出，而且它们在环境中不易被生物降解，并可通过垫料造成再污染。已证明，猪接触排泄在垫草中低浓度磺胺类药物后，猪体内便可测出此类药物残留超标。此外，抗菌增效剂和磺胺药一起使用，也会造成残留的改变。所以磺胺类药物对动物产品的安全性有很大的影响。在 20 世纪 80 年代美国的兽药残留以磺胺最为严重，动物组织又以猪肉最多，其次为鸡肉和牛肉。

目前除了几种广泛使用的抗球虫药外，允许在饲料中继续使用的抗生素仅有莫能菌素、盐霉素、黄霉素和郫霉素。磺胺类药物在动物源性食品中残留造成的危害主要是引起过敏反应，表现为皮炎、中毒和导致耐药菌的产生，还引起造血系统障碍，发生急性溶血性贫血、粒细胞缺乏症和再生障碍性贫血等，人长期摄入含磺胺类药物的动物食品可引起肾损害。

3. 激素

人们在食用动物肉时，就开始接触动物体内的激素。大约在 30 年前，人们将具有性激素类似活性的物质用于养殖业，促进畜禽和水生动物的生长，提高饲料转化率。在特定的饲养条件下，动物饲喂期间激素可引起动物蛋白质的沉积，从而提高饲料转化率，增加瘦肉率，促生长幅度可以提高 10％～40％。

促生长激素通常包括：①生长激素，由动物脑垂体分泌的蛋白质激素，主要通过促进蛋白质合成和脂肪分解来促进动物生长；②性激素，由动物性腺分泌的激素，包括雌性激素（如雌二醇、已烯雌酚、已烷雌酚、甲地孕酮、雌烯酮等）和雄性激素（如丙酸睾丸素、氯睾酮）；③甲状腺素、类甲状腺素及抗甲状腺素；④人工合成的蛋白质同化激素，可促进动物脑下垂体生长激素的分泌。

与抗生素一样，随着激素样活性物质在畜禽生产中的使用种类和数量的不断增加，反对使用的呼声也越来越高。动物源性食品中的激素残留可能会危及消费者的健康，其中以性激素和甲状腺素类促生长激素对人类健康危害最大，而目前使用较多的也是这两类激素。儿童食用含有促生长激素和已烯雌酚的食品可导致性早熟；另外，激素通过食物链进入人体会产生一系列其他影响健康的效应，如导致内分泌相关肿瘤、生长发育障碍、出生缺陷和生育缺陷等，给人体健康带来深远影响。由于已烯雌酚被癌症研究中心判定为对人有致癌作用，激素残留问题更加引起人们的注意。因此，美国等于 20 世纪 70 年代就开始禁止使用已烯雌酚作为饲料药物添加剂。有关国际机构对食用动物使用促生长激素和抗生素尚无明确统一规定，不同国家有不同的规定。欧洲国家严格禁用促生长激素，美国则允许在正确掌握使用方法的前提下使用规定的品种。由于天然激素在动物体内可代谢到本底水平，难以区分是不是外来添加的，也没有证据证明使用天然激素的畜禽生产的食品构成对人体的危害。因此，美国仍有两类激素在畜牧业中使用。一类是生长激素，如牛生长激素（BST）和猪生长激素（PST）；另一类是天然激素，包括雌二醇、孕酮等。在美国允许使用的 10 多种激素药物中，只有碘化酪氨酸可以饲料添加方式使用，其余均通过注射或皮下埋植方式使用。

另外，尚有一类人工合成的、具有同化作用的增强剂。如玉米赤霉醇（zeranol）等间羟基苯酸丙酯和克伦特罗（clenbuterol）等 β 受体激动剂，它们可以使动物组织发生重新分布，特别是精瘦肉增加和脂肪减少，提高肉的品质去迎合消费者的喜好。然而，这些物质作为药物有明确的适应证，如果在动物性食品中残留就有可能对机体造成损害。西班牙首先报道了因使用克伦特罗饲养动物而导致食用牛肝发生中毒的案例，涉及 43 个家庭的成员；其后在法国也发现类似食物中毒。我国 1998 年在香港首先发现因食用猪内脏引起的中毒事件，此后其他省市也接连不断地发生中毒事件，最严重的是在 2001 年底广东河源发生的中毒事件，中毒者竟达 800 多人。克伦特罗化学性质稳定，须加热到 172℃时才开始分解，在油温 260℃时破坏一半需要 5min，普通的烹调加热方法不能将其破坏。克伦特罗在胃肠道吸收快，人或动物服后 15～20min 即起作用，2～3h 血浆浓度达峰值，作用维持时间比较持久。克伦特罗主要作用于心脏，可引起心率加速，特别是原来有心律失常的病人更易发生心脏反应，可见心室早搏、ST 段与 T 波幅压低；激动骨骼肌 β_2 受体，从而引起四肢、面颈部骨骼肌震颤；还可引起代谢紊乱，血中乳酸、丙酮酸升高，并可出现酮体。糖尿病人可引起酮中毒或酸中毒。此外，还能引起血钾降低，引起低钾血症，可导致心律失常。这对高血压、心脏病、甲状腺亢进、青光眼、前列腺肥大等疾患危害更大，可能会加重病情，导致意外。

除了激素外，某些运动抑制剂和咔唑心安等肾上腺素阻断剂，也曾被用作减少家畜、家禽的运动量，达到减低机体能量物质消耗，增加能量积累的目的。如在长途运输或应激条件下使用利舍平这类制剂可以避免家畜体力过分消耗，防止骚动和外伤，减低运输和应激损失。此外，使用此类制剂可以使产蛋鸡和肉鸡安全度过高温季节，减低其能耗，从而达到催肥和增加产蛋率的作用。

4. 其他兽药

在高密度集约化饲养中，畜禽的寄生虫对养殖业的危害较大，会造成严重的经济损失。抗寄生虫剂是指能够杀灭和驱除体内、体外寄生虫的药物，包括如抗球虫药和驱虫药物。能够侵犯动物的寄生虫中数量最多的是体内寄生虫（endoparasite），球虫病是养禽业中造成损失最大的疾病。目前，公认的防治球虫病的最有效的方法是对幼年动物在感染初期用抗球虫药进行防治。有些抗生素有较强的抗球虫活性，其中药效最高的是聚醚类抗生素（包括莫能菌素、盐霉素、拉沙洛西钠、马杜霉素、甲基盐霉素等）。人工合成的抗球虫剂有氨丙啉、二甲硫胺、氯羟吡啶、尼卡巴嗪、二硝托胺、氯苯胍、常山酮、苄氧喹甲酯、磺胺喹恶啉、磺胺氯吡嗪、乙氧酰胺苯甲酯等几十种。在养殖业中，驱虫剂的最主要用途是驱除蠕虫，特别是蛔虫、吸虫和绦虫等。驱虫剂的种类很多，最常用的包括越霉素 A 和潮霉素 B 两种抗生素，更多的是人工合成的化学品。常用的药物包括：①苯丙咪唑类，如噻苯咪唑、丙硫苯咪唑、康苯咪唑、苯硫咪唑、氟苯咪唑、甲苯咪唑、氧苯咪唑、丁苯咪唑、磺唑氨酯、苯硫脲酯等；②噻吩嗪、哌嗪、咪唑并噻唑，如苯硫氨酯、左旋咪唑、噻吩嘧啶、加赛嘧啶等。这些化合物的毒性较大，只能作为发病时的治疗药短期使用，不能长时间添加在饲料中作为药物添加剂使用。有人将呋喃类和磺胺类作为饲料药物添加剂使用，这是不妥当的，这些药物都有一定的副作用。可以按兽医处方以混入饲料方式给药，但应有一定的疗程。这些药物如果合理使用，在畜禽屠宰前有规定的休药期，则屠宰后肉和内脏中的残留量就可以忽略不计。但如果长期使用，这些药物就会在肉和内脏中残留，就有可能影响消费者的身体健康。

曾经在兽医临床上常用的广谱抗蠕虫药，苯并咪唑类和硝基呋喃类（包括呋喃唑酮）驱寄生虫药，可持续地残留于肝内并对动物具有潜在的致畸性和致突变性。如 1973～1974 年发现丁苯咪唑对绵羊有致畸作用，多数为胎儿骨骼畸形。1975～1982 年先后发现苯并咪唑、丙硫咪唑和苯硫苯氨酯有致畸作用，同时通过 Ames 试验表明洛硝哒唑有很高的致突变性，因此，其残留对人将具有潜在的毒性。

我国还使用某些有机磷农药（如敌百虫、敌敌畏、哈罗松、驱虫磷等）、氨基甲酸酯类及拟除虫菊酯类作为驱寄生虫剂，包括经口直接用药，也可以用于动物饲养中厩舍杀虫。但这也可能同时造成动物性食品的有机磷残留和其他农药残留问题。

三、兽药残留对动物源性食品安全性的影响

1. 兽药残留对人体健康的影响

（1）毒性作用　人长期摄入含兽药残留的动物源性食品后，药物不断在体内蓄积，当浓度达到一定量后，就会对人体产生严重毒性作用，如磺胺类药物可引起肾损害，特别是乙酰磺胺在酸性尿中溶解度降低，析出结晶后可损害肾脏。虽然大多数药物残留不会产生急性毒性作用，但由于某些药物毒性大或药性作用强，比如盐酸克伦特罗（俗称"瘦肉精"）、喹乙醇等禁用药物，特别是盐酸克伦特罗，它能提高畜禽胴体品质，提高瘦肉率，往往产生急性毒性，对人体健康危害严重。最典型的莫过于国内外都曾报道过食入含盐酸克伦特罗的猪内脏发生的中毒。许多兽药或药物添加剂都有一定的毒性，人长期摄入兽药残留超标的动物源性食品后，药物不断在人体内蓄积，当积累到一定程度后，就会对人体产生毒性作用，如磺胺类药物可引起肾损害，特别是乙酰化磺胺，在尿中溶解度低，析出结晶后对肾脏损害更大。

（2）过敏反应　经常食用一些含低剂量抗菌药物的食品还能使易感个体出现过敏反应，这些药物主要有青霉素、四环素、磺胺类药物及某些氨基糖苷类抗生素等，它们具有抗原性，能刺激机体内抗生素抗体的形成，造成过敏反应，严重者可引起休克、喉头水肿、呼吸困难等严重症状。呋喃类药物主要引起胃肠反应和过敏反应，表现在以周围神经炎、药热、嗜酸性红细胞增多为特征的过敏反应。磺胺类药物的过敏反应表现为皮炎、白细胞减少、溶血性贫血和药热。青霉素药物引起的变态反应，轻者表现为接触性皮炎和皮肤反应，严重者表现为致死性过敏休克。

（3）三致作用　三致作用即致癌、致畸、致突变作用。当人们长期食用有三致作用药物残留的动物源性食品时，药物在人体内不断蓄积，最终可引起基因突变或染色体畸变而造成对人体的潜在危害，最典型的是雌激素、硝基呋喃类、砷制剂等违禁药物，都已被证明具有致癌作用。还有苯丙咪唑类抗蠕虫药，能抑制细胞活性，具有潜在的致突变性和致畸性。

（4）对胃肠道菌群的影响　在正常条件下，人体肠道内的菌群与人体能相互适应，各种正常细菌相互之间达成一定的比例，维持一种菌群的平衡状态，某些菌群能合成 B 族维生素和维生素 K，以供机体使用。超量用药会使这些平衡发生紊乱，造成一些非致病菌死亡，使菌群的平衡失调，从而导致长期的腹泻或引起维生素缺乏等反应，危害人体的健康。

（5）细菌耐药性增加　动物经常反复接触某一种抗菌药物后，其体内的敏感菌株将受到选择性的抑制，细菌产生耐药性，耐药菌株大量繁殖，人体经常食用含药物残留的食品，动物体内的耐药菌株可传播给人体，当人体发生疾病时，就给临床上感染性疾病的治疗带来一定的困难，延误正常的治疗。已经发现长期食用低剂量的抗生素能导致金黄色葡萄球菌耐药菌株的出现，也能引起大肠杆菌耐药菌株的产生。

（6）激素的副作用　长期食用含低剂量激素动物源性食品，可影响人体正常激素水平和功能，使儿童肥胖、早熟、异常发育等。

2. 对临床用药的影响

（1）给临床诊疗带来困难　如果长期食用某种抗生素含量超标的动物源性食品，可使机体体液免疫和细胞免疫功能下降，以致引发各种病变及疑难杂症，给临床诊治带来困难。

（2）使抗菌药物失效　动物发生感染性病症时，由于耐药性的产生，使试用几种抗菌药物均无效，增加了饲养成本，还使养殖利润下降。人类长期食用含抗生素的动物食品，体内微生物也会产生耐药性，给人类疾病的预防和治疗带来困难。

（3）给新药开发带来压力　由于滥用药物，细菌产生耐药性的速度不断加快，耐药能力不断加强，这使得抗菌药物的使用寿命也逐渐变短，要求不断开发新的品种以克服细菌的耐药性。然而要开发一种新药并非易事，所以给新药的开发带来严重的压力。

四、动物性食品中药物残留的原因和途径

1. 不按规定使用兽药和饲料药物添加剂

（1）不遵守休药期的规定　休药期是指允许屠宰畜禽及其产品允许上市前或允许食用时的停药时间。由于养殖户饲喂兽药和兽药添加剂没有遵守休药期，致使畜禽产品中含有超量药物残留。不遵守停药期的规定就出售的禽、畜、水产品类及乳、蛋品等可直接危害人类的健康。

（2）非法使用违禁药物　非法使用违禁药物是指为使畜禽增重、增加瘦肉率而使用 β 兴奋剂，如"瘦肉精"，为促进畜禽生长而使用性激素类饲料添加剂，为减少畜禽的活动达到增重的目的而使用安眠镇静类药物等。有的饲料生产企业受经济利益驱动，人为向饲料中添加畜禽违禁药物，如绒毛膜促性腺激素、雌二醇等各种激素类添加剂和抗生素类、人工合成的化学药品等；有的饲料厂或饲养场（户）为牟取暴利，非法使用违禁药品如催眠镇静类、肾上腺素类等药品。

（3）兽药使用不合理　使用兽药时，在用药剂量、用药部位、给药途径和用药动物的种类等方面不符合用药规定，滥用药物及兽药添加剂，从而造成兽药残留。有的养殖户超量用药，主要是饲料中药物添加剂超量使用，原因是我国饲料及浓缩料等大多加有药物添加剂，常用药物的耐药性日趋严重而导致添加量越来越高，甚至比规定高 2～3 倍。还有的重复添加促生长药，如有的用户在鸡饲料中添加了喹乙醇，又加进了含喹乙醇的预混料，这就使喹乙醇的用量大大超过规定的标准。

（4）对兽药残留危害认识不足　许多养殖户对兽药残留的危害认识不足，缺乏兽药残留观念，畜禽养殖过程不规范、不科学，如盐酸克伦特罗（β 兴奋剂）国家明文规定不允许作添加剂使用，但是，有的养殖户将其添加到猪饲料中，以促猪生长、提高瘦肉率。

2. 食品保鲜加工中使用药物

为食品保鲜有时加入某些抗生素等药物来抑制微生物的生长繁殖，如在牛乳中添加抗生素，以防止鲜乳卖出之前发生变质，也会不同程度地造成食品的药物残留。食品加工企业对原材料的药物残留监测有所忽略，在加工过程中非法过量使用碱粉、芒硝、漂白粉或食品添加剂等，也可造成动物源性食品中的药物残留。

3. 环境污染导致药物残留

厩舍粪池中含有兽药，如抗生素等药物的废水和排放的污水以及动物的排泄物等，其中含有的兽药都将引起环境污染。工业"三废"、农药和有害的城市生活垃圾等，这些有害物质也会经食物链进入动物和人体，造成污染和危害。大多数饲料原料来自于种植业，某些残存于植物体或果实中的农药经动物食后停留于动物体内，造成动物源性食品的污染。由于江河湖海被工业废水、农药污染，使畜禽产品特别是水产品的药物残留程度日趋严重。

4. 对兽药残留的监督管理不严，检测标准不健全

药检部门对生产销售和使用违禁药品管理不严，缺乏兽药残留检验机构和必要的检测设备，兽药残留标准不够完善，会导致兽药残留的发生。我国兽医卫生和有关行政部门通常只对畜禽产品是否有传染病、寄生虫病、外观卫生和是否注水等较为关注，而对药物残留问题还缺乏足够的认识。

五、食品中兽药残留的控制

1. 加强兽药及饲料行业管理

大力整治兽药及饲料市场，加强对流通环节违禁药物的监管，加大对违法生产、经营和使用违禁药物行为的打击力度和处罚力度。将《兽药管理条例》和《食用动物禁用的兽药及其化合物清单》等法规和有关文件及时发放和宣传，形成一个行业自律和社会监督的氛围，同时建立经营单位管理制度，规范进货渠道和仓储管理，加大宣传力度，有效地提高经营户的业务知识、法律意识和品牌观念，不断提高市场形象，规范市场管理。

（1）严厉查处违禁药物用作饲料添加剂　①明确发布禁止用作添加剂的药物名单，如β兴奋剂、镇静剂、激素；②对禁用的药物产品的源头即生产厂家进行有效的查封；③对有关此类产品的广告、价格信息、市场信息和应用研究报告等应严禁登载于媒体，违者严厉查处；④对养殖场、饲料厂、添加剂厂进行关于食品和饲料安全的培训、宣传和教育；⑤严厉查处在饲料和饲料添加剂产品中或者养殖过程中应用违禁药物的情况；⑥按《兽药管理条例》追究违法人员的刑事责任。

（2）提倡谨慎使用抗生素，减少抗生素使用的随意性　在幼龄畜禽、环境恶劣、发病率高时方可考虑使用抗生素。应努力改善饲养管理、改善卫生状况，应用安全绿色的添加剂，以最大限度地减少抗生素用量。要严格执行休药期，人畜用药分开，确保抗生素的使用是明智、安全和负责的。

（3）饲料生产过程中药物添加剂污染的控制

① 药物添加剂剂型选择　微粒状药物添加剂与粉状药物添加剂相比，具有有效成分分布均匀、静电低、流动性好、颗粒整齐、粉尘少等优点，可以降低加工时对饲料的交叉污染，减少药量，因此，提倡使用微粒药物添加剂。

② 药物添加的管理　采用专人负责制，书面记录要完整详细，高浓度药物添加剂要稀释预混，经常校正计量设备，称量准确。

③ 加工和设备清洗　加药饲料的生产按同种药物含量由多到少排序加工，然后，用粉碎好的谷物原料冲洗一遍，再加工休药期的饲料，并定期清理粉碎、混合、输送、储藏设备和系统。

④ 标签　饲料标签要求标明药物的名称、含量、使用要求、休药期等。

2. 完善兽药残留检测

农业部1999年关于《动物源性食品中兽药残留限量的通知》对109种兽药及其化合物在可食性组织中的最高残留限量做了规定。然而随着兽药业的发展，不断出现新兽药，给畜牧业带来的不仅是繁荣，还有残留问题。因此需要不断地制定和修订动物源性食品的兽药最高残留限量，并建立残留检测方法。同时要不断探索研究出动物源性食品中更多的病原体、农药、兽药和化学污染等有害物质的快速、高效检测技术和方法，确定有害物质最大残留限量，提高动物源性食品检测机构的实验条件和人员水平以及标准物质的质量和参照标准水平。

兽药的安全性、使用范围和分析方法是建立最高残留限量的基础，其中安全性是决定性的。最高残留限量的建立步骤包括：确定残留组分、测定无作用剂量、危害性评估（安全系数）、确定ADI和接触情况调查（食物系数）。如果组织中含有多个残留组分，如原型药物和代谢产物，则制定最高残留限量时需考虑监控总残留。需要制定最高残留限量的动物组织主要是各种食用组织，包括肌肉、脂肪、牛奶、禽蛋、肝、肾和皮肤。

（1）总残留、标示残留与靶组织　如果用药后体内存在多个残留组分，则需要监控其总残留物。总残留物应包括可被提取的原型药物及任何具有毒理学意义的代谢产物。对总残留物中比例较高的代谢产物（如 5%～10% 以上），通常需要专门研究其药理和毒理学性质，可能发现具有新的药效或毒性的物质。

根据药物的安全性，结合残留可以并入总残留进行监控，或不列为残留监控对象。在残留分析中，测定总残留物往往十分困难，甚至不可能实现。解决这一问题常用的方法是选择残留的参照物。由于总残留物中各组分比例相对稳定，故可以在总残留物中选择一种或两种组分作为参照物，称为标示残留物。测定出标示残留的含量后可以折算成总残留含量，但更常见的是直接用标示残留物表示样品残留量和最高残留限量。

标示残留物应具有的特征是：消除慢、含量高、稳定、测定方便。如给牛注射伊维菌素（80%H2B1a，20%H2B1b）后，其肝组织中至少含有包括原型药物在内的 8 种残留组分，停药 7～14 天后肝组织中 H2B1a 的含量最高，占总残留物的 31%～56%，所以伊维菌素残留分析中通常选择 H2B1a 为标示残留物。规定肝组织中伊维菌素总残留的最高残留限量或安全浓度为 50ng/g，则 H2B1a 的最高残留限量为 15ng/g。

残留分析的样品可能是任何食用组织。通常定义残留消除最慢、含量高的组织为残留监控的靶组织。多数药物的靶组织是肝脏、肾脏或脂肪。靶组织在残留监控中具有实际意义。

（2）无作用剂量　无作用剂量即未观察到不良作用的剂量，指在一定染毒时期内对机体未产生可觉察的有害作用的最高剂量，单位 mg/(kg·天)（以体重计）。无作用剂量通过实验动物获得，其依据是生物同源性和毒物毒性的剂量依赖性。

测定无作用剂量的动物毒理学试验主要包括 90 天亚慢性试验、慢性试验（含致癌试验，一般为 2 年）、繁育试验（生殖毒性、致畸作用、发育毒性等）。至少使用两种动物（雌性和雄性）进行试验。由各种动物或试验类型得到的无作用剂量通常存在较大的差异。当使用动物的试验结果推测人体的无作用剂量或日许量时应采用最敏感动物最低的无作用剂量。目前制定日许量通常采用慢性毒性试验结果。

（3）安全系数　不同种属的动物（包括人类）对外来物质的敏感性存在差异，另外，还存在试验误差等因素，所以当使用实验动物试验结果（如无作用剂量）推测人的日许量时需除以适当的数值，称为安全系数。为保证安全，一般毒性的安全系数至少为 100（种间敏感性差异 10 倍×个体间敏感性差异 10 倍），最大为 1000，取决于药物的毒性和毒理学试验类型。对于能导致严重后果的毒性，如致畸、致敏、发育毒性等安全系数至少为 1000。非致癌物安全系数如下：慢性试验为 100；90 天亚慢性试验为 1000；繁育试验，仅出现母体毒性时为 100，出现其他毒性时为 1000。

对于致癌物，要求出现危险的概率为零。一种观点认为致癌物不存在无作用剂量或阈剂量。美国食品和药物管理局（FDA）规定，如果致癌物的致癌机理不明确，则安全系数为 106。依此规定，这类药物即使不被废弃使用，也会受到严格限制。

激素类物质通常具有潜在的致癌效应。但性激素类物质一般认为不具有遗传毒性，低剂量时也不存在致癌危险性，评估其安全系数时一般不做致癌物处理。

（4）日许量　日许量是人体每日允许摄入量（acceptable daily intake，ADI）的简称，指人终生每日摄入某种药物或化学物质残留而不引起可觉察危害的最高量，单位是 mg/(kg·天)（以体重计），计算公式为：

$$ADI=NOAEL(实验动物)/安全系数$$

制定 ADI 时还需要考虑到特殊人群，如婴幼儿、老年人等。他们的代谢和排泄机能与一般成人存在明显差异。

（5）食物消费系数与最高残留限量计算　食物消费系数（food consumption factor）指平均每人每日摄入的某种食物的量，单位 kg/天。美国 FDA 在制定最高残留限量时采用的食物消费系数（平均体重 60kg/天）为：肌肉 0.3，肝 0.1，肾 0.05，脂肪 0.05，牛奶 1.5。

最后，采用下式计算最高残留限量（MRL）：

$$MRL = ADI \times 平均体重/食物消费系数$$

3. 建立动物安全生产基地

① 以"绿色证书"培训为重要措施加强对农牧民的技术培训，建立无公害生产基地，基地农民要掌握好无公害动物源性产品生产技术标准和要求，并熟练按标准化组织生产。

② 将无规定动物疫病区建设和无公害动物源性产品安全建设相结合，切实做好动物疫病防治工作，全面推行免疫标识制度，加强产地检疫。

③ 大力发展品牌畜牧业是全社会的迫切要求，是杜绝违禁药物，保证动物源性食品安全的最有效手段。运用各种现代化技术大力发展优质高价的绿色食品，让人们的消费信心建立在本国产品上。

④ 以兽药质量监控为重点，提高养殖户的用药水平。遵守国家禁令和休药期的规定，避免兽药残留对人类健康的危害。增加抽检频率，扩大监测覆盖面，加大对违法行为的处罚力度。为控制动物食品药物残留，必须严格遵守休药期，控制用药剂量，选用残留低毒性小的药物，并注意用药方法与用药目的一致。在农业部 2001 年颁发的《饲料药物添加剂使用规范》中规定有各种饲料添加剂的种类和休药期。

⑤ 通过净化产地环境，推行标准化生产，促进生产基地以场或乡镇为单位，全面通过无害动物源性产品产地认证，产品认证。全面推行良好农业规范（GAP）、危害分析与关键控制点（HACCP）体系认证。

4. 加强兽药残留的控制管理体系的建立

（1）加强宣传培训力度　要加大对兽药残留危害和动物源性产品安全方面的法规、政策、标准、技术的宣传和培训力度，提高全社会的质量安全意识，形成全社会关心、支持兽药残留监控的氛围。把动物源性产品安全标准化生产技术的推广与节本增效、增加农牧民收入结合起来，促进其合理、规范用药。

（2）加强对兽药残留监控工作的领导　兽药残留特别是有害有毒药物的残留直接威胁社会稳定，各级政府有关部门要充分认识兽药残留监控工作的重要性，将其作为调整农业产业结构、增加农牧民收入和食品安全的一项重要工作来抓。进一步转变政府职能，在机构建设与基础检测设备上要加大投入，促进畜牧业和其他产业的发展。

（3）建立兽药安全检测信息网　尽快建立兽药信息网站，指导兽药的正确使用和调整养殖业的发展方向，对所获得的数据和资料进行调整分析，为各级政府的决策提供依据。同时向全社会及时提供兽药产品质量状况和动物源性食品中兽药残留监控结果，使消费者获得无兽药残留的动物性食品，使各养殖企业和农牧民养殖户在安全用药、减少药物残留方面接受更广泛的社会监督，形成良好的市场秩序。

（4）加强科技开发和推广力度　进一步加大兽药残留和动物源性产品安全监控的科技投入，深入研究和大力开发无残留和低残留兽药和饲料添加剂，推广无残留或低残留生产技术。

5. 加强农产品安全立法与控制

我国农业部陆续颁布了《兽药管理条例》（1987）、《新兽药及兽药新制剂管理办法》（1989）、《新兽药一般毒性试验技术要求》和《新兽药特殊毒性试验技术要求》（1991）、《实验临床试验技术规范》（试行）（1992）、《允许作饲料药物添加剂的兽药品种及其使用规定》（1997）、《动物性食品中兽药最高残留限量》（1997）、《兽药管理实施细则》（1998）、《关于进口饲料添加剂登记的暂行规定》（1998）、《饲料和饲料添加剂管理条例》（1999）、《饲料添加剂和添加剂预混合饲料产品批准文号管理办法》（1999）、《饲料添加剂和添加剂混合饲料生产许可证管理办法》（1999）。

我国相关法规还不够完整，有的与国际有一定的差距。法规的宣传与贯彻远比制定法规困难，需要相应的机构、人员、设备和经费。要建立检测的实验室和残留监测制度。农业部门、卫生部门与工商管理部门的协调与相互配合还有待解决。目前有些生产企业规模小而分散，给管理带来很大困难。首先要对养殖场、牛乳场的工人、管理人员进行用药、法规以及标准的培训。这是一项长期的工作。

产品安全法规是经济法体系的重要组成部分。现代世界各国都非常重视产品安全立法，并形成了各具特色的法规体系。近年来，中国农产品质量安全立法是农产品质量安全工作的热门话题，也是"无公害食品行动计划"实施和农产品质量安全监管工作的重点与难点。加强农产品安全立法与控制对保障动物源性农产品安全势在必行。

6. 严格规定休药期和制定动物源性食品药物的最高残留限量（MRL）

为保证给予动物内服或注射药物后药物在动物组织中残留浓度能降至安全范围，必须严格规定药物休药期，并制定 MRL。

7. 加强药物的合理使用规范

合理配制用药、使用兽用专用药，能用一种药的情况不用多种药，特殊情况下一般也不超过三种。对各种兽药制定具体而可行的使用规范。

第三节　人畜共患病对动物源性食品安全性的影响

一、概述

人畜共患病是指既可感染人又可感染动物的疾病，主要包括病毒性和细菌性的传染病以及寄生虫病等。人畜共患病无论从经济意义还是从公共卫生意义来讲都非常重要。人畜共患病对动物源性食品安全性的影响主要表现在：一方面，患人畜共患病病死动物胴体被病原污染，直接影响到动物源性食品的质量，污染动物源性食品，另一方面也是最重要的方面，人食用污染了人畜共患病病原的动物源性食品后导致人的发病。常见的人畜共患病毒性传染病主要有十几种，其中疯牛病（传染性海绵状脑病）、禽流感（家禽流行性感冒）、口蹄疫和狂犬病是最主要的。口蹄疫和流行性感冒中的高致病性禽流感是世界动物卫生组织（OIE）动物疾病分类中的 A 类传染病。细菌性的人畜共患病有二三十种，其中在经济意义和公共卫生学意义上非常重要的是大肠杆菌、沙门菌、巴氏杆菌、布鲁菌病、结核病和炭疽。细菌性人畜共患病可使人类发生感染或食物源性中毒，因此具有重要的公共卫生学意义。

人畜共患病的发生原因主要有：第一，由于家畜家禽的饲养，特别是近现代工业化、规模化的养殖方式所致。人与畜禽的密切接触造成致病物由动物向人传播，如流感是与猪有密切关系的病毒所致，而这类疫病在人类流行开后，猪仍然作为宿主或传染源存在。第二，由于人类居住或生活领域的扩大，使野生动物与人类的地理距离缩小到能互相传播疾病。尤其在捕食野生动物，或利用其毛皮加工贸易等活动中最为明显，疾病由接触者或动物源性加工品传染到人。第三，人口数量的剧增又为传染病的流行提供了条件。要使人到人的疾病反复传播，就需要一定数量的人口规模。有研究表明，麻疹病毒是犬瘟病毒的变异，其流行需要60 万以上的人口规模来维持。第四，生产全球化和交通的快速畅通，导致各种人畜共患病加快了流行频率并迅速扩大传染范围，其结果是许多地方性疾病变成全球瘟疫。近几年来，随着国际上动物流量和贸易量的增加，人畜共患传染病有了新的发展变化，出现了许多新发烈性传染病。同时，原先基本控制的传染病由于野外病毒株变异加快，毒力增强，呈现新的严重病症。

二、重大人畜共患病对动物源性食品安全性的影响

1959 年 WHO 对人畜共患病下的定义为："在脊椎动物与人之间自然传播的疾病和感染"。目前世界上已被证实的人畜共患病达 250 余种，如炭疽、布氏杆菌病、囊尾蚴病和狂犬病等。近年来一些重大的人畜共患病如疯牛病、禽流感和口蹄疫等给畜牧业生产、食品安全和人类健康带来了巨大的危害。这些人畜共患病的传播与流行，与人类的生活方式、饮食卫生以及环境因素等直接相关，所以不同民族、不同经济发展水平的国家和地区所主要存在的人畜共患病也不相同。下面介绍几种重大的人畜共患病及其对动物源性食品安全性的影响，以及其防控措施。

1. 疯牛病

疯牛病是由朊病毒引起的牛的一种传染性脑病，又称为牛海绵状脑病。人和各种动物（牛、羊为主）均易感。该病潜伏期长、病情逐渐加重，以行为反常、运动失调、轻瘫、体重减轻、脑灰质海绵状水肿和神经元空泡形成为特征。本病首次发现于苏格兰（1986），以后爱尔兰、美国、加拿大、瑞士、葡萄牙、法国和德国等也有发生，英国流行最为严重。目前公认是牛食用了污染绵羊痒病或海绵状脑病的肉骨粉等高蛋白补充饲料而发病的。人食用了病牛的肉及奶产品而被感染发病，称为人的海绵状脑病或新型克-雅病。人和动物发病后最终转归为死亡。20 世纪 80 年代以来，疯牛病成为震惊世界的严重的公共卫生问题。

不管是牛的疯牛病、绵羊的痒病，还是人的新型克-雅病，它们的病原均为朊病毒，被朊病毒感染的人和动物表现为具有共同特征的亚急性、渐进性和致死性中枢神经系统变性疾病，包括牛海绵状脑病、羊痒病、貂传染性脑病和人的克-雅病、格-斯综合征和库鲁病等。其共同特征是潜伏期长（几个月至几十年）；机体感染后不发热、不产生炎症、无特异性免疫应答；不诱生干扰素，也不受干扰素影响；不破坏 T 淋巴细胞、B 淋巴细胞免疫机能；不受免疫调节剂影响；不影响其他病毒，也不受其他病毒影响。表现为渐进性共济失调、震颤、姿势不稳、知觉过敏、痴呆和行为反常等神经临诊症状，病程发展缓慢，但全部以死亡告终；组织病理学变化局限于中枢神经系统，以神经元空泡化、脑灰质海绵状病理变化等为特征。目前已知的临床病型约 10 种。

由于疯牛病病原朊病毒的多宿主感染性以及感染该病原后长的潜伏期，该病的发生和传播极具隐蔽性，这就导致了严重的动物源性食品安全性隐患。如何消灭和控制该病既是从事人畜共患病预防和控制工作者的艰巨任务，也是从事食品安全控制工作者的艰巨任务。

自 1986 年英国"疯牛病"事件发生以后，欧洲大部分国家已经禁止同源产品在动物饲料中使用。我国在 2001 年颁布了法令，禁止在牛饲料中使用同源性动物饲料产品。国内虽然没有发现"疯牛病"的疫情，但因使用同源性动物饲料而潜在的安全问题也不容忽视。2006 年我国暴发的猪的高热病给我国的养猪业带来了巨大的打击，而在调查病因时发现发病猪场大多都使用过同源性动物饲料，无论这是巧合还是必然都值得人们对同源性动物饲料产品的使用进行深入的思考。要防范疯牛病，最好禁止同源动物产品如动物下脚料、肉骨粉等又作为饲料原料。

防止疯牛病的发生，第一，要加强动植物检疫管理。自 1990 年以来，我国农业部先后制定了有关防止国外疯牛病和痒病传入、禁止使用反刍动物源性饲料饲喂反刍动物、进口饲用油脂和动物性饲料的经营和使用管理等方面的规定，禁止从有疯牛病和痒病的国家进口牛羊、牛羊肉及其肉骨粉等相关产品，禁止用反刍动物源性饲料饲喂反刍动物。

第二，严格控制对疯牛病的研究工作。疯牛病是一种具有高度风险性的疾病，为了把疯牛病在我国发生的风险降低到最小程度，我国对疯牛病的研究工作采取了严格的管理措施，未经农业部批准，国内任何单位和个人不得从事疯牛病方面的研究（主要指病原研究、用病原或病料做动物实验，以及引进相关的生物性研究材料等）。

第三，加强防治工作。我国已向各地畜牧兽医主管部门和有关单位发出了《关于加强疯牛病防治工作的通知》，要求各地加大对疯牛病的监测力度，重点加强对所有进口牛及其后代、进口胚胎所生牛进行追踪监测，建立完整的资料档案；坚决执行禁止使用同种动物源性蛋白饲料饲喂同种动物的规定，特别是禁止使用反刍动物源性蛋白饲料饲喂反刍动物的规定，即使是国产动物源性蛋白饲料，也要严格照此执行。

第四，做好宣传教育和培训工作。要普及疯牛病防治知识，包括疯牛病的发生历史、病原因子、流行病学、感染途径、临床症状及其对畜牧业生产、人体健康和社会经济的危害性等，让各级畜牧兽医管理人员、动物防疫监督人员、基层畜牧兽医技术人员以及饲养员认识疯牛病、了解疯牛病。一旦发现异常情况，及时向当地畜牧兽医部门报告，对疑似病例立即采样送农业部动物检疫所国家外来动物疫病诊断中心进行检测。如有确诊病例，应采取严格的控制措施。

2. 禽流感

禽流感是禽流感病毒感染家禽后引起的各种综合征，从无临诊症状感染到呼吸道疾病和产蛋量下降，再到死亡率接近100%的严重全身性疾病不等。最后一种病型称为高致病性禽流感，其他各型统称为中、低致病性禽流感。高致病禽流感是OIE规定的A类传染病。迄今为止，高致病性禽流感都是H5和H7血清亚型，而所有其他亚型毒株对禽类均为低致病性。虽然H5和H7血清亚型中的病毒只有一小部分是高致病性的，但中、低致病性禽流感病毒在合适的条件下是很容易变为高致病性病毒的。自1990年以来，H9亚型受到特别的重视，在一些亚洲国家的鸡群中成为占优势的血清亚型。

本病的传播途径为气源性呼吸道传播和排泄物或分泌物污染经口传播，发病或带毒水禽造成水源和环境污染对本病扩散具有特别重要的意义。鸭、鹅等和野生水禽在本病的传播中起重要作用，候鸟也可能起一定的作用。母鸡感染可造成蛋壳表面和蛋内容物带毒。不过禽流感病毒（AIV）是致死鸡胚的，内部污染病毒的种蛋不可能孵出雏鸡，但蛋壳外污染容易通过孵化散布病毒。

人接触禽流感病毒感染病禽和污染禽流感病毒的动物源性食品后发病，致使禽流感病毒带来了严重的公共卫生安全隐患。每一次禽流感的流行都有人感染发病或死亡的报道。高致病性禽流感病毒（HPAI）H5N1亚型已多次冲破宿主屏障感染人类。自2003年以来，全球共有14个国家发现报告了357例人感染高致病性禽流感病例，其中死亡222例，病例主要集中在东南亚地区。历史上流感大流行曾给人们带来巨大灾难，发生在1918年的全球流感大流行，先后造成近5000万人死亡。自2003年以来，我国内地已经发现人感染高致病性禽流感病例34例，其中死亡21例。

对于禽流感，尤其是HPAI，首先应依靠严格的生物安全措施预防，比如不慎引入病毒时应阻止扩散，果断采取隔离封锁、扑杀销毁和环境消毒等措施。如果疫情扩大到较大的范围，而且持续相当长的时间变为地方流行性时，很难用隔离封锁和扑杀销毁的措施来消灭疫点，使用灭活疫苗是可供选择的控制方法。H5亚型和H9亚型的禽流感灭活疫苗对同亚型AIV引起的疾病均有很好的保护作用。对于HPAI，因是OIE规定的A类传染病，除广泛使用疫苗以控制疫情和减少经济损失外，应制定地区性和全国性控制和根除的中长期规划，以最终消灭它。

3. 口蹄疫

口蹄疫是由口蹄疫病毒引起的人畜共患的一种急性、热性、高度接触性传染病，其临诊特征是在口腔黏膜、四肢下端及乳房等处皮肤形成水疱和烂斑。该病传播迅速，流行面广，成年动物多取良性经过，幼龄动物多因心肌受损而死亡率较高。本病虽多呈良性经过，但感染谱广，流行快，往往造成大流行，不易控制和消灭，可降低生产性能并且感染人，人感染发病后称为"口疮"、"蹄癀"。

本病广泛流行于世界各地。本病使动物及其产品流通和国际贸易受到限制，造成了巨大的经济损失，故被各国政府及国际组织所重视，列为全球各国共同商定扑灭的头号法定传染病。OIE 将本病列为 A 类动物疫病名单之首。

动物发生口蹄疫后，一般不允许治疗，而应采取扑杀措施。但在特殊情况下，如某些珍贵动物等，可在严格隔离的条件下予以治疗。在疫区最好用与当地流行的相同血清型、亚型的减毒活苗或灭活疫苗进行免疫接种。许多国家采用牛、猪口蹄疫灭活苗来预防口蹄疫，免疫效果较好。对疫区和受威胁区内的动物进行免疫接种，在受威胁区周围建立免疫带以防止疫情扩散和保护幼年动物。

三、人畜共患病的控制

1. 人畜共患病控制中存在的问题

（1）对人畜共患病认识不足、缺乏科学态度　非典疫情、高致病性禽流感、猪链球菌病等人畜共患病举国惊动，疯牛病、口蹄疫等世界震惊，但由于长期以来的疫情保密制度，民众对人畜共患病还不甚了解，政府和主管部门对此的关注也缺乏科学态度。我国的食品安全主要还是关注抗生素、重金属和农药及兽药残留。

（2）人畜共患病的发生出现新的特点　由于人民生活水平的提高，膳食结构发生变化，食用动物源性食品增加，包括捕食野生动物等大大增加了人畜共患病病原侵袭人群的机会。近年来我国鼠疫阳性病人不断出现，还存在结核病、狂犬病、布鲁菌病、炭疽、登革热等重大传染病的严重威胁，人感染高致病性禽流感已多次发生。我国人口密度大，动物养殖多，喂养宠物数量不断增大，物流人流非常集中，这为疫病流行留下了隐患。

（3）国家对人畜共患病的管理存在问题　多年来我国都采取"内紧外松"的封闭式管理模式，不能准确地发现并报告疫情，使得许多疫情不能在第一时间得到有效控制与消灭，造成了扩散与蔓延，从而发展成为严重的社会和经济问题。

（4）动物防疫和疫病研究机构素质及技术有待提高　对人畜共患病进行有效控制的最好办法是强化预防措施。我国现有的动物防疫机构普遍存在人员不足、技术素质不高等问题。特别是乡镇畜牧兽医站，工作条件差，人员年龄结构老化，文化素质偏低，不能满足新形式下的疫情控制需要。我国人畜共患病研究基础相对薄弱，缺少权威的国家级科研开发机构，技术严重不足，不能适应畜牧业快速发展和保护人民群众身体健康的需要。

2. 人畜共患病防治对策和措施

防止人畜共患传染病的发生和流行是一项复杂的社会系统工程，是一项长期任务。各级职能部门必须在各级政府的统一组织领导下，相互配合，集中作战，采取行政、技术相结合的综合性措施，制定长期防治规划，才能有效地控制和消灭人畜共患传染病。

（1）建立有行政职能的科研机构　根据本区域内的自然环境条件，人群及饲养动物的分布，建立各级人畜共患传染病研究所。由卫生、畜牧、高等院校专家教授组成技术队伍，定期对人群、动物群体进行调查，对于危害严重的人畜共患传染病，应进行发病原因、流行规律、危害程度、防治效果及预测等的研究，采取果断措施，尽快消灭人畜共患传染病，杜绝其传播和蔓延。

（2）严格动物检疫，加强人畜共患病监测　要在继续强调农产品安全的同时，改变观念，适应形势，加强与人民健康直接相关的食品安全。畜牧部门做好动物产地检疫、屠宰检疫和调出调入的检疫监督和管理，杜绝病害动物产品上市；对引进的动物，严格检疫和临床观察，建立健全档案，把好动物疫情传入关；卫生部门做好人的检测。随着国际贸易和旅游业的发展，对于交通工具、人员交流不容忽视，应进行必要的检疫和监测，其内容项目扩大到人群、动物宿主和传播媒介，严防疫病在人间传播。

（3）研制新型疫苗，预防新发人畜共患传染病　接种疫苗是预防人畜共患传染病的有效手段，而且从医学经济学分析，效益与费用也是最合理最理想的，人类已有不少的实例证明了这一点，经过接种疫苗使部分传染病得到了控制和消灭，如天花、布鲁菌病（布病）、炭疽等。但目前仍有相当多的传染病尚无疫苗用于预防，有些虽然应用，但效果不佳，表现在保护期短，接种后不良反应严重，如高热、流产，甚至死亡。因此，科研部门的任务繁重，人类需要长效安全优质的疫苗，使人类和动物获得有效抗体以抵制外来疫源的侵袭。

（4）消灭传播媒介，落实消毒措施　随着全球气候变暖，自然环境遭到了不同程度的破坏，降雨格局发生了变化，部分地区出现了涝灾，积水增加，为昆虫媒介提供了滋生场所和繁殖条件。同时，又会引起媒介昆虫及其宿主迁徙及发病季节的改变，可能引起某些人畜共患传染病的传播。因此，注意对昆虫等传播媒介的灭虫，做好区域性消毒灭源工作，使自然界中部分致病菌毒得到控制和消灭，防止疫病的传播和流行。

（5）加强自我保护意识　由于职业等原因与动物接触频繁的人，要经常注意个人的卫生防护，当身上皮肤有破损时，特别要注意防止从动物身上感染病毒或病菌；动物养殖场中，生活区要远离动物饲养区；宠物爱好者要学习一些有关人畜共患疾病的知识，定期对宠物进行预防接种。被怀疑患狂犬病的动物咬伤时，要立即求医救治。饮食上要讲究卫生，选用经过检验合格的乳、肉、蛋等食品，提倡熟食。

（6）贯彻预防为主的方针，有力地控制传染病　有效地控制和消灭人畜共患传染病，必须加强卫生、畜牧技术队伍建设和培训，建立一支高水平的卫生和兽医技术队伍，充实必要的化验仪器，贯彻预防为主的方针，做好人畜间免疫接种，对发生严重的传染病实行强制免疫，接种必须达到100%，增强人类和动物机体的免疫能力，切断传播途径。同时要改善公共环境卫生，处理好动物粪便和污物，防制环境污染，为人类和动物提供洁净水源，杀灭害虫，消灭传播昆虫，保护人类健康，促进畜牧业可持续发展。

（7）以法灭病，完善配套法规　认真贯彻、落实、宣传《中华人民共和国动物防疫法》和《畜牧法》，完善相应的地方配套法规。对于危害较严重的人畜共患传染病，制定有效的扑灭、预防规定，进一步完善动物防疫条件审查管理制度、报检和检疫制度、计划免疫制度、疫情报告制度、监督管理制度及违反条款处理处罚制度，使卫生事业、畜牧兽医事业提高到新的水平。

（8）加强领导，提高科学认识　人畜共患病防治工作是一项系统工作，涉及面广，工作量大，不仅要靠主管部门的努力，还需要农业、检验检疫、卫生等相关职能部门通力合作，即便是在没有重大动物疫情发生的平常时期，政府对该项工作也应该保持高度关注，形成公开透明的疫情通报制度，并加强宣传教育工作。

参　考　文　献

[1]　吴永宁主编．现代食品安全与科学［M］．北京：化学工业出版社，2003．

[2]　费恩阁主编．动物传染病学［M］．长春：吉林科学技术出版社，1995．

[3] 阎小峰.动物性产品中兽药残留的危害与监管措施 [J].中国动物保健,2007,(6):28-30.

[4] 杨新刚,姚学军.动物源性食品的兽药残留控制 [J].北京农业科,2007,(8):1-4.

[5] 王雪虹,宋振荣.福建漳州海域麻痹性贝毒的污染状况调查 [J].台湾海峡,2006,25 (4):478-483.

[6] 黄军,严美姣,陈国宏.河豚毒素的起源及其研究进展 [J].生物技术通讯,2006,17 (6):998-1000.

[7] 刘燕婷,雷红涛,钟青萍.河豚毒素的研究进展 [J].食品研究与开发,2008,29 (2):156-160.

[8] 桂英爱,王洪军,郝佳等.河豚毒素及其代谢产物的研究进展 [J].大连水产学院学报,2007,22 (2):137-141.

[9] 赵永明,苏晓会,史清文等.河豚毒素及其类似物的研究概况 [J].河北医科大学学报,2007,28 (6):474-480.

[10] 蒋庆军,杨茉莉,王梅等.加强兽药监管,生产安全畜产品 [J].中国动物检疫,2007,24 (8):20.

[11] 范放,李小燕.麻痹性贝类毒素监测指示贝种的筛选研究 [J].中国食品卫生杂志,2006,18 (6):542-544.

[12] 朱展鹰,黄国超,骆杰等.人畜共患病预防控制概述 [J].中国热带医学,2008,8:700-702.

[13] 马爱进.食品中兽药残留限量标准的差异 [J].肉类研究,2007,10:40-43.

[14] 李直健.试食河豚安全性研究进展(综述)[J].中国公共卫生管理,2008,24 (3):295-298.

[15] 王志奇,张耀文,郭亚军等.试谈饲料安全与食品安全 [J].新疆畜牧业,2006,6:10-12.

[16] 黄邦富.兽药残留的危害及原因分析 [J].福建畜牧兽医,2008,30 (2):39.

[17] 李伟华,袁仲,张慎举等.兽药残留对动物性食品安全的影响与控制措施 [J].安徽农业科学,2007,35 (19):5864-5865.

[18] 胡登兵,丁新建,张焕容.兽药残留危害及国内外一般控制措施 [J].四川畜牧兽医,2008,1:12-13.

[19] 戴多生,何菊星,马苏芬等.畜产品药物残留的危害及控制策略 [J].上海畜牧兽医通讯,2008,3:90-91.

[20] 张秋莲.一起河豚鱼中毒案案例分析 [J].中国公共卫生管理,2008,24 (3):338-339.

[21] 文红,李涛,朱宽正.鱼肉中四环素、土霉素、金霉素兽药残留量及不确定度评估研究 [J].中国卫生检验杂志,2008,18 (4):735-738.

[22] 张农,刘海新,苏捷等.织纹螺及其毒性 [J].水产品安全,2007,3:72-73.

[23] 江天久,江涛.中国沿海部分海域麻痹性贝毒研究 [J].海洋与湖沼,2007,38 (1):36-40.

[24] 夏保芦,许晓莉,杨敏等.组织胺对大鼠 DRG 神经元 ATP-激活电流的抑制作用 [J].江汉大学学报:自然科学版,2008,36 (1):63-65.

[25] 史贤明主编.食品安全与卫生学 [M].北京:中国农业出版社,2003.

第四章 加工食品的安全性

第一节 腌制食品的安全性

一、概述

腌制是指用食盐、糖等腌制材料处理食品原料，使其渗入食品组织内，以提高其渗透压，降低其水分活度，并有选择性地抑制微生物的生长，从而防止食品的腐败，改善食品食用品质的加工方法。腌制时所使用的腌制材料通称腌制剂，常用的有食盐、糖、酸味剂、酱、香辛料等。不同的食品类型采用的腌制剂和腌制方法均不相同。食盐具有抑制微生物生长繁殖的作用，动物性食品原料如畜禽肉类、鱼类及植物性食品如蔬菜、某些水果等常用食盐腌制，典型食品有腊肉、火腿、干海鱼、榨菜、芽菜、云南大头菜以及凉果盐坯等。按照用盐方式不同，腌制方法分为干腌法、湿腌法、注射法和混合腌制法。肉类腌制过程中除用食盐外，往往还添加有发色剂（如硝酸钠、硝酸钾及亚硝酸钠）、发色助剂（如 L-抗坏血酸及其钠盐、异抗坏血酸及其钠盐和烟酰胺等）、品质改良剂（如磷酸盐）等。

水果和一些蔬菜常采用食糖腌制（糖渍法），用于制作果脯、蜜饯类食品。糖渍法的防腐原理主要是利用食糖产生的高渗透压，降低食品中水分活度，抑制微生物生长繁殖。果蔬糖渍主要有三种方法：食糖直接蜜制煮制法，如果脯、蜜饯类；盐坯脱盐糖制法，代表性产品有话梅、话李、陈皮梅、橄榄制品等；果酱熬制法，如果酱、果泥和果冻等。

除了食盐、食糖腌制外，蔬菜还可利用有机酸来腌制，称为酸渍食品，其防腐机理主要是利用有机酸降低食品环境的 pH，抑制腐败菌的生长。按照有机酸的来源可分为人工酸渍和微生物发酵酸渍两类方法。人工酸渍法是以食醋或冰醋酸及其他辅料配制成腌渍液浸渍食品的方法，代表性食品有酸黄瓜、糖醋大蒜、甜酸藠头等。微生物发酵酸渍法是利用乳酸菌、醋酸菌发酵腌制食品，代表性食品有酸白菜、泡菜等。

腌制技术是世界最传统的食物保藏手段，我国的腌制食品在世界上享有盛誉，世界三大名腌菜即榨菜、酱菜、泡酸菜起源于我国，我国各地都有驰名的独具特色的腌制食品，如北京的果脯；广东的酥姜、陈皮梅、话梅；江浙的糖醋菜、扬州酱菜、苏州金橘饼、京华火腿；四川的泡菜、宜宾冬菜、涪陵榨菜；云南大头菜、宣威火腿。腌制食品在为人们提供有效食物保藏途径和风味独特、花色多样的美味食品的同时，腌制食品的食用安全性却不容忽视。

二、腌制食品常见的安全性问题

1. 亚硝酸盐中毒

蔬菜中都含有不同程度的硝酸盐，在蔬菜腌制过程中这些硝酸盐在微生物的作用下会被还原成亚硝酸盐，增加蔬菜中亚硝酸盐的含量。腌制过程中亚硝酸盐的含量同盐浓度和温度密切相关，低盐（<10%）时，亚硝酸盐含量随温度升高而增加，高盐时（>15%）温度对亚硝酸盐含量的影响较小。腌制过程中亚硝酸盐的浓度还与腌制时间有关，一般情况下，盐腌后 4h 亚硝酸盐开始明显增加，14~20 天达到高峰，此后又逐渐下降。所以，腌制成熟的蔬菜中亚硝酸含量相对较低，安全性要高于腌制初期。

在肉类腌制品中最常使用的发色剂是硝酸盐（钠、钾）及亚硝酸盐，一方面可赋予肉制品特有的肉红色，改善产品的组织结构；另一方面作为防腐剂，对肉毒梭状芽孢杆菌具有较强的抑制作用。目前，国内外肉类加工企业绝大多数采用亚硝酸盐作为肉品的发色剂，来获得理想的色泽和风味，延长保质期。但硝酸盐和亚硝酸盐对人体有潜在的危害性，硝酸盐在胃肠道内，尤其是婴幼儿胃肠道内，会还原成亚硝酸盐。亚硝酸盐为强氧化剂，过多的亚硝酸盐被吸收进入人体血液后，将正常的血红蛋白氧化成高铁血红蛋白，导致组织缺氧。此外，亚硝酸盐对人体的危害性还在于它在特定条件下（如环境酸碱度、微生物菌群和适宜的温度），可能转化为亚硝胺。亚硝胺是一种致癌物质。有关硝酸盐与亚硝酸盐对人体的毒害性请参见第二章第三节相关内容。

2. 细菌中毒

腌制食品原料和加工储存环境中存在大量的微生物，如酵母菌、霉菌和肉毒杆菌等腐败菌。食品在腌制过程中，密封、隔氧不好，黄曲霉大量繁殖，产生黄曲霉毒素。另外，由于蔬菜中携带的寄生虫卵对腌制蔬菜的食用安全也构成潜在的危害。2005 年在韩国泡菜中发生寄生虫卵导致的食品安全问题，当年 5 月韩国食品医药品安全厅为了控制泡菜类中的蛔虫、蛲虫、鞭虫、东洋毛样线虫或是这些寄生虫的卵，提出新的泡菜寄生虫（卵）卫生标准。

3. 营养成分的破坏

蔬菜腌制后，其所含的维生素损失较多，尤其是维生素 C 几乎全部损失；腌制的酸菜中含有较多的草酸和钙，由于酸度高，食后容易在肠道吸收，经肾脏排泄时，草酸钙结晶极易沉积在泌尿系统形成结石。

肉制品腌制过程中油脂会在光、热、水、空气和微生物等物质的作用下发生水解、氧化和酸败反应，使含脂食品的品质劣变，甚至产生有毒有害的物质，使这类产品失去原有的食用价值。油脂氧化酸败会产生醛（如丙二醛）和过氧化物（如过氧化氢）；部分醛被氧化后，变成酸，从而提高了脂肪的酸度。另外，油脂在水解时产生的甘油也可以进一步脱水分解形成丙烯醛，使油脂产生强烈的臭味和烧焦味。油脂酸败后的分解产物包括醛、酮、酸等化合物，具有苦涩的滋味，有毒，不能食用。分解产物的性质也极不稳定，还会破坏食物中的维生素。

4. 添加剂的安全问题

随着我国食品工业的发展，腌制食品商品化的推进，为提高腌制食品的外在商品性和延长腌制食品的保藏期，在腌制食品生产过程中，违规使用添加剂或滥用食品添加剂是引起腌制食品安全的主要问题来源。2004 年成都地区一些泡菜小作坊用敌敌畏消毒杀菌、用工业盐等劣质原料生产"毒泡菜"的做法被媒体曝光后，引起舆论一片哗然。有些泡菜厂在生产过程中，要保证泡菜颜色和风味，违规添加化工用色素和有机酸。在袋装泡菜、榨菜等腌制蔬菜中，为延长产品保质期超量添加苯甲酸钠、山梨酸等食品防腐剂的现象屡见不鲜。在渍菜（泡菜等）中超量使用着色剂胭脂红、柠檬黄等，或超范围使用诱惑红、日落黄等；腌菜中超量或超范围使用着色剂、防腐剂、甜味剂（糖精钠、甜蜜素等）；腌熏肉制品和卤制熟食超量使用护色剂（硝酸盐、亚硝酸盐）。

三、腌制食品的安全性控制

（一）对亚硝酸盐危害的控制

1. 控制原料中硝酸盐的含量

人体所摄入的硝酸盐约有 80% 来自于蔬菜，尤其是来自于叶菜类蔬菜。进入人体的硝酸盐，其本身毒性不大，但可在人体内经细菌的作用还原成亚硝酸盐。另外，在蔬菜腌制过程中，硝酸盐在细菌的作用下，也会转变成亚硝酸盐。在人们食用的腌制食品中，蔬菜占有相当大的比例，因此，控制蔬菜原料中硝酸盐的含量，是提高腌制食品安全性的重要措施之一。

粮食和蔬菜中的硝酸盐主要来源于土壤中的氮肥、污水和腐殖质，因此，蔬菜种植过程中，要科学合理地施用化肥，禁止使用污水灌溉，实行污水、垃圾与粪便无害化处理等环保措施以保护地表水与地下水源不遭受硝酸盐和亚硝酸盐污染。在加工腌制蔬菜时，要选用硝酸盐含量低的蔬菜原料，另外，保证蔬菜原料的新鲜和卫生，因为蔬菜在储藏过程中亚硝酸盐含量会增高，尤其在细菌的作用下。绿叶菜储存超过 24h（30℃），维生素 C 几乎全部丢失，亚硝酸盐含量可上升几十倍。

2. 保证腌制蔬菜的成熟度

研究证明，蔬菜自然发酵过程中产生 1 个或几个亚硝酸盐高峰（亚硝峰），其值可达新鲜菜的十几倍，甚至几十倍。实验发现，发酵初期细菌生长量和亚硝酸盐有相似的变化趋势，"亚硝峰"的形成与发酵初期存在的微生物有很大关系。"亚硝峰"的形成是由于发酵初期大量革兰阴性菌，如肠杆菌、假单胞菌等硝酸还原反应阳性菌，把蔬菜中部分硝酸盐还原为亚硝酸盐而导致的。蔬菜收获后表面所含微生物种类较多且数量较大，如甘蓝外叶含微生物约 13×10^8 个/g，而革兰阳性的乳酸菌一般数量较少，因此发酵初期乳酸菌活动微弱，形成的抑制杂菌的物质含量很低，大量能将硝酸盐还原的细菌快速繁殖；再者泡菜制作过程中加盐量较低，不能有效抑制肠杆菌、假单胞菌等硝酸盐还原阳性菌的生长。所以蔬菜发酵初期亚硝酸盐含量会迅速增高。

进入发酵中期，乳酸菌的迅速繁殖，降低了发酵环境中的 pH 值，低的 pH 环境抑制了肠杆菌、假单胞菌等杂菌的生长。发酵后期，亚硝酸盐含量急剧下降，到 10 天后其含量低于室温储藏的蔬菜，小于 ADI 值，可以放心食用。为减少发酵初期亚硝酸盐含量的增加，采用接种一定剂量的乳酸菌的纯种发酵能够获得较好效果。蒋欣茵等在传统腌制蔬菜中分离能快速降解亚硝酸盐的植物乳杆菌 J-10，对亚硝酸盐降解率为 99.2%。

3. 强化腌制食品生产管理，保证加工环境的卫生

在腌制食品加工中保证食品原料的新鲜，防止微生物污染，对降低食品中亚硝酸盐含量至关重要。

（1）对腌肉制品的生产控制　尽量少用或不用硝酸盐和亚硝酸盐。世界各国对食品中亚硝酸盐使用量的要求日趋严格，日本规定肉制品中亚硝酸根不得超过 70mg/kg。我国对亚硝酸盐的添加量也有严格的规定，国家标准 GB 5009.33—96 规定肉制品中的亚硝酸含量≤30mg/kg。另外，生产用水应符合 GB 5749—2006《生活饮用水卫生标准》的要求。

（2）对腌制蔬菜的生产卫生控制　选用新鲜、干净的原料，减少腐败菌的带入；生产环境进行消毒处理，包括加工车间、盛装容器、储存库房等；在腌制前期，可加入适量的防腐剂，如山梨酸钾、苯甲酸钠等，或加入乳酸菌加快腌制品的前期发酵过程，或加入 D-抗坏血酸钠、柠檬酸、乳酸、白酒等物质，以抑制杂菌的生长；在腌制过程中，加强管理，如将容器内蔬菜装满、压实，隔绝氧气，防止霉菌活动，及时更换和补足坛沿水，防止氧气和微生物的侵入；根据腌制食品的特点，控制好食盐的浓度，防止食盐过低或分布不均造成腐败菌的大量滋生。

4. 降低硝酸盐和亚硝酸盐的用量，优先使用安全的替代剂

联合国粮食与农业组织（FAO）和世界卫生组织（WHO）食品添加剂专家委员会建议，在没有理想的替代品之前，应当把肉制品发色剂——亚硝酸盐的用量限制在最低水平。

我国《食品添加剂使用卫生标准》（GB 2760—2007）规定，腌制食品中硝酸盐的用量为≤0.5g/kg，亚硝酸盐的用量为≤0.15g/kg。为减少亚硝酸盐对人体的危害，人们正积极探寻降低亚硝酸盐用量的途径。一种途径是寻求部分或完全取代亚硝酸盐的添加剂；另一种是寻找在常规亚硝酸盐浓度下，能阻断亚硝胺形成的添加剂。已有研究证明红曲色素可降低发酵香肠中的亚硝酸，亚硝基血红蛋白可改善鸡肉、猪肉制品的色泽；乳酸链球菌素（nisin）用于火腿、鱼类等肉食品中可取代或降低亚硝酸钠的用量，明显改善肉食品质地和外观。研究表明：75mg/L 乳酸链球菌素即可达到 150mg/L 的亚硝酸盐的防腐效果。乳酸菌等微生物能降解亚硝酸盐，在肉制品中加入嗜酸乳酸杆菌、保加利亚乳杆菌、乳酸链球菌等，产生的乳酸，可降低 pH，产生出游离亚硝酸分解生成—NO，—NO 与肌红蛋白结合，形成对热稳定的玫瑰色的亚硝基肌红蛋白。维生素 C 可阻断亚硝胺的形成，在较低的 pH 值时效果更为明显。薛丽等研究发现，在亚硝酸钠添加量相同的条件下，添加 0.05％ 维生素 C 可使香肠中亚硝酸盐的残留量降低 86.78％。

5. 控制含亚硝酸盐食品的摄入量

降低亚硝酸盐的摄入量是降低亚硝酸盐危害的最好途径。联合国粮食与农业组织和世界卫生组织分别规定每日允许摄食量为硝酸钾或钠≤0.5mg/kg 体重、亚硝酸钾或钠≤0.2mg/kg 体重。因此，应尽量少吃腌制、熏制、腊制的鱼、肉类、香肠、腊肉、火腿、罐头食品、渍酸菜、盐腌不久的蔬菜；禁食腐烂变质的蔬菜或变质的腌菜。同时，应适当增食能抑制亚硝胺形成的食物，如大蒜中的大蒜素可以抑制胃中的硝酸盐还原菌；茶叶中的茶多酚能够阻断亚硝胺的形成；食物中的维生素 C 可以防止胃中亚硝胺的形成，还有抑制亚硝胺致癌突变的作用。

（二）对微生物危害的控制

提高腌制食品的安全性，控制腐败菌对食品安全的危害是关键。防止腐败菌带来的安全性危害的主要措施有：选用新鲜、干净的原料，减少腐败菌的带入；生产环境进行消毒处理，包括加工车间、盛装容器、储存库房等；在腌制前期加入适量的防腐剂，如山梨酸钾、苯甲酸钠等，或加入乳酸菌加快腌制品的前期发酵过程，或加入柠檬酸、乳酸、白酒等物质抑制杂菌的生长；在腌制过程中，加强管理，如将容器内蔬菜装满、压实，隔绝氧气，防止霉菌活动，及时更换何补足坛沿水，防止氧气和微生物的侵入；根据腌制食品的特点，控制好食盐的浓度，防止食盐过低或部分不均造成腐败菌的大量滋生。

第二节　罐制食品的安全性

一、概述

罐制食品是指将符合要求的原料经预处理（分选、修整、切分、烹调等）后密封在容器或包装袋中，通过杀菌工艺杀灭全部致病菌和腐败菌，并在保持密闭和真空的条件下，得以在室温下长期保藏的食品。

罐制食品具有以下优点：①保藏期长，可在常温下保藏 0.5～2 年；②食用方便，多为熟制品，可直接食用，无需加工；③卫生安全，食品经过杀菌处理，且处于密封保藏，无致病菌和腐败菌存在。由于罐制食品的众多优点，使其在食品加工业中占有很大的比例，是食品保藏的重要手段。世界罐头年产量维持在 4000 万吨左右，其中水果和蔬菜罐头占 70％ 以上，美国、日本、俄罗斯、加拿大、德国、意大利、西班牙等国是罐头食品的消费大国。2006 年，我国罐头产量达 360 万吨，出口量达 205 万吨，主要销往日本、美国及欧盟的部分国家。

罐制食品加工工艺由原料预处理、装罐、排气、密封、杀菌、冷却等工序组成。对果蔬原料的预处理包括分选、洗涤、去皮、修整、热烫等工序，肉制品原料的预处理包括解冻、剔骨、剁切等工序。经过预处理的食品材料应尽快装入罐头容器中，装罐的方式有手工装罐和机械装罐两种。在罐制食品生产中，罐头容器对产品的保藏具有决定作用，通常采用的包装材料有马口铁罐、铝罐、玻璃罐、复合薄膜袋等。食品装罐不能太满，应留 3～6mm 的顶隙，一方面可防止杀菌过程中物料受热膨胀而溢出，另一方面，通过排气处理提供罐头内部一定的真空度。罐头食品在密封前需经过排气处理，目的有：减少罐内空气量，防止杀菌过程中气体体积膨胀造成容器的破裂，密封口出现泄漏；降低罐内氧气含量，防止微生物的生长和食品的氧化。食品罐头经排气和密封后，必须经过杀菌工序才能保证食品长期安全储藏。罐头食品的杀菌方式有热力杀菌、欧姆杀菌、超高压杀菌等，传统的热力杀菌又分为常压杀菌和高压杀菌，常压杀菌的温度在 100℃ 以下，主要用于酸性食品（pH 小于 4.5）的杀菌，如水果罐头、番茄罐头、果酱等；而高压杀菌的温度在 105～121℃，适用于低酸性食品（pH 大于 4.5）的杀菌，如肉类罐头、蘑菇罐头、青豆罐头等。

相对于油炸、冷冻、干燥等手段加工的食品，罐头食品的食用安全性是最高的，因为它经过了杀菌处理手段，极大地降低了食品中有害微生物的数量。因此，罐头食品容易出现的质量安全问题主要有：①原料变质造成感官指标不符合要求；②加工过程中带入外来杂质；③物理性胀罐或氢胀；④马口铁罐腐蚀造成内容物变质或硫化铁污染；⑤密封不良或杀菌不足造成内容物腐败变质或平酸菌败坏；⑥锡超标；⑦违规使用食品添加剂。

二、罐制食品常见的安全性问题

罐头食品卫生安全问题主要涉及微生物问题、化学变化问题和物理污染的问题。

（一）微生物学问题

一般，经过正常密封杀菌处理的罐藏食品均能达到商业无菌的要求，食用是安全的。但由于杀菌不足罐内残留的或容器密封不严从外界侵染的微生物会在罐内生长繁殖，造成食品腐败，构成食品安全危害。罐头食品受微生物侵害后常会出现胀罐和平酸败坏现象。

细菌性胀罐主要是由于细菌对食品腐败过程中产生气体后引起的。在肉类、蘑菇、青豆等低酸性食品罐头中引起胀罐的腐败菌大多属于专性厌氧嗜热型芽孢杆菌和厌氧嗜温型芽孢杆菌。前一类中常见的是嗜热解糖梭状芽孢杆菌，最适生长温度为 55℃，污染有此菌的罐头食品在高温储运条件下，易腐败变质；后一类常见腐败菌有肉毒杆菌、生芽孢梭状芽孢杆菌、双酶梭状芽孢杆菌等。酸性食品的细菌胀罐中常见的腐败菌有专性厌氧嗜温芽孢杆菌，如巴氏固氮梭状芽孢杆菌、酪酸梭状芽孢杆菌等解糖菌，经常出现在梨、菠萝、番茄罐头中。在高酸性食品罐头中，引起胀罐的细菌有小球菌、乳杆菌、明串珠菌等非芽孢杆菌。

平酸败坏主要是由于细菌生长繁殖过程中产酸，使食品酸度增加，呈轻微或严重酸味，pH 可降至 0.1～0.3。由于平酸菌败坏不产生气体，罐头外观正常，不变形，需开罐或经细菌分离培养后才能确定，消费者不易辨认。低酸性食品中常见的平酸菌为嗜热脂肪芽孢杆菌（*Bacillus strearothermophilus*）和它的近似菌，它们的耐热性很强，能在 49～55℃ 温度中生长，最高生长温度为 55℃。酸性食品中常见的平酸腐败菌是嗜热嗜酸芽孢杆菌（*Bacillus thermoacidurans*），它能在 pH 为 4.0 或略低的介质中生长，适宜生长温度为 45℃ 或 55℃，低于 25℃ 生长缓慢。它是番茄制品中常见腐败菌，在 pH 为 4.5 的番茄汁中生长时能使 pH 下降到 3.5。

在一些海产品、肉类等硫蛋白质含量较高的罐头食品中，微生物生长繁殖致使食品中的含硫蛋白质分解产生 H_2S 气体，与金属罐罐壁中的铁质反应生成黑色的硫化物，沉积于罐内壁或食品上，使食品出现黑色并呈臭味。常见的这类腐败微生物为致黑梭状芽孢杆菌（*Clostridium nigrificans*），它的适宜生长温度为 55℃，在 35～70℃温度范围内都能生长，其芽孢耐热性比平酸菌和嗜热厌氧腐败菌低。致黑腐败现象通常出现在杀菌严重不足的高含硫蛋白质食品罐头中。

另外，若罐头容器出现裂漏或罐内真空度过低时，可能会出现长霉的现象。在果酱、糖水水果罐头中出现的霉菌有青霉菌、曲霉菌和柠檬霉菌，除个别青霉菌株稍耐热外，大多数为不耐热菌。

食用微生物危害的罐头食品容易引起细菌性中毒，出现腹泻、呕吐，严重时会出现脱水、昏迷。若救治处理不及时，甚至会危及生命。肉毒杆菌、金黄色葡萄球菌等产毒菌分泌外毒素极易引起食物中毒，危及人体健康。

（二）物理性问题

罐头食品生产过程中，可能混入影响食品卫生安全的杂质，如毛发、玻璃渣子、泥块、脏水滴、灰尘等。物理性污染主要来源为：罐头容器清洗环节、装罐环节、装罐后到密封前的放置或输送环节。

（三）化学问题

由罐头包装材料所引起的主要卫生问题多为化学污染，如锡污染、铅污染、铜污染、封口胶垫及内壁涂料中有害物质的污染。尤其是在酸性罐头食品中，酸性食品与金属罐内壁发生一系列的化学反应和电化学反应。如果酸性食品罐头储藏时间过长，内容物中重金属很可能超过标准，还可能出现金属异味（俗称铁腥味），最终产生氢气胀罐或穿孔漏罐，失去食用价值和商品价值。

1. 锡污染

镀锡薄板是金属罐头主要的包装材料，然而，此类罐头内壁的锡易被腐蚀，造成食品中锡含量超标。食品中锡含量达 300～500mg/kg 时就会出现锡中毒。近几年，国外就发生过番茄汁、橘子汁罐头中溶锡量过高引起急性腹泻的中毒事故。我国对罐头食品的卫生标准中规定食品中锡含量不能超过 1mg/kg。

罐内壁腐蚀受很多因素的影响，其中包括镀锡板自身的质量因素、食品成分组成、加工工艺条件和储藏条件、农业生产与环境污染等。镀锡板的镀锡层若纯度不高，则易被腐蚀，尤其是含有比锡、铁的正电性更强的金属，腐蚀会加剧。在高酸性罐头食品中，由于金属罐内壁防腐涂料耐酸性差或处理不当，会造成罐内壁的迅速腐蚀，锡、铁溶解并产生氢气，大量氢气的积聚则会出现胀罐现象。化学性胀罐的罐头，食品中锡、铁含量会增加，并产生严重的金属味，过量食用此类罐头易造成金属中毒。近年来，罐头食品中亚硝酸盐引起的罐内壁腐蚀的问题也引起人们的重视。研究发现，当罐头内容物的硝酸根离子或亚硝酸根离子含量超过正常情况时，只需几个星期至几个月的时间，就可以使罐头内壁严重腐蚀，千克食品中锡含量可达几百毫克水平。食品中含有的铜离子在酸性条件下，会促进罐壁锡层的脱落，并能对铁进行局部性腐蚀而导致穿孔。另外，当食品中抗坏血酸在加工储藏过程中转变为脱氢抗坏血酸，也可能成为一个腐蚀性很强的因子。

2. 硫化腐蚀

含硫蛋白质含量较高的罐头食品在高温杀菌中产生挥发性硫，或者由于微生物的生长繁殖导致食品中含硫蛋白质分解并产生 H_2S 气体，均会与金属罐罐壁中的铁质反应生成黑色的硫化物，沉积于罐内壁或食品上，使食品出现黑色并呈臭味。

3. 营养成分的破坏

罐头食品在加工和储藏过程中，一些对热敏感或储藏稳定性差的营养成分容易遭到破坏。肉类罐头都采用高温高压加热方式进行灭菌，肉制品在受到高温加热时，特别是在长时间受热时，肉中含有的人体必需氨基酸会遭到严重破坏，肉中蛋白质的营养价值会大大降低。长时间高温处理，肉中的含硫氨基酸分解，产生硫化氢，会使肉品的香味降低。高温长时间加热，肉中的维生素包括维生素 B_1（硫胺素）、维生素 B_2（核黄素）、烟酸、维生素 B_6、叶酸等，也会受到一定的损失。特别是维生素 B_1，在中性及碱性溶液中遇热，很容易受到破坏，在受热过程中，会损失 15%～25%。当猪肉和牛肉在 100℃ 的水中受热蒸煮 1～3h，吡哆酸（维生素 B_6 的组成成分之一）的损失会明显增加。在 121℃ 的情况下受热 1h 后，猪肉中的吡哆酸的损失率将达 61.5%，牛肉中的吡哆酸的损失率将达 63.0%。在长时间受热或者制作罐头时，叶酸也会有较大的损失。而对于水果罐头，维生素 C 几乎全被破坏。

三、罐制食品的安全性控制

为保证罐头食品的卫生安全，国家已陆续颁布了一系列有关罐头制品的标准，包括产品标准、原辅材料标准、检验规程、检验方法等。这些标准的制定与实施为罐头食品卫生与安全提供了重要的保证。总体上对罐头食品卫生安全的控制性措施包括：①罐头食品生产企业必须符合 GB 8950—1988《罐头厂卫生规范》的要求；②应加强原料的验收，具有防止物理性胀罐、防止平酸菌败坏的预防措施；③果蔬类罐头生产企业应预防氢胀、细菌性胀罐和穿孔腐蚀；④果蔬类罐头应注意该品种对罐体内壁的腐蚀影响，防止锡超标，若酸度的 pH 小于 4.5 以下，应进行逐批检验；⑤应加强对罐体（包装容器）质量的检查，对产品的真空度进行定期抽验。

1. 加强原辅料的质量管理

企业生产罐头所用的原辅材料必须符合相应的国家标准、行业标准、地方标准及相关法律、法规和规章的规定。企业生产罐头所使用的畜禽肉等主要原料应经兽医卫生检验检疫，并有合格证明。猪肉应选用政府定点屠宰企业的产品。进口原料肉必须提供出入境检验检疫部门的合格证明材料。不得使用非经屠宰死亡的畜禽肉。如使用的原辅材料为实施生产许可证管理的产品，必须选用获得生产许可证企业生产的合格产品。

罐头加工用的蔬菜、瓜果、豆类、食用菌等原辅材料，必须新鲜、质优、无污染和霉烂变质，符合罐头原辅材料及有关国家标准的要求，采收后应尽快加工或冷藏处理。所用添加剂的种类、使用范围及用量应符合《食品添加剂使用卫生标准》（GB 2760—2007）的规定，如什锦果酱、番茄沙司中胭脂红的最大用量为 0.05g/kg；凡未列入 GB 2760—2007 的添加剂应严格禁止使用；生产用水要符合 GB 5749—2006《生活饮用水卫生标准》的要求。

2. 注意罐头容器的质量与安全

罐头包装，主要有马口铁罐和玻璃罐两种，此外还有铝罐、塑料瓶及软包装等。目前多用塑料复合薄膜制成的软罐头软包装及内壁涂有机膜的金属罐（涂料罐）。制作空罐所用的材料必须符合国家食品卫生标准的有关规定，各种罐都应密封性能良好，能耐化学腐蚀，软罐头的复合薄膜材料不得有分层现象。金属罐和玻璃罐需经 82℃ 以上的热水清洗、消毒，然后在清洁环境中充分沥干后方可使用。玻璃瓶应彻底清除瓶内的玻璃碎屑等污杂物，特别对回收玻璃瓶，必须保证彻底刷洗、消毒。软质材料容器必须保持内外清洁。

3. 加强加工过程的卫生控制

加工时，应先对原材料进行检验、挑选、整理、洗涤等工序，剔除霉烂变质部分，清洗除去果蔬表面的尘土、泥沙、部分微生物，用稀盐酸浸洗或去皮等方法除去果蔬表面残留的农药。原料经预煮、烫漂处理后，必须迅速冷却至规定温度，立即进入下道工序，预防微生物的繁殖。为确保罐头食品的质量与卫生，延长储存期限，必须严格控制空气、水、土壤、人、器具等所带来的微生物污染。

① 加工过程中，必须将原料处理、半成品生产、成品生产等工序分隔，防止前后工序交叉污染。同一生产车间内不得同时生产两种类别的产品，以防交叉污染。各工序应严格避免积压原料或半成品，防止食品变质。

② 加工中所用的设备、器具、操作台及其制造材料和结构必须符合食品卫生要求，应经常清洗，必要时进行消毒。禁止使用竹、木器具和容器。加工过程产生的废弃物必须随时清除，及时清理出厂。

③ 装罐、排气和密封应按工艺规程要求，控制装罐量和顶隙，尤其是软罐头要注意封口区清洁，以保证密封质量。装罐后，凡需排气的罐头，应及时按规定严格排气。对酸性罐头，为防止罐壁的腐蚀，罐内残留氧气量越少越好。苹果、梨、菠萝等水果组织内部含空气较多，最好采用抽空处理或进行预煮，均可减少罐内空气含量。

封罐机应经常保持清洁，注意保养，必须调试合格后方可使用，要定时检查封口的外观质量和对罐卷边结构进行解剖检查，并做好记录。如封口不符合标准，应停车校正。封口后应及时清洗，除去外壁漏附的污物。

④ 杀菌与冷却。应由专业机构按规定程序制定加热杀菌工艺规程，供厂采用。杀菌工艺规程至少应有下列各项数据：产品种类、技术条件和配方、罐型大小和形状、罐头在杀菌锅内的排列方式、最大装罐量（包括液体）、装罐方法、最低温度、排气方法、杀菌系统的形式和特征、杀菌温度和时间、反压和冷却方法等。罐头杀菌设备须按杀菌工艺要求设计和制造，并正确安装、使用和保养。杀菌时所用的计时器、温度计、压力表等计量仪器均应定时进行计量检定，合格的方可使用。罐头封口后应尽快杀菌，以免罐内微生物繁殖，如遇前工段发生故障，即使杀菌锅内未装满罐头也应及时杀菌。杀菌时要定期测定并记录杀菌工艺规程中规定的关键因素，如发现这些因素不符合规定，应及时调整。各项记录保存3年备查。杀菌后罐头应尽快用冷却水冷却到罐内温度40℃，然后自然冷却，使罐头表面的水分蒸发，防止罐外壁锈蚀或有害微生物污染。除小型金属罐外，均可采用反压冷却。冷却水必须符合生活饮用水卫生标准，冷却水加氯量应使排放的冷却水中余氯量不低于0.5mg/kg。软罐头杀菌时，反压与正压应同时并举，以防破裂。经高温灭菌后迅速冷却的罐头，必须在(37±2)℃下保温7天，进行保温检验。

4. 罐头储运、销售的安全管理

成品罐头宜储存在通风、阴凉、干燥的库房。通常储存条件：相对湿度70%～75%、温度20℃以下（1～4℃最佳）。必须防止污染，定期检查产品质量，保证成品的安全卫生，检验合格的方可出厂销售。防止罐内壁腐蚀，在食品添加剂使用卫生标准规定范围内，可加入阻蚀剂。在高酸水果罐头中（pH=2.93～3.76）加入0.2%～0.4%动物胶，能延长罐头的保质期。

第三节 热加工食品的安全性

一、概述

热加工食品是指借助于加热手段处理加工的食品。通过热处理，可以达到以下目的：①杀死微生物，主要是致病菌和其他有害的微生物；②钝化酶，主要是过氧化物酶、抗坏血酸酶等；③破坏食品中不需要或有害的成分或因子，如大豆中的胰蛋白酶抑制因子；④改善食品的品质与特性，如产生特别的色泽、风味和组织状态等；⑤提高食品中营养成分的可利用率、可消化性等。热处理手段包括：高温杀菌、蒸煮、烘烤、油炸、挤压膨化等。高温杀菌是罐头食品加工的重要技术，通过热力杀灭食品中的有害微生物，达到商业无菌的目的。烘烤、油炸和挤压膨化处理的主要目的则是改善食品的食用品质，赋予食品特殊的风味、组织结构形态，提高食品的消化性等，是热加工食品的主要产品。

（一）焙烤食品

烘焙食品的主要原料为谷物、米面制品，它是以谷物粉、酵母、膨松剂、食盐、砂糖和水为基本原料，添加适量油脂、乳品、鸡蛋、添加剂等，经一系列复杂的工艺手段高温烘焙而成的方便食品。烘焙食品主要包括面包、饼干、糕点、雪饼等几大类。无论是西方还是东方，现在的烘焙食品都成了人们主食不可缺少的食品之一，尤其是早餐食品，午餐方便食品等。尤其是上班族的青年人，由于生活节奏加快，他们是面包、饼干、蛋糕等食品的主要消费群体，据食品配料公司 Danisco 公司的报道，芬兰的一项最新研究发现，年龄在 20～49 岁的妇女和年龄在 15～19 岁或 30～49 岁的男子是饼干最大的消费人群。

（二）膨化食品

在 GB 17401—2003《膨化食品卫生标准》中按是否经食用油脂煎炸或经植物油喷洒、浸渍，将膨化食品分为两大类：油炸型膨化食品和非油炸型膨化食品。如薯片、妙脆角、虾片、锅巴、方便面等是油炸型膨化食品，而米通、米果、爆米花等则是非油炸型膨化食品。

1. 油炸食品

油炸食品是一种传统的方便食品，它是利用油脂作为热交换介质，使食品的水分汽化、淀粉糊化和蛋白质变性，从而获得水分低、质地疏松的食品。按油炸压力，油炸可分为常压油炸、减压油炸和高压油炸三大类。

（1）常压油炸　常压油炸的油釜内的压力与环境大气压相同，通常为敞口，是最常用的油炸方式，适用面较广。但食品在常压油炸过程中营养素及天然色泽损失较大，因此，常压油炸比较适用于粮食类食品的油炸成熟，如油炸糕点、油炸面包、油炸方便面的脱水等。

（2）减压油炸　也称真空油炸，是将油炸釜内的油炸温度控制在 100℃ 左右，真空度为 92～98.7kPa，该方法可使产品保持良好的颜色、香味、形状及稳定性，脱水快，且因油炸环境中氧的浓度很低，其劣变程度也相应降低，营养素损失较少，产品含水量低、酥脆。该法是生产果蔬脆片最合适的手段。应用真空油炸加工的食品较好地保留了其原料的固有风味和营养成分，具有良好的口感和外观，产品附加值较高，该类产品具有广阔的市场前景。

（3）高压油炸　高压油炸是使油釜内的压力高于常压的油炸法。高压油炸可解决因需长时间油炸而影响食品品质的问题。该法温度高，水分和油的挥发损失少，产品外酥内嫩，最适合肉制品的油炸，如炸鸡腿、炸鸡、炸羊排等。

2. 非油炸膨化

（1）挤压膨化　挤压膨化技术的基本原理是：在原料初步粉碎和混合后，随着螺旋与机膛间的摩擦使物料充分混合、挤压、加热、胶合、糊化而产生组织变化，原有的结构受到破坏，同时机械能通过物料在膛内的摩擦作用而转化为热能，使物料成为具有流动性质的胶凝状态，物料被挤压到出口时压力由高压瞬间变为常压，由高温瞬间变为常温，造成水分迅速地从组织结构中蒸发出来，使其内部形成无数微孔结构，再通过切割装置，切割冷却即为成品。由于挤压膨化过程是一个高温短时的加工过程，原料受热时间短，食品中的营养成分受破坏程度小，挤压膨化过程使淀粉、蛋白质、脂肪等大分子物质的分子结构均不同程度发生降解，挤压膨化食品多孔的疏松质构有利于消化酶的作用，因而，通过挤压膨化加工生产的食品，营养损失少，容易被人体消化吸收。

（2）气流膨化食品 谷物等原料在密闭容器中被加热，使原料中的水分汽化和容器中空气膨胀产生高温高压，然后在瞬间将物料从高温高压的容器中突然释放到常温常压环境，从而使原料中水分突然迅速汽化、闪蒸，产生类似于爆炸的现象，进而生产出体积膨胀、口感酥脆的膨化食品。气流膨化适宜于加工带皮的颗粒物料，如爆米花等。

二、热加工食品的安全性

热加工是人类食物的主要加工处理方式，它在减少食品中有害微生物数量、提高食品的消化性能、改善食品食用品质等方面具有重要作用。然而，长时间高温处理食物，也会对食物中一些营养成分产生破坏，特别是热敏性成分损失较大；还可能生成一些对人体健康有害的物质。如淀粉类食物原料在高温热处理过程中，可能增加丙烯酰胺的生成量；油炸食品中油脂氧化、裂解、聚合，生成低分子的醛酮类化合物等。

（一）丙烯酰胺对食品安全性的危害

1. 丙烯酰胺的形成机理

食品中丙烯酰胺是如何产生的？以往在瑞典国家食品局的报告发表前人们对它产生的条件与生成机理了解甚少，但是，随着油炸食品中丙烯酰胺的发现，科学家加快了对其生成机理的研究进程。近几年来，国内外已有大量相关的食品中丙烯酰胺研究报告发表，基本上认为：还原糖、游离氨基酸、加热温度是生成丙烯酰胺的三大主要因素。

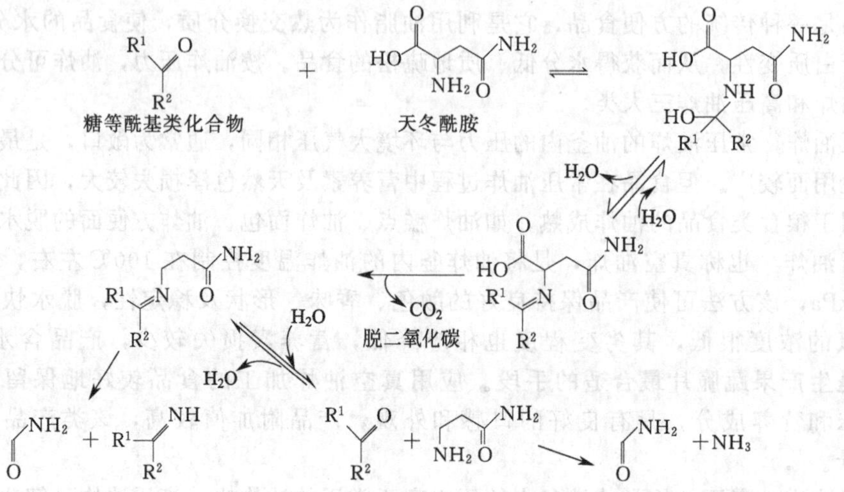

图 4-1 食品中丙烯酰胺生成机理

科学家的研究结果表明，在食品中由于有葡萄糖等还原糖与天冬酰胺等游离氨基酸以及其他小分子物质的存在，在 100℃ 以上时丙烯酰胺开始生成，在 175℃ 左右丙烯酰胺的生成量最大，而在 185℃ 时丙烯酰胺含量开始减少，这也表明丙烯酰胺最适宜生成的温度区域为 120～175℃。食品中天冬酰胺与还原糖反应生成丙烯酰胺的机理见图 4-1。

丙烯酰胺的形成与加工烹调方式、温度、时间、水分等有关。因此不同食品加工方式和加工条件，其形成丙烯酰胺的量有很大差异，即使不同批次生产出的相同食品，其丙烯酰胺含量也存在差别。研究表明，丙烯酰胺主要在高碳水化合物与蛋白质含量的植物性食物加热（120℃以上）烹调过程中形成，140～180℃为其生成的最佳温度；当加工温度较低时，食品中丙烯酰胺的水平相当低。瑞典国家食品管理局报道，食物在水中煮沸时最高温度不会超过100℃，这时很少形成丙烯酰胺，或无丙烯酰胺形成。烘烤、油炸食品在最后阶段水分减少、表面温度升高后，其丙烯酰胺形成量更高。

2. 丙烯酰胺的毒性及危险性评价

丙烯酰胺（acrylamide）系结构简单的小分子化合物，是聚丙烯酰胺合成中的化学中间体（单体），结构式为 $CH_2CHCONH$。丙烯酰胺纯品为白色晶体，相对分子质量 71.08，相对密度 1.122，熔点 84.7℃，可溶解于水、甲醇、乙醇、乙酸乙酯及丙酮等极性溶剂，不溶于庚烷和苯。在加热至熔点时（84.7℃）或在紫外线照射下很容易聚合，在酸性溶液中稳定，在碱性溶液中易分解。丙烯酰胺晶体在室温下稳定，热熔或与氧化剂接触时可以发生剧烈的聚合反应。

根据近年对动物进行的试验，丙烯酰胺被认为是一种致癌物质，并能引起神经损伤，具有中等毒性。常人每天允许的最大暴露量不超过 0.05g/kg，鼠一次经口量 LD_{50} 150～180mg/kg。皮肤接触可致中毒，症状为红斑、脱皮、眩晕、动作机能失调、四肢无力等。在食品中检测出丙烯酰胺之前，饮水和吸烟是人们已知的获取丙烯酰胺的主要途径。WHO 和欧盟曾分别规定饮水中丙烯酰胺限量值为 0.5g/L 和 0.1g/L，该数据可为食品中丙烯酰胺危险度评价提供参考。

对丙烯酰胺的非致癌效应进行评估，动物实验结果引起神经病理性改变的 NOAEL（未观察到有害影响的最大计量）值为 0.2mg/kg 体重。根据人类每天平均摄入量为 1 μg/kg 体重，高消费者为 4μg/kg 体重进行计算，则人群平均摄入和高摄入的暴露边界比（MOE）分别为 200 和 50。丙烯酰胺引起生殖毒性的 NOAEL 值 2mg/kg 体重，则人群平均摄入和高摄入的 MOE 分别为 2000 和 500。FAO/WHO 食品添加剂联合专家委员会（JECFA）认为按估计摄入量来考虑，此类副作用的危险性可以忽略，但是对于摄入量很高的人群，不排除能引起神经病理性改变的可能。

对丙烯酰胺的危险性评估重点为致癌效应的评估。由于流行病学资料及动物和人的生物学标记物数据均不足以进行评价，因此根据动物致癌性试验结果，用 8 种数学模型对其致癌作用进行分析。最保守的估计，推算引起动物乳腺瘤的基准剂量可信限的低侧值（BMDL）为 0.3mg/(kg·天)，根据人类平均摄入量为 1μg/(kg·天)，高消费者为 4μg/(kg·天) 计算，平均摄入和高摄入量人群的 MOE 分别为 300 和 75。JECFA 认为对于一个具有遗传毒性的致癌物来说，其 MOE 值较低，也就是诱发动物的致癌剂量与人的可能最大摄入量之间的差距不够大，比较接近，其对人类健康的潜在危害应给予关注，建议采取合理的措施来降低食品中丙烯酰胺的含量。目前，欧洲有些食品生产企业在减少食品加工过程中丙烯酰胺的产生方面已取得了很好的效果。

3. 有关食品中丙烯酰胺含量

既然丙烯酰胺的形成与加工烹调方式、温度、时间、水分等有关，因此不同食品加工方式和条件不同，其形成丙烯酰胺的量有很大不同，即使不同批次生产出的相同食品，其丙烯酰胺含量也有很大差异。在 JECFA 64 次会议上，从 24 个国家获得的 2002～2004 年间食品中丙烯酰胺的检测数据共 6752 个，其中 67.6% 的数据来源于欧洲，21.9% 来源于南美，8.9% 的数据来源与亚洲，1.6% 的数据来源于太平洋。检测的数据包含早餐谷物、马铃薯制品、咖啡及其类似制品、奶类、糖和蜂蜜制品、蔬菜和饮料等主要消费食品（表 4-1）。

由中国疾病预防控制中心营养与食品安全研究所提供的资料显示，在监测的 100 余份样品中，丙烯酰胺含量为：薯类油炸食品平均含量为 0.78mg/kg，最高含量为 3.21mg/kg；谷物类油炸食品平均含量为 0.15mg/kg，最高含量为 0.66mg/kg；谷物类烘烤食品平均含量为 0.13mg/kg，最高含量为 0.59mg/kg；其他食品，如速溶咖啡为 0.36mg/kg、大麦茶为 0.51mg/kg、玉米茶为 0.27mg/kg。就这些少数样品的结果来看，我国食品中的丙烯酰胺含量与其他国家的相近。

（二）煎炸油劣变对食品安全的危害

油炸膨化食品中容易出现的食品安全问题就是食品中油脂卫生指标超标，如酸价、过氧化值、羰基价超标。这些指标反映了膨化食品所含油脂的酸败程度，与生产中加工用油的新鲜程度、产品包装质量以及产品存放的时间及温度都有关系。酸价、过氧化值、羰基价的值越高，酸败就越严重。酸败油脂会造成人体肠胃不适，在感官上使产品出现油腻味。

表 4-1 不同食品中丙烯酰胺的含量（24 个国家的数据）

食 品 种 类	样 品 数	均值 /(μg/kg)	最大值/(μg/kg)
谷类	3304 (12346)	343	7834
水产	52(107)	25	233
肉类	138(325)	19	313
乳类	62(147)	5.8	36
坚果类	81(203)	84	1925
豆类	44(93)	51	320
根茎类	2068(10077)	477	5312
煮马铃薯	33(66)	16	69
烤马铃薯	22(99)	169	1270
炸马铃薯片	874(3555)	752	4080
炸马铃薯条	1097(6309)	334	5312
冻马铃薯片	42(48)	110	750
糖、蜜（巧克力为主）	58(133)	24	112
蔬菜	84(193)	17	202
煮、罐头	45(146)	4.2	25
烤、炒	39(47)	59	202
咖啡、茶	469(1455)	509	7300
咖啡（煮）	93(101)	13	116
咖啡(烤,磨,未煮)	205(709)	288	1291
咖啡提取物	20(119)	1100	4948
咖啡,去咖啡因	26(34)	668	5399
可可制品	23(23)	220	909
绿茶（烤）	29(101)	306	660
酒精饮料(啤酒,红酒,杜松子酒)	66(99)	6.6	46

注：括号中数据指采集总样品数，括号外的数据为实际检测样品数。

食用油脂在炸制中经过长时间高温加热，会发生一系列化学变化，出现黏度增高、碘价下降、酸价增高、折射率改变、蛋白质变性等现象，同时产生各种气味，营养价值也随之发生变化。油炸中最常见的化学变化有水解与缩合、热聚合、热分解等反应。

1. 水解与缩合

油脂的水解是指在高温下甘油脂肪酸酯分解成游离脂肪酸和甘油。水分对油脂的水解有促进作用。甘油在高温下失水生成丙烯醛。油温达到发烟点时冒出油烟中的主要成分就是丙烯醛。丙烯醛具有强烈的辛辣气味，对鼻、眼黏膜有较强的刺激性。使用质差、烟点低的油煎炸食品，较多的丙烯醛会随同油烟一起冒出，使操作人员及附近人员干呛难忍，有些人会出现"油醉"样感觉如头晕、头痛等。

食品中水分含量越多、油炸温度越高、油脂中食物碎屑和焦粒越多，游离脂肪酸生成速度越快；在同等条件下，油脂的更新率越高，油品质越好，游离脂肪酸生成速度越慢。碱和残留的含碱清洗剂也可加速油脂的水解，并会有皂化物生成。当发生上述反应时，油的各种劣变产物在油脂中积聚，导致油脂的功能、感官和营养品质发生了变化。油的劣变产物大体分为挥发性分解产物和不挥发性分解产物。挥发性分解产物大多随水蒸气挥发外逸，它们主要影响油炸食品的感官品质。非挥发性分解物大多数是极性物，能提高油的表面活性，减小表面张力。非挥发性分解物随着油脂一同被油炸食物所吸收，因其具有毒理学、营养学和感官方面的影响，所以这些产物应引起关注。

若油脂水解不完全，则不完全水解油脂分子间可脱水缩合生成分子量更大的醚类化合物，使油脂黏度增大。

2. 热聚合

煎炸时油的温度较高（150～250℃），会发生聚合反应，使油脂浑浊生成多种聚合物。这些大分子化合物不仅不易被机体排泄，而且对机体也能造成很大毒性。医学研究证明，此类物质对动物有明显的致癌作用，油炸食品在高温下形成的杂环化合物，可能与结肠癌、乳腺癌、前列腺癌等有关。研究发现，用含高温加热过的油脂喂养大白鼠数月后，动物出现胃损伤和乳头状瘤，并有肝瘤、肺腺瘤及乳腺瘤等发生。油脂反复煎炸的次数越多，其中的聚合物含量就越高。

聚合作用是油脂加热及其自行氧化的主要反应，一般使油脂颜色变深。聚合物可由不饱和油脂的两个碳原子结合，或者是两个脂肪酸键在不饱和处由一个氧原子连接起来。前者是加热聚合的产物，后者是氧化聚合的产物。聚合物包括环状结构化合物、二聚体化合物、三聚体化合物和高分子化合物。油脂经高温加热后，黏度加大，由稀逐渐变稠至成冻状凝固态，同时起泡性也增加，这些现象都是由油脂聚合引起的。

3. 热分解

油脂在高温条件下发生的一系列分解反应对其质量的影响很大。在 260℃ 以下时，油脂的热分解并不十分明显，但是当油温升高到 300℃ 时，其热分解反应明显加快。油炸中常用油脂的热分解温度一般为 250～290℃。油脂的热分解产物大多数为游离脂肪酸、醛类、酮类、碳氢化合物以及一些挥发性的小分子物质。食用油脂在高温下的热分解产物如下。

① 脂肪酸 草酸、己酸、庚酸、辛酸、壬酸、癸酸以及 C_{12}～C_{18} 的脂肪酸。

② 醛类 丙烯醛、丁烯醛、2-戊醛、2-己烯醛、2-庚烯醛、2-辛烯醛、2-十一烯酸、甲醛等。

③ 酮类 甲基正辛酮、甲基正庚酮、甲基正乙酮、甲基正戊酮、甲基乙烯酮等。

④ 碳氢化合物 正戊烷、乙烷、正庚烷、正辛烷及含碳数较多的碳氢化合物。

4. 加热氧化

煎炸时油脂与空气中的氧接触发生热氧化反应，使食品的营养价值明显降低。热氧化反应产生的过氧化物逐渐分解为低级的醛、酮、羟基酸、醇和酯等各种有害物质，导致油脂颜色变深，折射率、黏度增大，碘值下降，酸价升高及产生刺激性气味。热氧化聚合物还能与蛋白质形成复合物，从而妨碍机体对蛋白质的吸收并使氨基酸破坏，降低蛋白质的营养价值。

5. 蛋白质的变性

高温油炸会使蛋白质变性，使蛋白质水合作用和溶解性降低，蛋白质的酶活性、激素活性钝化或者完全丧失。构成组织结构的蛋白质呈结合状态，其变性温度与游离态蛋白质不同。70℃时，肌原纤维蛋白完全变性，肌红蛋白和血红蛋白也开始变性，同时，血红素和球蛋白之间的结合减弱，制品的颜色发生变化。

油炸过程中，蛋白质发生变性，但其一级结构未受到有害的影响，从营养学的观点讲，蛋白质所发生的变化一般是有利的。此外，蛋白质与碳水化合物发生反应，赋予了油炸制品良好的色泽。当油温过高时，蛋白质也可产生一些有毒的化合物。经激烈热处理的蛋白质又可形成环链衍生物，其中有些还有强诱变作用，如色氨酸在 200℃ 以上加热时，通过环化可

转变成为 α-咔啉、β-咔啉和 γ-咔啉及其衍生物。赖氨酸可与丙氨酸形成赖氨酰丙氨酸，动物实验证明，它们可诱发小鼠的肾细胞异常增大、肾钙质沉积等疾病，当大鼠摄取含有赖氨酰丙氨酸的蛋白质后，往往发生腹泻、胰腺肿大和脱毛。

（三）杂环胺对食品安全的影响

杂环胺是食品中蛋白质、肽、氨基酸热分解时产生的一类具有致突变、致癌作用的芳香杂环化合物，属于氨基咪唑氮杂芳烃和氨基咔啉类化合物。随食品进入机体的杂环胺可很快经肠道吸收，并随血液分布到身体的大部分组织，主要在肝脏代谢。其较强的致突变性和诱发动物多种组织肿瘤的作用，以及污染食品和对人类健康的危害已引起人们高度的重视。

杂环胺的前体物是肌肉组织中的氨基酸和肌酸或肌酐，还原糖也可能参加其形成反应。高肌酸或肌酐含量的食品比高蛋白质的食品更易产生杂环胺，这说明肌酸是形成杂环胺的关键。在食品加工过程中，加工方法、加热温度和时间对杂环胺形成影响很大。实验显示，食品在较高温度下的火烤、煎炸、烘焙等过程中，产生杂环胺量多，而水煮则不产生或产生很少；油煎猪肉时将温度从 200℃ 提高到 300℃，致突变性可增加约 5 倍；肉类在 200℃ 油煎时，杂环胺产量在最初的 10min 就已很高，但随着烹调时间延长肉中的杂环胺含量有下降的趋势，这可能是部分前体物和形成的杂环胺随肉中的脂肪和水分迁移到锅底残留物中的缘故。杂环胺的合成与食物成分也有关，当食品水分减少时，由于表面受热温度迅速上升，可使杂环胺生成量明显增高。煎、炸、烤是我国常用的烹调鱼类和肉类的方法，但油炸、烧烤食品中杂环胺很高。许多流行病学研究发现癌症危险性与食品烹调方式相关，因此，杂环胺污染是热加工食品中不能忽视的卫生安全问题。

（四）反式脂肪酸对食品安全的影响

1. 反式脂肪酸的结构及性质

食用油脂多是甘油三酯，它由一份甘油与三份脂肪酸酯化而成。根据脂肪酸碳键上的单双键结构，可分为饱和脂肪酸和不饱和脂肪酸两类。与饱和脂肪酸单键的碳链结合不同，在以双键结合的不饱和脂肪酸中，从其分子结构上可能会出现不同的几何异构体，若脂肪酸均在双键的一侧为顺式，而在双键的不同位置为反式。由于它们的立体结构不同，二者的物理性质也有所不同，如顺式脂肪酸多为液态，熔点较低；而反式脂肪酸多为固态或半固态，熔点较高。顺式脂肪酸与反式脂肪酸的结构见图 4-2。

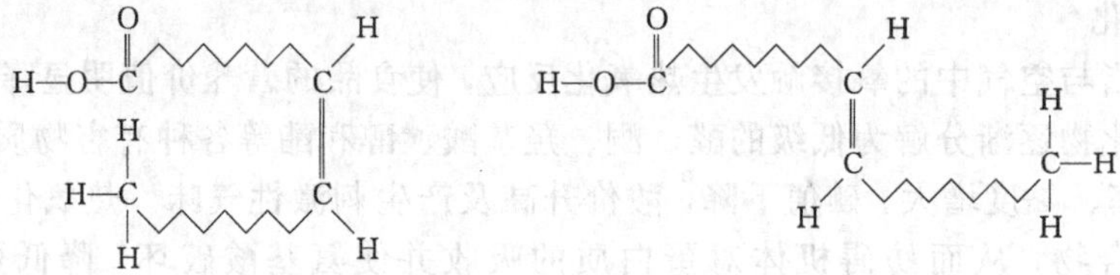

(a) 顺式　　　　　　　　　　　　　(b) 反式

图 4-2　脂肪酸的顺式、反式结构

在天然的油脂中很少有反式脂肪酸存在。然而，许多加工油脂产品，为了改善油脂物理性质，如熔点、质地、加工性及稳定性，常将植物油脂或动物油脂及鱼油予以部分氢化加工，即在不饱和脂肪酸的双键位加入氢离子，使液态油中不饱和双键变为固态油脂的单键结构（该工艺亦可称为硬化），则会异构化产生反式不饱和脂肪酸（一般 10%～12%），氢化油脂变为固态或半固态状，熔点上升，以供制造人造奶油及起酥油和炸油。此外，油脂在精炼脱臭工艺中，由于高温及长时间加热操作，也有可能产生一定量反式脂肪酸。

2. 反式脂肪酸的使用及危害

反式脂肪酸出现在很多人们常吃的食物中，从快餐店到超市，从炸薯条、炸鸡、冰激凌到奶油蛋糕、蛋黄派、饼干、咖啡伴侣，随处可见反式脂肪酸的影子。如果一种食品标示使用人工黄油（奶油）、转化脂肪、人造植物黄油（奶油）、人造脂肪、氢化油、氢化棕榈油、起酥油、植物酥油等，那么这种食品就含有反式脂肪酸。我国台湾地区对市场上快餐业所使用的25种烹饪油检验发现，其19个样品中或多或少都含有反式脂肪酸，范围在0.8%～33.9%之间，以人造奶油、起酥油所含的反式脂肪酸较多。这一调查结果与欧美等国家的调查数据（0.2%～60%）相比，差异不大。欧洲8个国家联合开展的多项有关反式脂肪酸危害的研究显示，对于心血管疾病的发生发展，反式脂肪酸负有极大的责任。它导致心血管疾病的概率是饱和脂肪酸的3～5倍，甚至还会损害人的认知功能。此外，反式脂肪酸还会诱发肿瘤（乳腺癌等）、哮喘、Ⅱ型糖尿病、过敏等疾病，对胎儿体重、青少年发育也有不利影响。

3. 反式脂肪酸在油脂食品中的含量限制

国际上最早对反式脂肪酸引起重视的国家是丹麦。2003年6月，丹麦政府对反式脂肪酸制定了严格的规定，成为世界上第一个对食品工业生产反式脂肪酸设立法规进行限制的国家。从2003年6月1日起，丹麦市场上任何含反式脂肪酸超过2%的油脂都被禁售。而从2003年12月31日起，这个规定拓展到加工食品油脂。该规定对丹麦本国和外国生产的产品均适用。

美国食品和药物管理局（FDA）出台了一项规定，要求在传统食品和膳食补充品的营养标注中，标注反式脂肪酸酸的含量。该规定于2006年1月1日生效。此后，荷兰、法国、瑞典等也相继对反式脂肪酸的限量进行立法，通常规定在5%以下，荷兰5%以下，法国3.8%以下，瑞典5%以下。巴西也通过了类似的新规定，自2007年7月31日起，强制要求在包装食品的营养标注中标注包括饱和脂肪酸、反式脂肪酸和钠含量的信息。我国也在制定油脂食品中反式脂肪酸的含量限制。美国麦当劳总部发表公告，于2003年3月，在全美13000家连锁店中已更换使用低反式脂肪酸、低饱和脂肪酸新型炸油，以满足消费者对油脂食品质量安全不断提高的需求。但在2008年4月韩国食品与药品管理署发布的一份报告表明，麦当劳平均每100g炸薯条中含1.6g反式脂肪酸，汉堡王（美国第二大餐饮企业）与肯德基平均每100g炸薯条均含1.3g反式脂肪酸。

三、热加工食品的安全性控制

（一）防止高温加热油脂的劣变

1. 降低油炸温度，缩短油炸时间

油脂的劣变与油炸时间和温度呈正相关，因此应避免高温长时间加热。有效手段是采用真空深层油炸。该技术具有以下优点。①可以保持食物原有的色泽和香味。采用真空油炸，原料在低温、低压、低氧的环境中进行加工，食物不易氧化褐变、褪色、变色，可较好保持食物本身的颜色。②真空状态下水的沸点会降低，因此在较低的温度下食物中的水分就会受热蒸发而喷出，从而形成食物疏松多孔的结构和松脆的口感，兼具新鲜食物与饼干的双重特性。③由于是在低温真空状态下加工，食物中的营养成分如无机盐、维生素等不会受到破坏。④真空油炸能有效地防止炸油在高温状态下发生聚合反应，减少甚至防止有害物质的生成，提高了炸油的反复利用率。一般油炸食品的含油率高达40%～50%，而真空油炸食品的含油率在25%以下，节油效果显著，食物脆而不腻。

2. 增加煎炸油的饱和脂肪酸含量，提高油脂的稳定性

使用不饱和脂肪酸含量较低的专用煎炸油或高级精炼烹调油，因为饱和脂肪酸比较稳定，不饱和脂肪酸不稳定，容易与空气中的氧气发生反应，煎炸食品时油温不宜过高，应控制在190℃以下，对品质差、烟点低的油不宜用于煎炸食品。

3. 采用封闭连续油炸设备，并及时补充新油

因加热方式不同，油脂的热变性程度亦不同。间歇性加热比一次连续性加热更容易变性。因为炸制一段时间停下来后，油脂发生自动氧化，再加热时自动氧化速度大大加快。在加工过程中可以适当兑入新的油脂，补充的新鲜油必须合格，油炸食品应随炸随吃，不能储藏。并且应尽量减少油脂反复使用次数，建议油脂反复使用总时间不应超过8h。

4. 降低食品水分，及时清除油渣

在煎炸过程中，应尽量减少水分渗入油脂中。水分残留于油中，会加速油脂氧化水解，产生刺激性气味。油渣的来源主要是产品油炸过程中掉下来的渣子及油氧化水解形成的黑色颗粒。如果不及时分离，则会促进油脂的氧化。

水油混合式深层油炸是指在同一容器内加入水和油而进行的油炸方法。水与油因相对密度大小不同而分成两层，上层是相对密度较小的油层，下层是相对密度较大的水层，一般在油层中部水平设置加热器加热。水油混合式深层油炸食品时，食品的残渣碎屑下沉至水层，由于下层水温比上层油温低，因而，炸油的氧化程度可得到缓解，同时沉入下半部水层的食物残渣可以过滤去除，这样，可大大减少油炸用油的污染，保持其良好的卫生状况。

5. 使用不锈钢炸锅

经实验，用铝锅、铁锅、铜锅分别加热油脂，结果铜锅中的油脂变质最快，其次为铝锅。因为即使微量的金属铜离子、铝离子，也能催化油脂的氧化，使变质速度明显加快。因此最好使用铁锅或不锈钢锅。

6. 添加抗氧化剂

在油炸用油中添加抗氧化剂和增效剂，能降低油脂变质的速度。可选用耐热性较好且无毒的TBHQ（2-叔丁基氢醌或特丁基对苯二酚），或添加天然抗氧化剂维生素E、芝麻酚、谷维素、甾醇以及化学合成抗氧化剂丁基羟基茴香醚（BHA）、2,6-二叔丁基对甲酚（BHT）、没食子酸丙酯（PG）等。最理想的是添加甲基硅油，可在油面形成一层单分子膜，抑制煎炸时泡沫的形成，减少油面与空气的接触面积。甲基硅油还可使食油的烟点提高8～10℃，其憎水性可减轻水分对脂肪的水解作用。而且甲基硅油没有毒性。

（二）减少丙烯酰胺的产生

许多研究表明，还原糖的数量、游离氨基酸的数量、加热条件是丙烯酰胺生成的三大主要因素。因此，食品产业界也有望从这些结论中，寻找到控制食品中丙烯酰胺的最适工艺，将丙烯酰胺的生成控制在最小范围，以最大限度地减少其对人体健康的危害。2002年6月，世界卫生组织、联合国粮食与农业组织和美国FDA联合召开专家论证会，与会专家提出防止丙烯酰胺毒害的建议，"应平衡饮食，烹调不能过度（温度不要太高，时间不能太长）"。

1. 尽量避免过高温度和长时间的热加工

对淀粉类食品尽量采用蒸煮加工，或采用低温加工，如采用真空油炸、低温或超高温（UHT）灭菌等。油炸食品时需严格控制油温，要控制在150℃左右，火不要烧得过旺；如果油温超过200℃，则煎炸时间以不要超过20min为宜。Franco Pedreschi实验表明，在炸马铃薯片过程中，当温度从190℃减低至150℃时，丙烯酰胺的含量急剧下降；他们还发现，在面包焙烤中，丙烯酰胺的含量与面包的颜色深度成正比。加拿大卫生部的研究表明，葡萄糖等还原糖与天冬酰胺等游离氨基酸，在100℃以上的温度条件下反应可以生成丙烯酰胺。反应温度在170℃左右丙烯酰胺的生成量最大。对一些天冬酰胺含量高的食品原料，加工温度尽可能控制在120℃以下。因此，掌握好食品加工温度，避免生成丙烯酰胺将是非常可行的。

2. 控制高温加工原料中还原糖的数量、游离氨基酸的数量

日本农林省食品综合研究所和农林消费技术中心的研究表明，淀粉类食物如马铃薯在储藏中的温度条件，对其后的加工中丙烯酰胺和生成量也有着一定的影响。马铃薯在低温（2～4℃）中保存，马铃薯中的淀粉一部分会转变为还原糖。如用这样的马铃薯煎炸处理，

食品会变为极强的焦糊色，不仅影响食品的色泽，而且生成的丙烯酰胺量会多增加 10 倍以上。但是，采用煮和蒸的烹调方式时，则没有丙烯酰胺的生成。

因此，对用于油炸马铃薯片的马铃薯在加工前，应避免在低温中储藏，通常最好在 10℃左右储藏，这样可抑制还原糖的生成，从而降低油炸马铃薯中丙烯酰胺的含量。也有研究发现，如果将薯片内部的温度控制在 100℃左右，丙烯酰胺的生成量则不到 180℃时的 20%。在油炸前先用 70℃的热水将薯片焯一遍，结果炸薯片中丙烯酰胺的含量能控制在不用水焯情况下的 46%。

3. 添加抗氧化剂抑制丙烯酸生成

加工时添加一些抗氧化剂，防止丙烯醛形成丙烯酸。研究结果表明，维生素 E、阿魏酸、儿茶素等能抑制丙烯酰胺的产生。Tareke 等发现，将抗氧化剂 BHT、芝麻酚、维生素 E 加入到牛肉中，加热后丙烯酰胺的含量降低。另外，pH 的降低会抑制丙烯酰胺的生成。

4. 控制高丙烯酰胺食品的摄入量

建议人们少吃煎炸和烘烤食品，少食油炸马铃薯条之类的西式快餐以及含糖量高的食品，多食新鲜蔬菜和水果。丙烯酰胺主要在高碳水化合物、低蛋白质的植物性食物加热过程中形成，如油炸薯条、薯片等，油炸类食品中丙烯酰胺含量相对较高。对世界上 17 个国家丙烯酰胺摄入量的评估结果显示，按体重计，儿童丙烯酰胺的摄入量为成人的 2～3 倍。其中丙烯酰胺主要来源的食品为炸薯条 16%～30%，炸薯片 6%～46%，咖啡 13%～39%，饼干 10%～20%，面包 10%～30%，其余均小于 10%。在卫生部委托中国疾病预防控制中心营养与食品安全所和中国营养学会联合编制的《中国儿童青少年零食消费指南》，将儿童零食分为"可经常食用"、"适当食用"、"限制食用"三个推荐级别，并用扇面图标示出来。孩子们喜欢吃的棉花糖、油炸膨化食品、巧克力派等都列入"限制食用"范围，建议家长让孩子尽量少吃，最好每周不超过一次。

第四节　辐照食品的安全性

一、概述

食品辐照技术是 20 世纪发展起来的一种灭菌保鲜技术，是以辐射加工技术为基础，运用 X 射线、γ 射线或高速电子束等电离辐射产生的高能射线对食品进行加工处理，在能量的传递和转移过程中，产生强大的物理效应和生物效应，达到杀虫、杀菌、抑制生理过程、提高食品卫生质量、保持营养品质及风味、延长货架期的目的。辐照可以抑制食品中腐败生物的活动，包括细菌、真菌及酵母菌。辐照加工技术还可以降低与蔬菜水果生长和成熟相关的自然生物变化（如成熟或发芽），从而有效延长新鲜蔬菜水果的保存期。根据我国《辐照食品卫生管理办法》中对辐照食品的定义：辐照食品是指用钴 60、铯 137 产生的 γ 射线或电子加速器产生的低于 10MeV 电子束辐照加工处理的食品，包括辐照处理的食品原料、半成品。

食品辐照就是将包装或散装的食品暴露于受控水平下的辐照环境中电离辐射一定时间的处理过程。食品在辐照过程中，通过辐射区域时所吸收的能量称为辐照剂量。这一能量吸收剂量单位用戈瑞（Gy）表示，1Gy 的吸收剂量等于 1kg 受照射物质吸收 1J 的辐射能量。

电离辐射可以引起生物有机体的组织及生理发生各种变化。当生物有机体吸收射线能以后，将会产生一系列的生理生化反应，使新陈代谢受到影响。在较低剂量的电离辐射作用下，引起某些蛋白质和核蛋白分子的改变，破坏新陈代谢，抑制核糖核酸和脱氧核糖核酸的代谢，使自身的生长发育和繁殖能力受到一定的危害。有研究表明，食品被辐照时，电离辐射能量传入微生物内部，破坏其 DNA，导致遗传基因缺陷，使其死亡或不能繁殖。不同生

物的 D 值（杀灭90%此种生物所需的辐照量）是不同的，且会随温度和食品种类的变化而改变。微生物对辐照的敏感程度与其 DNA 大小、修复核破坏的 DNA 的速度及其他一些因素均有关，但决定因素是生物 DNA 的大小。同时，食品辐照的生物学效应也与生成的游离基和离子有关。当射线穿过生物有机体时，会使其中的水和其他的物质电解，生成游离基和离子，从而影响到机体的新陈代谢过程，严重时则杀死细胞。从食品保藏的角度来说，就是利用电离辐射的直接作用和间接作用，杀虫、杀菌、防霉、调节生理生化反应等效应来保藏食品。

用于食品辐照的放射源包括放射性同位素钴 60 或铯 137 产生的 γ 射线、最大能量为 5MeV 的 X 射线机产生的 X 射线、最大能量为 10 Mev 的电子加速器产生的电子束等。这些放射源能量较低，不足以引发感应放射性，而辐照过程中形成的微量辐解产物，与食品中天然存在或经加热处理产生的物质相同或类似，并无特殊毒副作用。

20 世纪 70 年代，辐照食品的卫生安全性得到国际权威机构的确认。1980 年，联合国粮食与农业组织、世界卫生组织和国际原子能机构等国际组织宣布，经 10kGy 以下剂量的辐照处理，任何食品在安全性上都不存在问题。目前，全世界已有 42 个国家和地区批准辐照农产品和食品 240 多种，年市场销售辐照食品的总量达 40 多万吨。近年来，辐照食品已进入商业化生产和进出口贸易。不少国家已明确表示，不允许未经辐照处理的中草药、豆制品等食品进口。辐照食品种类也逐年增加，截至 2007 年我国辐照食品种类已达 7 大类 56 个品种。7 大类产品分别是辐照豆类、谷物及其制品，辐照干果果脯类，辐照熟畜禽肉类，辐照冷冻包装畜禽肉类，辐照香辛料类，辐照水果、蔬菜类，辐照水产品类。我国共批准了马铃薯、洋葱、大蒜等 18 种辐照食品的卫生标准，1996 年正式颁布了《辐照食品卫生管理办法》，从而保证了我国食品辐照走在卫生安全的轨道上。据有关统计表明，2008 年我国 30 万居里❶以上的商用 γ 辐照装置已达 100 座，功率 5kW 以上的电子加速器已达 83 台。我国目前辐照食品年辐照量约 50 万吨，主要是大蒜、调味品、脱水蔬菜、干货、肉制品等。但与一些发达国家相比在种类和数量上仍存在较大差距，许多国家已将辐照技术大量应用在小麦等粮食作物、多种畜禽肉、水产品、果蔬、饲料、熟食、包装材料、生物和发酵产品、茶、饮料等的加工上（如表 4-2 所示）。

表 4-2 食品辐照利用领域与剂量

照 射 目 的	剂量/kGy	照 射 对 象
控制发芽和生根	0.03～0.15	马铃薯、洋葱、大蒜、栗子、甘薯、葱、胡萝卜
杀虫和绝育	0.1～1.0	谷类、豆类、果实、可可豆、枣、椰子、猪肉、饲料原料
推迟成熟	0.5～1.0	香蕉、木瓜、芒果、龙须菜、蘑菇(控制开伞)
改善品质	1.0～10.0	干蔬菜、酒精饮料(加速成熟)、咖啡豆(提高萃取率)
杀灭腐败菌	1.0～7.0	果实、水产加工品、畜禽肉加工品、鱼
杀灭非孢子污染微生物	1.0～7.0	冷冻虾、冷冻青蛙腿、畜禽肉、饲料原料中的毒菌
食品材料杀菌(保鲜)	3.0～10.0	香辛料、干蔬菜、干血液、粉末卵、酶制剂、阿拉伯树胶
灭菌	20～50	畜禽肉加工品、病人食品、航天食品、野营食品、实验动物饲料、包装容器

二、辐照对食品安全性的影响

食品辐照一方面是一种能够延长食品的货架寿命、增强食品安全卫生性的技术，另一方面，这种技术可以引起辐照食品的物理变化、化学变化和生物变化，从而影响食品的营养价

---

❶ 1 居里＝1Ci＝37GBq。

值和感官特性。然而，原子弹爆炸，以及核泄漏事件的发生，使世界各国消费者对核普遍存在恐惧心理，影响了人们对辐照食品的接受性。随着辐照食品在市场的流通，辐照食品的安全性成为世人关注的焦点。因此，国际上对辐照食品安全性的争论焦点是：辐照食品会不会产生有毒物质，食用辐照食品会不会致癌，是否对遗传有影响，营养成分是否严重破坏，食品中是否会产生诱导放射性及突变微生物的危害？在探究辐照食品的急性毒性、慢性毒性、致癌性、遗传毒性、细胞毒性、致畸形性、变异原性等毒性的同时，必须调查是否因污染食品的微生物产生突变而增加毒性以及是否破坏了营养成分。

1. 放射性的污染和放射性物质的诱发

大量的研究结果和理论分析都表明，辐射食品不存在放射性污染和放射性物质的诱发问题。食品辐照是外照射，食品同辐射源不接触，不会产生污染。但是是否带有放射能即产生放射性的危害性问题，曾引起很大的关注。食品中放射能的诱发受射线种类、能量、剂量及食品中含有成分等的影响。从目前食品辐照中使用的射线和放射剂量来看，诱导辐照不会引起健康危害。

2. 毒性物质的生成

照射会不会使食品产生有毒物质是一个很复杂的问题。迄今为止，研究结果还未确证会产生有毒、致癌和致畸物质。至于有无致突变作用，仍在继续深入研究。

食品经过辐射，随着剂量不同会相应地生成各种物质，但这些物质在数量上远比加热处理时少得多。尽管如此，在利用这种经辐射处理过的新型食品时，都必须通过与食品添加剂同等乃至更严格的动物实验来鉴定其毒性。在迄今为止所做的大量动物实验中，即使给实验动物投以多种经过 50kGy 剂量照射过的食品，却从未发现急性毒性和慢性毒性，也没有发现有致癌物质生成。

3. 致癌物质的生成

关于多脂肪食品经辐照后生成过氧化物和放射线引起化学反应产生的游离基等，是否有生成致癌性或致癌诱因性物质的问题，1968 年美国曾对高剂量辐照的火腿进行动物实验，观察到受试动物的繁殖能力及哺乳行为下降，营养阻碍因子生成，死亡率提高，体重增长率下降，血红细胞减少，还观察到肿瘤的发生率比对照动物高，所以对其安全性有很大怀疑。然而，中剂量（$10^3 \sim 10^4$ Gy）、低剂量辐照食品的实验，还未能发现致癌物质。到目前为止的研究结果表明，食品在允许辐照条件下辐照时，不会产生危害水平的致癌物。

4. 微生物类发生变异的危险

食品辐照加工所达到的生物学上的安全性是完全可以与其他现行的食品处理方法相比拟的。关于某些耐辐射性强的微生物，已经再次研究了其天然的辐射性以及辐照后可能复活的后果，没有证明这些有机体产生新的健康危害。

至今尚没有人证明辐照微生物能增加其致病性，或者被辐照的细菌增加了毒素的形成力或诱发了抗菌力。但亦有实验证实，在完全杀菌剂量（$4.5 \times 10^{-2} \sim 5.0 \times 10^{-2}$ Gy）以下，微生物出现耐放射性，而且经反复辐照，其耐性会成倍增长。这种伤残微生物菌丛的变化，生成与原来腐败微生物不同的有害生成物，造成新的危害，这是值得关注的。

5. 遗传诱变物的生成

食品辐照可能生成具有诱变和细胞毒性的少量分解产物，这些产物可能诱导遗传变化，包括生物学系统中的染色体畸变。实验表明，用经过辐照的培养基来饲育果蝇，其突变率增加，数代后死亡率增加。

6. 对营养物质的破坏

食品在辐照后，蛋白质、糖类、脂肪的营养价值不会发生显著变化，它们的利用率基本不受辐照的影响。但是其物理化学性质会有一定的变化，如影响蛋白质的结构、抗原性等。脂肪可能产生过氧化物，碳水化合物是比较稳定的，但在大剂量照射时也会引起氧化和分解，使单糖增加。

（1）蛋白质　一般来说，在低剂量下辐照，主要发生特异蛋白质的抗原性变化。高剂量辐照可能引起蛋白质伸直、凝聚、伸展甚至使分子断裂并使氨基酸游离出来。

辐射效应还集中到含硫键的周围，并且氢键也受到破坏。被电离辐射破坏的蛋白化学键的顺序是—S—CH₃、—SH、咪唑、吲哚、α-氨基、肽键和脯氨酸。通过辐照，蛋白质和蛋白质的基质可能产生臭味化合物和氨。在高剂量辐照的情况下，食品所产生的异味是由于分别从苯丙氨酸、酪氨酸以及甲硫氨酸形成了苯、苯酚和含硫化合物的结果。这些氨基酸对辐照作用是敏感的，裂解后产生了难闻的化合物。

（2）糖类　辐照可导致复杂的糖类解聚作用。对小麦的研究表明，在 0.2～10kGy 的辐照剂量下，水溶性还原糖的含量可以增加 5%～92%。这种还原糖的普遍增加是由于淀粉逐步不规则地被降解造成的。以麦芽糖值表示的糖化度在发酵后明显增加。

（3）脂类　辐射对脂类所产生的影响可分为以下三个方面：①整个理化性质发生变化；②受辐射感应而发生自动氧化变化；③发生非自动氧化性的辐射分解。

辐照可促使脂类的自动氧化，当辐照时及辐照后有氧存在时，其促进作用就更显著，从而促使了游离基的生成，使氢过氧化物及抗氧化物质的分解反应加快，并生成醛、醛酯、含氧酸、乙醇、酮等十多种分解产物。因此，辐射剂量、剂量率、温度、是否有氧存在、脂肪组成、抗氧化物质等都对辐射所引起的自动氧化变化有很大的影响。

脂肪酸酯和某些天然脂肪（猪油、橄榄油）在受到 50kGy 以下的剂量照射时，品质变化极小。但是另一些脂类则成为辐照食品中异臭的发生源。如经 20kGy 左右剂量辐照后，肉类会发生风味变化；牛乳中的脂肪会产生蜡烛气味；鱼的脂类因高级不饱和脂肪酸发生氧化酸败而产生很重的异臭味等。

饱和的脂类在无氧状态下辐照时，会发生非自动氧化性分解反应，产生 H_2、CO、CO_2、碳氢化合物、醛和高分子化合物。不饱和脂肪酸经辐照后也会生成与饱和脂肪酸相类似的物质，其生成的碳氢化合物为链烯烃、二烯烃，以及二烯烃和二聚物形成的酸。

（4）维生素　食品在辐照时维生素会被破坏，不同维生素对辐照有不同的敏感性。大多数维生素含量变化与加热处理相似。在所有的维生素中，维生素 C 最容易被破坏。依据水果或蔬菜被辐照的剂量、空气中暴露和温度等不同，维生素 C 损失 1%～95% 不等。用于抑芽和辐照灭菌的低剂量辐照使维生素 C 损失 1%～20%。脂溶性维生素 K 对辐照也非常敏感。

水溶性维生素 B_1 对辐照也很敏感。在 3～10kGy 的辐照水平，依据不同食品其辐照温度、空气中暴露程度以及辐照量和剂量的不同，维生素 B_1 可以损失 0～94%。除去稻谷中害虫必需剂量的辐照使维生素 B_1 损失 0～22%，小麦和豆科植物中烟酸（抗痴皮病维生素）的含量即使在高于 2.5kGy 的剂量下也降低很少。另一种不稳定的 B 族维生素是维生素 B_6，在鱼肉中损失高达 25%。核黄素（维生素 B_2）在不同条件下也发生一些损失。总的来讲，辐照过程中 B 族维生素的损失一般比加热损失要小。

7. 包装材料的化学变化

辐照可以引起食品及包装材料发生化学变化，致使包装材料中的成分（或这些成分的降解物）转移到食品中。辐照会引起交联，交联可能会减少上述转移，但它也可以导致物质分解成为低分子量分子实体，从而增加了其转移特性。在食品包装材料的生产（或灭菌）中使用辐照，与其他食品生产加工过程中使用辐照一样。也就是说，被辐照的最终包装材料必须符合相应法规要求，不能使食品掺入它物而质量变劣，即被辐照后的食品包装材料不能释放污染食物的分解物。

金属罐如镀锡薄板罐和铝罐，对使用杀菌剂量照射是稳定的。但是，超过 600kGy 剂量范围（在食品辐射保藏中不会使用如此高的剂量）会使钢基板、铝出现损坏现象；金属罐中的密封胶、罐内涂料对杀菌剂量水平也是稳定的；在金属罐形状方面，最理想的是立方形，因为辐射源能最好地利用，剂量分布与控制也最好。

塑料包装的食品，在剂量接近 20kGy 或更低时，辐照对其物理性质没有明显影响。在剂量超过 20kGy 时，塑料薄膜如聚乙烯、聚酯、乙烯基树脂、聚苯乙烯薄膜的物理性质会发生变化，但这种变化影响较小。如果辐照超过了 10kGy，玻璃纸、氯化橡胶会变脆。在塑料包装中被辐照的大多数食品会出现异味。在灭菌剂量下辐照，聚乙烯会放出令人讨厌的气味，会对食品产生影响。

金属箔和各种复合包装材料是比较理想的食品辐照包装材料，它们可接受高达 60kGy 剂量的照射。

8. 辐射伤害和辐射味

所有果品、蔬菜经射线辐射后都可能产生一定程度的生理损伤，主要表现为变色和抵抗性下降，甚至细胞死亡。但是，不同食品的辐射敏感性差异很大，因此致伤剂量和生理损伤表现也各不相同。如马铃薯块茎经 50Gy 辐照，维管束周围组织即有褐变，并随剂量增大而加重。

高剂量照射食品特别是对肉类，常引起变味，即产生所谓辐射味。这种情况一般在 5kGy 以上才发生。有些水果、蔬菜用低剂量照射也有异味产生。辐射味随食品的种类、品种不同而异。

辐射伤害和辐射味基本上都是电离和氧化效应引起的。

三、辐照食品安全性控制

1980 年 FAO/国际原子能机构（IAEA）/WHO 食品辐照卫生安全联合专家委员会的结论：为了保护食品，在 10kGy 剂量以内辐照任何食品不会引起毒理学的危害。现在 95％以上的辐照食品，其辐照剂量大大低于 10kGy。1999 年 10 月 19～22 日，联合国粮食与农业组织（FAO）、世界卫生组织（WHO）、国际原子能机构（IAEA）联合在土耳其国安地他尼亚市召开了"采取辐照加工以确保食品安全和质量国际大会"，参加这次大会的有来自全球 53 个国家（包括中国在内）和国际组织的 179 名代表。这次大会后，又在该地相继召开了国际食品辐照咨询组（ICGFI）第 16 次会议，有 34 个成员国（包括中国）的正式代表和非政府组织，以及 FAO、IAEA、WHO 官员及日本、荷兰等国的观察员共 53 人参加了会议。这两次会议公报中都认为，1997 年 FAO/IAEA/WHO 高剂量研究小组宣告的"不超过 10kGy 的辐照剂量处理的食品是安全的和具有营养适宜性的"结论是正确的。

辐照食品的安全性保证关键在于辐照生产的管理。世界上许多国家都制定了相应的辐照食品管理法规。

(一) 食品辐照国际标准

1. "辐照食品通用标准"和"食品辐照设施推荐规程"

国际食品法典委员会（CAC）在 1983 年批准的"辐照食品通用标准"和"食品辐照设施推荐规程"奠定了食品辐照技术的合法性，但标准中规定辐照处理的安全剂量在 10kGy 以下。随着食品辐照技术发展和应用研究的深入，该标准在 1999 年由国际食品辐照咨询小组（ICGFI）申请修订，在 2003 年得到正式批准。

在标准的修订过程中争议激烈，针对取消辐照处理 10kGy 的上限这一主要修订内容，欧盟、日韩等国家以辐照含脂肪食品产生的环丁酮类物质的安全性没得到证实以及 10kGy 以上剂量无实际应用为由，坚持不同意去掉 10 kGy 辐照剂量上限，而美国、ICGFI、菲律宾、中国等农产品出口国，认为辐照脂肪产生的环丁酮类物质没有安全性问题。就 10kGy 以上剂量的应用，代表们提到非洲用于长货架期食品、欧盟有些国家供应给低免疫能力病人的饭食、澳大利亚批准的 30kGy 辐照处理香辛料等事例表明，高剂量辐照还是有其应用市场的，认为欧盟等所坚持的观点没有科学依据，继续保留"10kGy 辐照剂量上限"将对食品辐照未来的发展不利，也会给某些国家由此设置贸易障碍提供理由。

在最后的修改稿中，综合各方的观点，规定"在需要的情况下，可以应用 10kGy 以上的辐照剂量处理，并解释说明 10kGy 以上的辐照是安全的"。该标准的通过将减少消费者对辐照食品安全的担心，促进食品辐照技术国际贸易的发展。

2. "辐照食品鉴定方法"和有关辐照食品标识的规定

2001 年 CAC 第 24 届会议上批准的"辐照食品鉴定方法"的国际标准，是由欧盟提出并在欧盟标准基础上建立的。该标准给出了 5 种辐照食品的鉴定方法：对于含有脂肪的辐照食品采用气相色谱测定碳水化合物的方法；对于含有脂肪的辐照食品采用气质联机测定 2-环丁酮含量的方法；对于含有骨头的食品采用电子自旋共振仪（ESR）分析方法；对于含有纤维素的食品采用电子自旋共振仪（ESR）分析方法；对于可分离出硅酸盐矿物质的食品采用热释光方法。该标准的提出为辐照食品标识的规定和标准的执行提供了方法保证。

CAC 在 1985 年制定并在 1991 年修订的"预包装食品标签通用标准"5.2 辐照食品中规定，经电离辐射处理食品的标签上，必须在紧靠食品名称处用文字指明该食品经辐照处理；配料中有辐照食品也必须在配料表中指明。

3. "世界贸易中食品和农产品认证导则"

ICGFI 于 2000 年在悉尼和 2001 年在巴西组织举办了两个有关辐照作为卫生和植物卫生处理方法认证的研讨会，得出的一致结论是需要建立一个辐照食品国际贸易认证的标准，并制定了"世界贸易中食品和农产品认证导则"。后经 ICGFI 组织有关专家讨论，辐照处理的认证应根据辐照提高卫生安全性或辐照检疫目的的不同而建立不同的认证体系。以辐照提高卫生安全性为目的的辐照食品的认证标准的申请纳入 CAC 标准，并按照 CAC 标准修改了上述导则。2002 年 2 月，CAC 食品进出口监督和认证体系的标准委员会考虑接受名为"国际贸易中非检疫目的的辐照食品的认证请求"，而以检疫为目的的辐照食品的认证将纳入国际植物保护公约（IPPC）认证系列。

（二）主要贸易国辐照食品标准

1. 美国食品辐照标准

美国作为最先对食品辐照进行研究和开发利用的国家之一，已制定了一系列法规和标准。在美国，许多联邦机构负有与食品辐照相关的法律责任，这些部门包括食品和药物管理局、美国农业部、核法规理事会、职业安全健康管理局及交通部，其中食品和药物管理局对保证辐照食品的安全负有基本的法律责任。这些机构发布的一系列规定，涵盖了可进行的食品种类、可进行食品辐照的处理过程、辐照的安全应用、辐照设施中工作人员的安全、放射性物质的安全运输等方面的要求。

食品和药物管理局对于食品辐照的职责包括：①鉴定用于食品加工的放射源的安全性；②发布法规规定食品可被辐照的条件、最大允许辐照剂量；③检查辐照食品的设施。1986 年食品和药物管理局制定了法规 21CFR179《食品生产、加工和处理中的辐照》，后又几次增补修订，对不同用途的辐照源、食品种类、目的、辐照剂量、标识、包装等均做出了相应的规定。

在美国，辐照食品比较普遍。食品辐照被批准用于去除或杀灭昆虫，延长货架期，控制病原菌或寄生虫，抑制蔬菜发芽。用于辐照的包括猪肉、家禽、水果和蔬菜、调味品、种子、调料、鸡蛋、谷物等。越来越多的消费者购买标明安全无毒的辐照食品。辐照不仅可用于食品安全，而且可用作加工技术的目的，如改善肉制品的颜色。

2. 欧盟有关食品辐照规则

欧盟有关食品辐照的指令有两个，即"离子照射处理的食品"的框架指令 1999/2/EC 和执行指令 1999/3/EC。第一个指令规定了实施辐照处理的总体概念和技术要求，辐照食品的标识和辐照设施授权的有关要求。第二个指令规定在欧盟允许辐照的食品，目前只允许辐照处理药草、香料和植物调味料一类物质。

总体而言，欧盟对辐照食品持相当严格和谨慎的态度。ICGFI 推荐各成员国按七大类食品批准辐照食品的应用，很多成员国包括中国依此对已有的法规做了调整。但根据欧盟规定，自 2001 年 3 月 20 日起，任何规定之外的辐照食品在欧盟都是不允许的。除了上述的欧共体的法规外，比利时、法国、意大利、荷兰和英国等欧共体成员国根据以前的规定，目前允许其他的辐照食品进入其市场。

根据上述法规的规定，欧盟自 2001 年建立了每年的辐照食品状况报告制度。在报告中，成员国主要汇报辐照设施的授权情况和对辐照设施的检查结果，其中包括辐照食品的量和种类；市场上监测到辐照食品的量和标识情况，对辐照设施的授权包括欧盟内的辐照设施和欧盟外的辐照设施。

3. 澳大利亚、新西兰有关食品辐照标准制定情况

澳大利亚、新西兰一直对辐照食品持严格的态度，也是世界上几个有严格检疫要求的国家之一，但随着食品辐照技术在世界上的发展，两国卫生部通过颁布食品标准进行辐照食品的管理。近年，澳大利亚和新西兰决定停止 1989 年以来对食品辐照的禁令。1999 年下半年澳大利亚、新西兰食品标准委员会（ANZFSC）核准了澳新食品主管局（ANZFA）标准 A17《食品辐照》，该标准规定，对食品、食品配料或成分进行辐照或再次辐照要得到根据逐项审核原则做出的许可，并对有关的辐照剂量、包装材料及认可的场所和设施实施严格的条件限制。该标准要求辐照食品进行标识，指出其目的是为满足技术需要或食品安全，并涵盖了辐照设施的操作和控制、操作规范、允许的辐照源和记录保存。

4. 加拿大有关食品辐照标准

加拿大政府对食品辐照的控制基于两个方面：安全和标识。《食品药物条例和法规》认可食品辐照为一种食品加工过程。基于安全考虑，加拿大卫生部负责规定可以辐照的食品种类和允许的处理水平。加拿大食品检验局（CFIA）则负责管理辐照食品的标识。《食品药物条例和法规》中对辐照食品的标识做出了规定。CFIA《商业进口食品指南》中也规定了允许辐照的食品种类、经过辐照和含辐照配料食品的标识，并强调在加拿大销售的辐照食品必须符合《食品药物条例和法规》。

加拿大在 2003 年 2 月开始修订《食品药品规则 1094—食品辐照》，现有的 1094 规则中允许辐照处理有以下应用：辐照马铃薯和洋葱控制发芽；小麦、面粉和全麦粉的辐照防虫；香料和脱水调味品的辐照减菌。修正后将增加以下内容：辐照芒果杀虫；辐照新鲜禽肉和冷冻禽肉控制病原菌及延长货架期；辐照鲜、干或预处理的虾和冷冻的虾控制病原菌及延长货架期；辐照冷藏的碎牛肉控制病原菌及延长货架期。

5. 日韩对辐照食品的态度

日本北海道的马铃薯辐照设施是世界上较早的商业化运行的辐照设施，但日本在 1972

年批准马铃薯辐照抑制发芽外，一直没有批准其他食品的辐照处理。在 2002 年，曾有其国内的行业协会提出辐照香辛料的申请，但到目前还没有得到批准的消息。

韩国近些年来非常重视食品辐照的研究，在大力资助食品辐照研究的基础上，2003 年 5 月投资 5 千万美元成立了一个新的"辐照研究和应用尖端研究所"。韩国在 1987 年、1991 年和 1995 年分别批准了 19 项食品的辐照，目前国内有两座食品辐照商业化设施，但辐照应用只限于少量的香辛料和脱水蔬菜。

（三）中国有关辐照食品的管理标准

1986 年我国出台了《辐照食品卫生管理规定（暂行）》，并在大量实验的基础上陆续发布了粮食、蔬菜、水果、肉及肉制品、干果、调味品等 6 大类允许辐照食品名录及剂量标准。1996 年 4 月 5 日颁布了《辐照食品卫生管理办法》，规定辐照食品必须严格控制在国家允许的范围和限定的剂量标准内，如超出允许范围，须事先提出申请，待批准后方可进行生产。同时还规定研制 10kGy 以下的辐照食品新品种，研制单位应向所在省、自治区、直辖市卫生行政部门提供感官性状、营养及微生物等指标，申请初审，初审合格后由研制单位报卫生部审批；研制 10kGy 以上的辐照食品新品种，则须提供感官性状、营养、毒理及辐解产物、微生物等指标，向卫生部直接提出申请；辐照新研制的辐照食品品种经卫生部审核批准后发给辐照食品品种批准文号，批准文号为"卫食辐字（）第号"。同时规定，食品不得进行重复照射。但对下列食品可进行重复照射，其总的累积吸收剂量不得大于 10kGy：①为控制病虫害而进行辐照的含水分低的食品，如谷类、豆类、脱水食品及类似产品；②用低剂量（小于 1kGy）辐照过的原料制成的食品；③为达到预期效果，可将所需的全部吸收剂量分多次进行照射的食品；④含 5％以下辐照配料的食品。

图 4-3 辐照食品标识

我国规定从 1998 年 6 月 1 日起辐照食品必须在其最小外包装上贴有规定的辐照标识（图 4-3），凡未贴标识的辐照食品一律不准进入国内市场。但在实际执行中监管严重不足，中国市场上销售的辐照食品不下 30 种，但几乎看不见有此标志的产品。

第五节　食品添加剂的安全性

一、概述

随着食品工业的发展，食品添加剂也成为加工食品不可或缺的原料之一，它对改善食品质量、提升食品档次和营养价值发挥着积极作用。在食品生产加工过程中，正确、科学和合理地使用食品添加剂，不仅使食品在色、香、味、型和质等方面丰富多彩，而且在提高食欲、改善营养等方面有很大的作用，同时添加剂还能够抑制微生物的滋生，防止食品腐败变质和延长保质期等。食品添加剂在食品工业加工过程中是其他物质无法替代的，是食品工业现代化的重要标志。因此世界各地对食品添加剂的研究也日趋重视。国际食品法典委员会下专设食品添加剂法典委员会，专门对食品添加剂标准、实验方法和安全性评价等方面进行审议和认可；美国制定了《食品添加剂法》；欧共体由食品科学委员会专门负责食品添加剂的管理，日本由厚生省制定了《食品卫生法》和《食品添加剂标签法》。

我国自 1973 年成立食品添加剂卫生标准科研协作组以来，颁布了一系列食品添加剂的标准和管理办法。于 1995 年颁布实施《食品卫生法》，2007 年发布新版《食品添加剂使用卫生标准》（GB 2760—2007）。2007 年 12 月，十届全国人大常委会第三十一次会议初次审议了食品安全法草案，决定向社会公布草案全文，广泛征求意见，对草案进行修改完善。2008 年 10 月，在十一届全国人大常委会第五次常委会会议第三次审议食品安全法草案。委员们提出下列修改意见：①废除免检制，食品安全监督管理部门对食品不得实施免检；②对食品安全实行全程监督管理；③加强对食品添加剂的监管。食品生产者应当按照食品安全标准中关于食品添加剂的品种、使用范围、用量的规定使用食品添加剂，不得在食品生产中使用食品添加剂以外的化学物质或者其他危害人体健康的物质。即使是无害的物质，目录中没有列出的，也不允许添加到食品中。在 2009 年 2 月颁布并在 6 月 1 日起实施的《中华人民共和国食品安全法》中有关食品添加剂的生产和使用占据相当重要的篇幅，做了明确规定："国家对食品添加剂的生产实行许可制度。申请食品添加剂生产许可的条件、程序，按照国家有关工业产品生产许可证管理的规定执行"、"申请利用新的食品原料从事食品生产或者从事食品添加剂新品种、食品相关产品新品种生产活动的单位或者个人，应当向国务院卫生行政部门提交相关产品的安全性评估材料。国务院卫生行政部门应当自收到申请之日起六十日内组织对相关产品的安全性评估材料进行审查，对符合食品安全要求的，依法决定准予许可并予以公布；对不符合食品安全要求的，决定不予许可并书面说明理由"、"食品添加剂应当在技术上确有必要且经过风险评估证明安全可靠，方可列入允许使用的范围。国务院卫生行政部门应当根据技术必要性和食品安全风险评估结果，及时对食品添加剂的品种、使用范围、用量的标准进行修订"、"食品生产者应当依照食品安全标准关于食品添加剂的品种、使用范围、用量的规定使用食品添加剂；不得在食品生产中使用食品添加剂以外的化学物质和其他可能危害人体健康的物质"、"食品添加剂应当有标签、说明书和包装。标签、说明书应当载明本法第四十二条第一款第一项至第六项、第八项、第九项规定的事项，以及食品添加剂的使用范围、用量、使用方法，并在标签上载明'食品添加剂'字样"。

（一）食品添加剂的定义

不同国家对食品添加剂的定义不尽相同。联合国食品添加剂法典委员会（CCFA）和欧盟等国对食品添加剂的定义中明确规定"不包括为改进营养价值而加入的物质"。而美国对食品添加剂的定义不仅包括营养物质，还包括各种间接使用的物质（如包装材料、包装容器及放射线等）。我国在 2002 年 7 月 1 日起施行的修订版《食品添加剂卫生管理办法》中，将食品添加剂定义为"为改善食品品质和色、香、味，以及为防腐和加工工艺的需要而加入食品中的化学合成或者天然物质"。该法还规定，营养强化剂是"指为增强营养成分而加入食品中的天然的或者人工合成的属于天然营养素范围的食品添加剂"。这表明，营养强化剂属于食品添加剂范畴之内的一部分。

（二）食品添加剂的种类

随着科技水平的发展，食品添加剂的种类也在不断增加，目前国际上使用的食品添加剂种类已达 14000 余种，其中直接使用的约 5000 种，主要用于饮料、烘烤食品、卤制品、调味品、方便面、冷食制品、巧克力制品及炒货类食品。美国批准使用的食品添加剂约 2500 种，欧洲和日本约 2000 种。在我国《食品添加剂使用卫生标准》（GB 2760—2007）中将食品添加剂分为 22 类，共 1812 种，其中，添加剂 290 种，香料 1528 种，加工助剂 149 种，胶姆糖基础剂 55 种。食品添加剂可按其来源、功能和安全性的不同进行分类。

1. 按来源分类

按来源可分为化学合成、生物合成和天然提取三大类。

（1）化学合成食品添加剂 利用各种有机物、无机物通过化学合成方法的得到的食品添加剂，如苯甲酸钠、山梨酸钠、胭脂红、日落黄、焦硫酸钠等。目前使用的添加剂绝大部分是化学合成的添加剂。

（2）生物合成添加剂　利用发酵方法，通过微生物代谢生产的食品添加剂，如红曲红、味精、柠檬酸、乳酸等。

（3）天然提取食品添加剂　利用分离提取方法从天然动植物体提取得到的添加剂，如辣椒红、栀子黄、天然香精、辣素等。

2. 按食品添加剂功能、用途划分

FAO/WHO 将食品添加剂按不同功能分为 40 类；欧盟仅分为 9 类；日本亦分为 9 类；我国 1990 年颁布的"食品添加剂分类和代码"按其主要功能作用的不同分为 20 类，另有其他。至于香料因品种太多而单独另列（表 4-3）。

3. 按安全评价分类

FAO/WHO 下设的食品添加剂联合专家委员会（JECFA）为了加强对食品添加剂安全性的审查与管理，制定出它们的 ADI（人体每日允许摄入量），并向各国政府建议。该委员会建议把食品添加剂分为四大类，即第一类至第四类。

第一类为安全使用的添加剂，即一般认为是安全的添加剂，可以按正常需要使用，不得建立 ADI。

表 4-3　食品添加剂分类和代码（中国，1990）

分　类	食品添加剂种类	分　类	食品添加剂种类
01	酸度调节剂	12	增味剂
02	抗结剂	13	面粉处理剂
03	消泡剂	14	被膜剂
04	抗氧化剂	15	水分保持剂
05	漂白剂	16	营养强化剂
06	膨松剂	17	防腐剂
07	胶姆糖基础剂	18	稳定和凝固剂
08	着色剂	19	甜味剂
09	护色剂	20	增稠剂
10	乳化剂	00	其他
11	酶制剂	N/I/A	食品香料

第二类为 A 类，是 JECFA 已经制定 ADI 和暂定 ADI 的添加剂，它又分为 A1、A2 两类。

A1 类为经过 JECFA 评价认为毒理学资料清楚，已经制定出 ADI 或认为毒性有限，无需规定 ADI 者。

A2 类为 JECFA 已经制定暂定 ADI，但毒理学资料不够完善，暂时许可用于食品者。

第三类为 B 类，是 JECFA 曾经进行过安全评价，但毒理学资料不足，未建立 ADI，或者未进行过安全评价者，它又分为 B1、B2 两类。

B1 类为 JECFA 曾进行过安全评价，因毒理学资料不足，未制定 ADI 者。

B2 类为 JECFA 未进行过安全评价者。

第四类为 C 类，是 JECFA 进行过安全评价，根据毒理学资料认为应该禁止使用的食品添加剂或应该严格限制使用的食品添加剂，它又分为 C1、C2 两类。

C1 类为 JECFA 根据毒理学资料认为，在食品中应该禁止使用的食品添加剂。

C2 类为 JECFA 认为应该严格限制，作为某种特殊用途使用的食品添加剂。

由于毒理学、分析技术以及食品安全性评价的不断发展，某些原来经 JECFA 评价认为是安全的品种，经过再次评价后，安全评价结果有可能发生变化，如糖精，原来曾经被划分为 A1 类，后经大鼠试验可致癌，经过 JECFA 评价后已暂定其 ADI，为 0～2.5mg/kg 体重。因此，对于食品添加剂的安全性问题应该及时注意新的发展和变化。

二、食品添加剂的安全性

1. 防腐剂

防腐剂是能防止食品腐败、变质，抑制食品中微生物繁殖，延长食品保存期的物质。但不包括盐、糖、醋、香辛料等。防腐剂是人类使用最悠久、最广泛的食品添加剂。我国许可使用的品种有：苯甲酸、苯甲酸钠、山梨酸、山梨酸钾、丙酸钠、丙酸钙、对羟基苯甲酸乙酯和丙酯、脱氢醋酸、二氧化硫、焦亚硫酸钾和焦亚硫酸钠等。

（1）苯甲酸、苯甲酸钠　别名安息香酸与安息香酸钠。苯甲酸有一定的毒性，主要认为它在生物转化过程中，与甘氨酸结合形成马尿酸或与葡萄糖醛酸结合形成葡萄糖苷酸，并随尿排出体外。目前也有苯甲酸引起叠加中毒的报道，因此在使用上仍有争议，应用范围较窄。苯甲酸钠的急性毒性较小，动物的最大无作用剂量（MNL）为500mg/kg体重。但在人体胃肠道的酸性环境下可转化为毒性较强的苯甲酸。1996年FAO/WHO限定苯甲酸及其盐的ADI值以苯甲酸钠为0～5mg/kg体重。日本在进口食品中对苯甲酸和苯甲酸钠有限制，甚至在部分食品中禁止使用。本品价格低廉，在我国仍作为主要防腐剂使用。

（2）山梨酸与山梨酸钾　山梨酸又叫花揪酸，是一种直链不饱和脂肪酸，可参与体内正常代谢，并被同化而产生 CO_2 和水，几乎对人体没有毒性。动物实验表明即使长时间大剂量的摄入山梨酸，也不会出现明显的异常。其慢性毒性作用可忽略不计。山梨酸钾比苯甲酸钾毒性小。山梨酸和山梨酸钾是目前国际上公认安全的防腐剂，已被所有国家和地区采用，FAO/WHO联合食品添加剂专家委员会1996年提出的山梨酸和山梨酸钾的ADI值以山梨酸计为0～25mg/kg体重。

（3）对羟基苯甲酸乙酯和对羟基苯甲酸丙酯　又名尼泊金乙酯及尼泊金丙酯，均为苯甲酸的衍生物。对羟基苯甲酸乙酯有明显的膜毒性，可破坏细胞膜的结构，对细胞的电子传递链有抑制作用。摄食后在胃肠中能迅速完全吸收，并水解成对羟基苯甲酸而从尿中排出，不在体内蓄积。其毒性低于苯甲酸，而高于山梨酸。FAO/WHO联合食品添加剂专家委员会于1994年规定对羟基苯甲酸乙酯与对羟基苯甲酸丙酯的ADI值均为0～10mg/kg体重。

2. 抗氧化剂

抗氧化剂是能阻止或推迟食品氧化变质、提高食品稳定性和延长储存期的食品添加剂。主要用于油脂及高油脂食品中，可以延缓该类食品的氧化变质。按作用可分为天然抗氧化剂和人工合成抗氧化剂。目前常用的抗氧化剂有：丁基羟基茴香醚（BHA），2,6-二叔丁基对甲酚（BHT）、叔丁基对苯二酚（TBHQ）、没食子酸丙酯（PG）、茶多酚（TP）、异抗坏血酸等。

BHA的急性毒性较小，对动物经口的 LD_{50} 小鼠为2000mg/kg体重，大鼠为2200～5000mg/kg体重。BHA可引起慢性过敏反应和代谢紊乱，还可造成试验动物的肠道上皮细胞损伤。目前BHA在我国消耗量已很小，已逐渐被新型抗氧化剂所替代。GB 2760规定BHA在食用油脂、油炸食品、干鱼制品、饼干、方便面、速煮米、果仁罐头、腌腊肉制品中最大使用量0.2g/kg，早餐谷物类食品0.2g/kg，糖果用香精0.1g/kg。

BHT的急性毒性作用也比较小，对动物经口的 LD_{50} 小鼠为1390mg/kg体重，大鼠为1977mg/kg体重。BHT被认为具有致癌性，还可能抑制人体呼吸酶的活性。未发现其他慢性毒性作用。1996年FAO/WHO重新将ADI定为0～0.125mg/kg体重。GB 2760规定BHT在食用油脂、油炸食品、干鱼制品、饼干、方便面、速煮米、果仁罐头、腌腊肉制品中最大使用量 0.2g/kg，早餐谷物类食品 0.2g/kg，口香糖 0.4g/kg，角基 1.0g/kg，香料按生产需要适量使用。

TBHQ 具有优良的抗氧化性能。美国 FDA 于 1972 年、中国卫生部于 1991 年批准 TBHQ 允许作为食品抗氧化剂使用。毒理实验显示：TBHQ 在高剂量下不会引起肝损伤，且对啮齿动物胃部增生几乎没有影响，在这些组织里 TBHQ 不可能引发肿瘤。

PG（没食子酸丙酯）的急性毒性小，对动物经口的 LD_{50} 小鼠为 2500～3100mg/kg 体重，大鼠为 2500～4000mg/kg 体重。用含 5% 与 1% PG 的饲料喂饲大鼠两年，均未呈现毒性作用。1994 年 FAO/WHO 规定 ADI 值 0～1.4mg/kg 体重。我国食品添加剂使用卫生标准规定，没食子酸丙酯的使用范围和最大使用量为 0.1g/kg 体重，与其他抗氧化剂复配使用时，PG 不得超过 0.05g/kg 体重。GB 2760 规定 PG 在食用油脂、油炸食品、干鱼制品、饼干、方便面、速煮米、果仁罐头、腌腊肉制品最大使用量为 0.1g/kg。

BHA 与 BHT 混合使用时总量不得超过 0.2g/kg；BHA、BHT 与 PG 混合使用时，BHA、BHT 总量不得超过 0.1g/kg，PG 不得超过 0.05g/kg，最大使用量以脂肪计。

3. 发色剂

发色剂又名护色剂或呈色剂，是一些能够使肉与肉制品呈现良好色泽的物质，主要有硝酸盐、亚硝酸盐、葡萄糖酸亚铁、硫酸亚铁等。

硝酸盐在细菌作用下可还原为亚硝酸盐，在婴儿饮水中加入 100mL/L（以亚硝酸钠计）可引起中毒。成人摄入 4g/天以上或一次摄入 1g 以上可发生中毒；摄入 13～15g，大部分可致死。硝酸钠对大鼠经口的 LD_{50} 为 1100～2000mg/kg 体重。慢性毒性发现可抑制大鼠生长，也有研究报道硝酸钠有致畸性，孕妇摄入大量的硝酸钠后会引起婴儿先天畸形。对其致癌性上有很大争议，主要认为硝酸盐转化生成的亚硝酸盐是亚硝胺的前体。1994 年 FAO/WHO 规定硝酸钠的 ADI 值为 0～5mg/kg 体重。

亚硝酸钠属中等毒性物质，小鼠经口的 LD_{50} 为 200mg/kg 体重，大鼠为 85mg/kg 体重。人中毒剂量为 0.3～0.5g，致死量为 3g。亚硝酸钠可干扰碘的代谢，造成甲状腺肿大，可影响血液中氧的运输而发生肠原性青紫症，长时间摄入也可破坏体内的维生素 A，并可影响胡萝卜素转化为维生素 A。亚硝酸盐是亚硝胺的前体，因此亚硝酸盐有引发某些癌症的可能。1994 年 FAO/WHO 规定亚硝酸钠的 ADI 值为 0～0.2mg/kg 体重。欧盟儿童保护集团（HACSG）建议不得用于儿童食品。

4. 着色剂

着色剂又称色素，是以食品着色、改善食品的色泽为目的的食品添加剂。可分为食用天然色素和食用合成色素两大类。目前国外允许使用的天然色素有 94 种、合成色素 58 种。美国允许使用的天然色素品种为 26 个，广泛使用的有胭脂树红、β-胡萝卜素、辣椒红、甜菜红、胭脂红等。日本是世界上使用天然色素最多的国家之一，收入食品添加剂目录的品种有 20 多种。欧共体批准使用的天然色素近 30 种。

截至 2006 年底，我国批准允许使用的食用天然色素共有 58 种，包括天然 β-胡萝卜素、甜菜红、姜黄、红花黄、紫胶红、越橘红、辣椒红、辣椒橙、焦糖色（亚硫酸铵法）、焦糖色（加氨生产）、焦糖色（普通法）、红米红、菊花黄浸膏、黑豆红、高粱红、玉米黄、萝卜红、可可壳色、红曲米、红曲红、落葵红、黑加仑红、栀子黄、栀子蓝、沙棘黄、玫瑰茄红、棕子壳棕、NP红、多惠柯棕、桑椹红、天然芥菜红、金樱子棕、姜黄素、花生衣红、葡萄皮红、蓝锭果红、藻蓝、植物炭黑、蜜蒙黄、紫草红、茶黄色素、茶绿色素、柑橘黄、胭脂树橙（红木素/降红木素）、酸枣色、胭脂虫红、叶绿素铜钠盐、叶绿素铜钾盐、氧化铁

（黑）、氧化铁红、甘蓝红、万寿菊黄、紫甘薯色素、紫苏色素、番茄红、功能红曲、洋葱色素、红曲黄。这些天然色素是从植物、微生物或动物可食部分用物理方法提取精制而成。在58种天然色素中，目前我国主要生产、使用和出口的产品有40种，包括焦糖色、辣椒红、天然 β-胡萝卜素、叶绿素铜钠盐、叶绿素铜钾盐、高粱红、红曲米等。

截至2007年底，我国批准允许使用的食用合成色素有：苋菜红、苋菜红铝色淀、胭脂红、胭脂红铝色淀、赤藓红、赤藓红铝色淀、新红、新红铝色淀、柠檬黄、柠檬黄铝色淀、日落黄、日落黄铝色淀、亮蓝、亮蓝铝色淀、靛蓝、靛蓝铝色淀、合成 β-胡萝卜素、二氧化钛、诱惑红、诱惑红铝色淀、酸性红、喹啉黄，共22种。目前国内使用较多的合成色素有9种，包括苋菜红、胭脂红、新红、柠檬黄、日落黄、靛蓝、亮蓝、赤红、诱惑红。

食用天然色素主要是指由动植物组织中提取的色素，大多数是植物色素，也有微生物色素和少量无机色素。这类色素大多是可食资源，除了少数如藤黄有剧毒不许食用外，其余对人体健康一般无害，安全性较高。1994年FAO/WHO将食用天然色素的ADI值规定的品种有：姜黄素 $0\sim0.1$mg/kg体重。但由于天然色素提取成本高，故其使用成本较高。

合成色素有着色泽鲜艳、着色力强、稳定性较好、宜于调色和复配、价格低的优点，故其在食品中的应用较为普遍和广泛。但食用合成色素对人体可能具有一般毒性、致泻性与致癌性，特别是致癌性应引起注意。它们的致癌机制一般认为可能由于偶氮化合物在体内进行生物转化，可形成芳香胺，在体内经代谢活化，即可以转变成致癌物。食用合成色素具有一定的毒性，其中油溶性色素不溶于水，进入人体后不易排出体外，毒性较大，现在各国基本上不再使用。水溶性色素一般认为磺酸基越多，排出体外越快，毒性也越低。

许多合成色素除本身或其代谢产物具有毒性外，在生产过程中可能混入铅、汞、砷等有害金属，还可能混入一些有害的中间产物，对人体可产生多种危害，因此必须对合成色素的种类、生产、质量、用法用量进行严格管理，确保其使用的安全性。由于一些食用合成色素在部分人群中可引起过敏反应，有些国家已开始禁止使用。

5. 漂白剂

漂白剂是指可使食品中有色物质经化学作用分解转变为无色物质，或使其褪色的食品添加剂。有还原性漂白剂和氧化性漂白剂两类。

（1）还原性漂白剂 我国使用的大都是以亚硫酸类化合物为主的还原性漂白剂。它们通过所产生的二氧化硫的还原作用而使食品漂白。主要有二氧化硫、焦亚硫酸钠、亚硫酸钠、低亚硫酸钠、亚硫酸氢钠等。硫黄中含有微量砷、硒等有害杂质，在熏蒸时可变成氧化物随二氧化硫进入食品，食用后可产生蓄积毒性。亚硫酸盐有一定的毒性，进入人体内被氧化为硫酸盐、游离亚硫酸，对胃肠道有刺激作用。大鼠用含0.1％亚硫酸钠的饲料饲喂 $1\sim2$ 年，可发生多发性神经炎与骨髓萎缩等症，也可对生长产生障碍。亚硫酸在食品中有破坏维生素 B_2 的作用，亚硫酸盐在体内氧化成为硫酸时，可使体内钙损失，从尿中排出。1994年FAO/WHO规定了亚硫酸盐的ADI值为 $0\sim0.7$mg/kg体重。并要求在控制使用量的同时还应严格控制 SO_2 残留量。我国GB 2760规定，黄花菜中 SO_2 残留量 <0.2g/kg，酸菜制品中 SO_2 残留量 <0.05g/kg，葡萄酒、果酒 SO_2 残留量 <0.05g/kg。

（2）氧化性漂白剂 过氧化苯甲酰为白色结晶体或粉末，略带刺激性气味，微溶于水，稍溶于乙醇，溶于乙醚、丙酮、氯仿和苯。在加热或受到摩擦时易产生爆炸，对人体上呼吸道有刺激性，对皮肤有强烈刺激及致敏作用。过氧化苯甲酰是在面粉中使用的添加剂，能脱色漂白面粉，杀死微生物，加强面粉弹性和提高面制品的品质。但超量使用就会严重影响人体健康，有的甚至引发疾病。过氧化苯甲酰的使用也会破坏面粉的营养，导致面粉中的类胡萝卜素、叶黄素等天然成分丧失。过氧化苯甲酰水解后产生的苯甲酸，进入人体后要在肝脏内进行分解。长期过量食用过氧化苯甲酰后会对肝脏造成严重的损害，极易加重肝脏负担，引发多种疾病，严重时肝、肾会出现病理变化，生长和寿命都将受到影响，短期过量食用会使人产生恶心、头晕、神经衰弱等中毒现象。面粉中残留的未分解的过氧化苯甲酰，在面食加热制作过程中能产生苯自由基，进而会形成苯、苯酚、联苯，这些产物都有毒性，对健康有不良的影响；自由基氧化会加速人体衰老，导致动脉粥样硬化，甚至诱发多种疾病。联合国粮食与农业组织和世界卫生组织食品添加剂和污染专家委员会的研究结果也表明，动物食用 625mg/kg 过氧化苯甲酰的饲料后会出现不良症状。另外，过氧化苯甲酰中含有微量砷和铅，对人体也有一定的毒副作用。由于过氧化苯甲酰可使人中毒，在欧盟等发达国家已禁止将过氧化苯甲酰作为食品添加剂使用。我国的 GB 2760 标准中规定面粉中过氧化苯甲酰的最大使用量为 0.06g/kg。

6. 乳化剂

食品乳化剂属于表面活性剂，由亲水和疏水（亲油）部分组成。由于具有亲水和亲油的两亲特性，能降低油与水的表面张力，能使油与水"互溶"。它具有乳化、润湿、渗透、发泡、消泡、分散、增溶、润滑等作用。乳化剂在食品加工中有多种功效，是最重要的食品添加剂，广泛用于面包、糕点、饼干、人造奶油、冰淇淋、饮料、乳制品、巧克力等食品。乳化剂能促进油水相溶，渗入淀粉结构的内部，促进内部交联，防止淀粉老化，起到提高食品质量、延长食品保质期、改善食品风味、增加经济效益等作用。

世界上食品乳化剂约 65 种，FAO/WHO 制定标准的有 34 种。2001 年全世界年产乳化剂 27.6 万吨，2002 年产 29 万吨。全世界每年总需求约 8 亿美元，耗用量 25 万吨以上。消费量较大的 5 类乳化剂中，最多的是甘油脂肪酸酯，约占总量的 53%；居第 2 位的是卵磷脂及其衍生物，约占 20%；蔗糖脂肪酸酯和失水山梨醇脂肪酸酯约各占 10%；丙二醇脂肪酸酯约占 6%。

我国在 1981 年批准使用的食品乳化剂只有单甘酯和大豆磷脂两个品种。到 2002 年，我国允许使用的乳化剂达到 29 种。分别为单硬脂酸甘油酯、蔗糖脂肪酸酯、酪蛋白酸钠、山梨醇酐单脂肪酸酯、山梨醇酐三脂肪酸酯、山梨醇酐单油酸酯、木糖醇酐单硬脂酸酯、山梨醇酐单棕榈酸酯、硬脂酰乳酸钙、双乙酰酒石酸单（双）甘油酯、硬脂酰乳酸钠、松香甘油酯、氢化松香甘油酯、乙酸异丁酸蔗糖酯、聚氧乙烯山梨醇酐单硬脂酸酯、聚氧乙烯山梨醇酐单油酸酯、聚氧乙烯木糖醇酐单硬脂酸酯、辛酸甘油酸酯、癸酸甘油酸酯、改性大豆磷脂、丙二醇脂肪酸酯、三聚甘油单硬脂酸酯、聚甘油单硬脂酸酯、聚甘油单油酸酯、山梨醇酐单月桂酸酯、聚氧乙烯（20）-山梨醇酐单月桂酸酯、聚氧乙烯（20）-山梨醇酐单棕榈酸酯、乙酰化单甘油脂肪酸酯、硬脂酸钾、聚甘油蓖麻酸酯。

蔗糖脂肪酸酯根据蔗糖羟基的酯化数，可获得不同亲水系油平衡值（HLB＝2～16）的蔗糖脂肪酸酯系列产品。具有表面活性，能降低表面张力，同时有良好的乳化、分散增溶、润滑、渗透、起泡、黏度调节、防止老化、抗菌等性能。软化点 50～70℃，分解温度 233～238℃。有旋光性。在酸性或碱性时加热可被皂化。用于肉制品、香肠、乳化香精、水果及鸡蛋保鲜、冰淇淋、糖果、面包、八宝粥、饮料等中，最大使用量为 1.5g/kg；用于乳化天然色素，最大使用量为 10.0g/kg；用于糖果（包括巧克力及巧克力制品），最大使用量为

10g/kg。大鼠经口 LD_{50} 39g/kg 体重。ADI 暂定 $0\sim20$g/kg 体重（脂肪酸蔗糖酯与甘油蔗糖酯的类别 ADI，FAO/WHO，1995）。

7. 甜味剂

甜味剂是指赋予食品甜味的食品添加剂，接其来源可分为天然甜味剂和人工合成甜味剂；以其营养价值可分为营养型甜味剂和非营养型甜味剂。蔗糖、葡萄糖、果糖、麦芽糖、蜂蜜等物质虽然也是天然营养型甜味剂，但一般被视为食品，不作食品添加剂看待。通常所说的甜味剂是指人工合成的非营养型甜味剂、糖醇类甜味剂和非糖天然甜味剂三类。

（1）糖精钠　糖精是一种人工合成的非营养性甜味剂。一般认为糖精在体内不能被利用，大部分从尿中排出而不损害肾功能，不改变体内酶系统的活性，对动物的急性毒性作用也非常低，也没有发现糖精有致癌作用。但美国国家癌症研究所于 20 世纪 70 年代末对此问题做了大规模的流行病学调查，结果表明，在被调查的数千计人群中未观察到食用人工甜味剂有增高膀胱癌发病率的趋势。但由于加拿大等国的动物实验发现，摄入大量的糖精钠可以导致雄性大鼠膀胱癌。因此，美国等发达国家的法律规定，在食物中使用糖精时，必须在标签注明"使用本产品可能对健康有害，本产品含有可以导致实验动物癌症的糖精"的警示。1997 年 FAO/WHO 公布，将糖精的 ADI 值定为 $0\sim5$g/kg 体重。

糖精钠，又称可溶性糖精，是糖精的钠盐，为无色结晶或稍带白色的结晶性粉末，一般含有两个结晶水，易失去结晶水而成无水糖精，呈白色粉末，无臭或微有香气，味浓甜带苦。甜度是蔗糖的 500 倍左右。耐热及耐碱性弱，酸性条件下加热甜味渐渐消失，溶液大于 0.026％则味苦。

糖精钠最大添加量，在饮料、酱菜类、复合调味料、蜜饯、配料酒、雪糕、冰淇淋、饼干、糕点中 0.15g/kg，在花生果、去壳炒货食品中 1.0g/kg，在芒果干、无花果干中 5.0g/kg。

（2）环己基氨基磺酸钠　商品名为甜蜜素，是人工合成的非营养型甜味素。摄食环己基氨基磺酸钠后约 40％从尿中排出，60％从粪便中排出。环己基氨基磺酸钠对动物的急性毒性作用也很低，经口 LD_{50} 小鼠为 $10\sim15$g/kg 体重，大鼠为 $6\sim12$g/kg 体重。其致癌作用引起了世界各国的争议，至今都没有达成一致看法。从环己基氨基磺酸钠的化学结构分析，经水解后能形成有致癌威胁的环乙胺，虽然单胃动物消化系统中的酶不会产生环乙胺，但肠道微生物可导致这一反应，且环乙胺的主要排泄途径是尿，因此可能对膀胱致癌的危险性最大。经过长时间的研究，1982 年 FAO/WHO 联合食品添加剂专家委员会重新认定，环己基氨基磺酸钠的 ADI 为 $0\sim11$g/kg 体重。至今在美国联邦法规中仍规定"禁止直接加入或用于食品"。加拿大允许使用本品作为甜味剂。本品按国家规定使用，不会影响身体健康。

甜蜜素在酱菜类、调味酱汁、饮料、蜜饯、配料酒、雪糕、冰淇淋、饼干、糕点中最大添加量为 0.65g/kg。

（3）乙酸磺胺酸钾　又名安赛蜜，是目前世界上第四代合成甜味剂。具有易溶于水，口感好，无热量，对热和酸稳定性好等特点。它和其他甜味剂混合使用能产生很强的协同效应，一般浓度下可增加甜度 30％～50％。经动物实验及志愿者人体代谢研究，表明安赛蜜能迅速地安全吸收，经尿排泄，在体内不蓄积，广泛的安全性实验研究从未发现有不良反应。FAO/WHO 联合食品添加剂专家委员会同意安赛蜜用作 A 级食品添加剂，并推荐人体每日摄入量（ADI）为 $0\sim15$mg/kg。1988 年美国食品和药物管理局（FDA）批准在食品中使用安赛蜜，规定 ADI 为 0～15mg/kg，1998 年 FDA 批准在软饮料中使用。目前，全球已有 90 多个国家正式批准安赛蜜用于食品、饮料、口腔卫生/化妆品（可用于口红、唇膏、牙膏和漱口液等）及药剂（用于糖浆制剂、糖衣片、苦药掩蔽剂等）等领域中。食品领域主要用于果脯、奶类甜品、水果类甜点、果酱、口香糖、浓缩果蔬饮料、酒类、蛋类甜食、减肥营养配方、啤酒和麦乳精等饮料。我国卫生部于 1992 年 5 月正式批准安赛蜜用于食品、饮料领域，但不得超标使用。GB 2760—2007 规定在饮料、酱菜类、蜜饯、冰淇淋、水果罐头、果冻、果酱、焙烤制品中 0.3g/kg，调味品中 0.5g/kg，烘焙/炒制的坚果、籽类中 5.0g/kg。

（4）天冬酰苯丙氨酸甲酯　又叫甜味素、阿斯巴甜，是一种人工合成的低热能甜味剂。白色结晶粉末，无臭，有强甜味，甜味近似蔗糖，甜度为蔗糖的 150～200 倍，甜味阈值为 0.001%～0.007%。可溶于水，25℃时的溶解度为 10.2%。本品进入机体内很快就分解为苯丙氨酸、天冬氨酸和甲醇，经正常途径代谢，排出体外。经动物实验证明，天冬酰苯丙氨酸甲酯几乎没有急性毒性作用，小鼠经口 LD_{50} 10g/kg 体重。有弱的蓄积性，蓄积系数大于 5。安全性高，适合于糖尿病、高血压、肥胖者的食品中使用，但有苯酮尿症患者不能食用。1997 年 FAO/WHO 将天冬酰苯丙氨酸甲酯的 ADI 值规定为 0～40mg/kg 体重。GB 2760 规定可用于除罐头食品以外的各类食品中，按需要量使用。

（5）糖醇类甜味剂　糖醇类甜味剂品种很多，如山梨醇、木糖醇、甘露醇和麦芽糖醇等，有的存在于天然食品中，多数通过将相应的糖氢化所得，而其前体物则来自天然食品。由于糖醇类甜味剂升血糖指数低，也不产酸，故多用作糖尿病、肥胖病患者的甜味剂，并具有防止龋齿的作用。该类物质多数具有一定的吸水性，对改善脱水食品复水性、控制结晶、降低水分活性均有一定的作用。但由于糖醇的吸收率较低，尤其是木糖醇，在大量食用时有一定的导致腹泻的能力。

三、食品添加剂的安全控制

（一）发生食品添加剂安全事故的主要原因

近几年来，在我国发生的重大食品安全事故中，绝大部分出现在添加剂的使用问题上。目前，国内食品添加剂的安全问题主要体现在违规使用添加剂，具体包括在以下几个方面。

1. 使用未经国家批准使用或禁用的添加剂品种

如将荧光增白剂掺入面条、粉丝用于增白，而这些增白剂中二苯乙烯三嗪衍生物等有害成分会直接对人体健康造成危害；采用农药多菌灵等水溶液浸泡，虽然对果品起到防腐作用，但多菌灵等农药残留量却大为增加；化学染料剂苏丹红添加到辣椒制品、咸鸭蛋等食品中；将三聚氰胺添加到奶粉、动物饲料中，增加奶粉、饲料中表观蛋白含量等。这些都成为我国近年来重大食品安全事故的罪魁祸首。

由于非食品添加物被大量滥用于食品生产中，对人们的身体健康已构成严重威胁，对此，我国 2008 年 12 月和 2009 年 4 月分别公布了两批"食品中可能违法添加的非食用物质品种名单"（表 4-4）。同时指出，判定一种物质是否属于非法添加物，根据相关法律、法规、标准的规定，可以参考以下原则：不属于传统上认为是食品原料的；不属于批准使用的新资源食品的；不属于卫生部公布的食药两用或作为普通食品管理物质的；未列入我国食品添加剂［《食品添加剂使用卫生标准》（GB 2760—2007）及卫生部食品添加剂公告］、营养强化剂品种名单［《食品营养强化剂使用卫生标准》（GB 14880—1994）及卫生部食品添加剂公告］的；其他我国法律法规允许使用物质之外的物质。

表 4-4　食品中可能违法添加的非食用物质品种名单

序号	名　称	主要成分	可能添加的主要食品类别	可能的主要作用	检测方法
	第一批				
1	吊白块	甲醛次硫酸氢钠	腐竹、粉丝、面粉、竹笋	增白、保鲜、增加口感、防腐	GB/T 21126—2007 小麦粉与大米粉及其制品中甲醛次硫酸氢钠含量的测定；卫生部《关于印发面粉、油脂中过氧化苯甲酰测定等检验方法的通知》(卫监发[2001]159号)附件2 食品中甲醛次硫酸氢钠的测定方法
2	苏丹红	苏丹红	辣椒粉	着色	GB/T 19681—2005 食品中苏丹红染料的检测方法　高效液相色谱法
3	王金黄、块黄	碱性橙	腐皮	着色	
4	蛋白精、三聚氰胺		乳及乳制品	虚高蛋白含量	GB/T 22388—2008 原料乳与乳制品中三聚氰胺检测方法；GB/T 22400—2008 原料乳中三聚氰胺快速检测液相色谱法
5	硼酸与硼砂		腐竹、肉丸、凉粉、凉皮、面条、饺子皮	增筋	
6	硫氰酸钠		乳及乳制品	保鲜	
7	玫瑰红B	罗丹明B	调味品	着色	
8	美术绿	铅铬绿	茶叶	着色	
9	碱性嫩黄		豆制品	着色	
10	酸性橙		卤制熟食	着色	
11	工业用甲醛		海参、鱿鱼等干水产品	改善外观和质地	SC/T 3025—2006 水产品中甲醛的测定
12	工业用火碱		海参、鱿鱼等干水产品	改善外观和质地	
13	一氧化碳		水产品	改善色泽	
14	硫化钠		味精		
15	工业硫黄		白砂糖、辣椒、蜜饯、银耳	漂白、防腐	
16	工业染料		小米、玉米粉、熟肉制品等	着色	
17	罂粟壳		火锅		
	第二批				
18	皮革水解物	皮革水解蛋白	乳与乳制品、含乳饮料	增加蛋白质含量	乳与乳制品中动物水解蛋白鉴定-L(-)-羟脯氨酸含量测定(检测方法由中国检验检疫科学院食品安全所提供
19	溴酸钾	溴酸钾	小麦粉	增筋	GB/T 20188—2006 小麦粉中溴酸盐的测定 离子色谱法
20	β-内酰胺酶(金玉兰酶制剂)	β-内酰胺酶	乳与乳制品	掩蔽抗生素	液相色谱法(检测方法由中国检验检疫科学院食品安全所提供
21	富马酸二甲酯	富马酸二甲酯	糕点	防腐、防虫	气相色谱法(检测方法由中国疾病预防控制中心营养与食品安全所提供)

　　① 苏丹红　"苏丹红"是一种人工合成的工业染料，种类有苏丹红Ⅰ、苏丹红Ⅱ、苏丹红Ⅲ和苏丹红Ⅳ，主要用于石油、机油和其他的一些工业溶剂中，目的是使其增色，也用于鞋、地板等的增光。"苏丹红"并非食品添加剂，1995年欧盟(EU)等国家已禁止其作为色素在食品

中进行添加，对此我国也明文禁止。在多项体外致突变试验和动物致癌试验中发现苏丹红的致突变性和致癌性与代谢生成的胺类物质有关。在我国卫生部通过对"苏丹红"染料系列亚型的致癌性、致敏性和遗传毒性等危险因素进行评估，发布《苏丹红危险性评估报告》，报告指出，苏丹红是一种人工色素，在食品中非天然存在，对人健康造成危害的可能性很小，偶然摄入含有少量苏丹红的食品，引起的致癌性危险性不大，如果食品中的苏丹红含量较高，达上千毫克，则苏丹红诱发动物肿瘤的机会就会上百倍增加，特别是由于苏丹红某些代谢产物是人类可能致癌物，目前对这些物质尚没有耐受摄入量，因此在食品中应禁用。

②"吊白块"　是甲醛次硫酸氢钠（sodium formaldehyde sulfoxylate）的俗名，一般呈白色块状或结晶性粉状，溶于水，常温时较为稳定。因在高温下有极强的还原性，使其具有漂白作用，因此，"吊白块"被一些不法厂商用作增白剂在食品加工中添加，使一些食品如米粉、面粉、粉丝、银耳、面食品及豆制品等色泽变白，有的还能增强韧性，不易腐烂变质。尽管"吊白块"有增白作用，但由于其危害人体健康，所以我国禁止在食品中添加"吊白块"。"吊白块"遇酸即分解，其水溶液在60℃以上就开始分解为有害物质，120℃以下分解为甲醛、二氧化碳和硫化氢等有毒气体。上述有毒气体可使人头痛、乏力、食欲差，严重时甚至可致鼻咽癌等。据研究表明：口服甲醛10～20mL，吸入硫化氢气体几口，可导致人体不治身亡。甲醛急性中毒表现为喷嚏、咳嗽、视物模糊、头晕、上腹痛、呕吐等症状，随病情加重，出现声音嘶哑、胸痛、呼吸困难、咽喉与肺脑等部位水肿、肠胃穿孔出血、昏迷及休克等症状。国际癌症研究组织也指出，长期接触甲醛者鼻腔或鼻咽部发生肿瘤、癌变的机会会明显增加。

③ 过氧化氢　俗名双氧水，分子式为 H_2O_2，相对分子质量 34.016，外观为无色透明液体，是一种强氧化剂，具有消毒、杀菌、漂白等功能，在工业及医疗领域广泛使用。在食品工业中，过氧化氢主要用于软包装纸的消毒、罐头厂的消毒剂、奶和奶制品杀菌、面包发酵、食品纤维的脱色等，也用作生产加工助剂。在我国，过氧化氢常被食品加工业者添加在豆类加工制品（如干丝、豆干、面肠）、面制品（如油面、乌龙面）、鱼丸、蛤蜊、蚬、盐水鸡、鱼刺等中，作为杀菌、漂白之用。依食品卫生标准，食品不得检验出过氧化氢残留。由于过氧化氢的沸点高达152℃，因此即使将食物煮熟煮沸，过氧化氢仍会残留于食物中。长期食用，可能导致健康伤害。食品有3%过氧化氢残留，食入可能发生急性肠胃炎的症状，食用者会有恶心、呕吐、腹胀、腹泻等不适。过氧化氢目前为动物之致癌物质，但不是人体致癌物质。动物长期食用，容易得肠胃癌症。人体长期低浓度暴露，对细胞染色体仍会有伤害。

④ 三聚氰胺　英文名 melamine，简称三胺，又叫 2,4,6- 三氨基-1,3,5-三嗪、1,3,5-三嗪-2,4,6-三胺、2,4,6-三氨基脲、蜜胺、三聚氰酰胺、氰脲三酰胺，是一种三嗪类含氮杂环有机化合物，分子式 $C_3N_6H_6$，相对分子质量 126.12。性状为纯白色单斜棱晶体，无味。

三聚氰胺分子结构

三聚氰胺是一种重要的氮杂环有机化工原料，是一种用途广泛的基本有机化工中间产品，最主要的用途是作为生产三聚氰胺甲醛树脂（MF）的原料。三聚氰胺还可以作阻燃剂、减水剂、甲醛清洁剂等。

目前三聚氰胺被认为毒性轻微，大鼠经口的半数致死量大于 3g/kg 体重。动物长期摄入三聚氰胺会造成生殖系统、泌尿系统的损害，膀胱、肾部结石，并可进一步诱发膀胱癌。1994 年国际化学品安全规划署和欧盟委员会合编的《国际化学品安全手册》第三卷和国际化学品安全卡片也只说明：长期或反复大量摄入三聚氰胺可能对肾与膀胱产生影响，导致产生结石。然而，2007 年美国宠物食品污染事件的初步调查结果认为：掺杂了不大于 6.6% 三聚氰胺的小麦蛋白粉是宠物食品导致中毒的原因，为上述毒性轻微的结论画上了问号。为安全计，一般采用三聚氰胺制造的食具都会标明"不可放进微波炉使用"。美国食品和药物管理局（FDA）食品安全高官史蒂芬·桑德洛夫表示，研究发现，在食品中只有同时含有三聚氰胺和三聚氰酸这两种化学成分时才对婴儿健康构成威胁。但是三聚氰胺在胃的强酸性环境中会有部分水解成为三聚氰酸，因此只要含有了三聚氰胺就相当于含有了三聚氰酸，其危害的本身仍源于三聚氰胺。动物实验结果表明，其在动物体内代谢很快且不会存留，主要影响泌尿系统。

三聚氰胺量剂和临床疾病之间存在明显的量效关系。专家对受污染婴幼儿配方奶粉进行的风险评估显示，以体重7kg的婴儿为例，假设每日摄入奶粉150g，其安全预值即最大耐受量为15mg/kg奶粉。美国食品和药物管理局在对食品中三聚氰胺进行风险评估时提出人群每日可容忍摄入量（TDI）为0.63mg/kg体重。欧洲食品安全局提出三聚氰胺及其类似物的TDI值为0.5mg/kg体重。我国专家考虑到婴幼儿的敏感性及奶粉中可能含有三聚氰胺的类似物等其他不确定因素，提出三聚氰胺的TDI为0.32mg/kg体重。

2. 添加剂使用超出规定用量

食品添加剂在食品加工过程中必须按使用卫生标准中规定的使用量添加才能对人体无害。不按国家规定标准而随意添加现象较为突出，如添加过量的过氧化苯甲酰，超量使用护色剂亚硝酸盐加工肉等。而糖精钠、甜蜜素作为甜味剂，苯甲酸、山梨酸作为防腐剂，在酱腌菜产品中允许限量使用。强制性国家标准GB 2760—2007《食品添加剂使用卫生标准》规定，酱腌菜产品中糖精钠使用量不得超过0.15g/kg，甜蜜素使用量不得超过0.65g/kg，防腐剂苯甲酸和山梨酸的最大使用量均为0.5g/kg。抽查中有产品甜味剂和防腐剂超标。为此，我国2008年12月公布了第一批"食品中易滥用的食品添加剂品种名单"（表4-5）。

表4-5　食品加工过程中易滥用的食品添加剂品种名单（第一批）

序号	食品类别	可能易滥用的添加剂品种或行为	检测方法
1	渍菜（泡菜等）	着色剂（胭脂红、柠檬黄等）超量或超范围（诱惑红、日落黄等）使用	GB/T 5009.35—2003 食品中合成着色剂的测定；GB/T 5009.141—2003 食品中诱惑红的测定
2	水果冻、蛋白冻类	着色剂、防腐剂的超量或超范围使用，酸度调节剂（己二酸等）的超量使用	
3	腌菜	着色剂、防腐剂、甜味剂（糖精钠、甜蜜素等）超量或超范围使用	
4	面点、月饼	馅中乳化剂的超量使用（蔗糖脂肪酸酯等）或超范围使用（乙酰化单甘脂肪酸酯等）；防腐剂，违规使用着色剂超量或超范围使用甜味剂	
5	面条、饺子皮	面粉处理剂超量	
6	糕点	使用膨松剂过量（硫酸铝钾、硫酸铝铵等），造成铝的残留量超标准；超量使用水分保持剂磷酸盐类（磷酸钙、焦磷酸二氢二钠）；超量使用增稠剂（黄原胶、黄蜀葵胶等）；超量使用甜味剂（糖精钠、甜蜜素等）	GB/T 5009.182—2003 面制食品中铝的测定
7	馒头	违法使用漂白剂硫黄熏蒸	
8	油条	使用膨松剂（硫酸铝钾、硫酸铝铵）过量，造成铝的残留量超标准	
9	肉制品和卤制熟食	使用护色剂（硝酸盐、亚硝酸盐），易出现超过使用量和成品中的残留量超过标准问题	GB/T 5009.33—2003 食品中亚硝酸盐、硝酸盐的测定
10	小麦粉	违规使用二氧化钛、超量使用过氧化苯甲酰、硫酸铝钾	

3. 添加剂使用超出规定范围

根据被加工食品的感官要求、理化性质和营养学特征以及食品添加剂与其他食品成分可能发生的反应等，卫生部明确规定各种食品添加剂的使用范围。不按国家规定种类添加或擅自扩大应用范围的现象较为普遍。一些生产经营者在馒头制作过程中滥用硫黄熏蒸馒头，致使馒头中维生素 B_2 受到破坏；在辣椒加工产品中使用胭脂红、强碱；有些生产单位擅自在干豆腐、香肠、冰棒中加入柠檬黄、日落黄等合成色素；有些生产单位在雪糕或奶制品中添加糖精、香精等食品添加剂；在粉丝中加入过量明矾等。

4. 使用工业级添加剂代替食品级添加剂

国家严格规定不准使用工业级添加剂替代食品级添加剂用于食品加工。但目前食品添加剂流通渠道及经营方式较为混乱，且添加剂出售环节卫生监督管理相对薄弱，给不法分子以可乘之机。有些生产经营单位弄虚作假，追求经济利益，任意将工业级化工产品假冒为食品级添加剂销售、使用。

（二）控制食品添加剂安全的主要措施

1. 遵守食品添加剂使用原则

为了确保将食品添加剂正确地使用到食品中，一般来说，其使用应遵循以下原则。

① 经食品毒理学安全性评价证明，在其使用限量内长期使用对人安全无害。

② 不影响食品自身的感官性状和理化指标，对营养成分无破坏作用。

③ 食品添加剂应有中华人民共和国卫生部颁布并批准执行的使用卫生标准和质量标准。

④ 食品添加剂在应用中应有明确的检验方法。

⑤ 使用食品添加剂不得以掩盖食品腐败变质或以掺杂、掺假、伪造为目的。

⑥ 不得经营和使用无卫生许可证、无产品检验合格及污染变质的食品添加剂。

⑦ 食品添加剂在达到一定使用目的后，能够经过加工、烹调或储存而被破坏或排除，不摄入人体则更为安全。

2. 进一步理顺我国食品（包括食品添加剂）安全监督管理体系

目前，我国食品的监管责任由多个部门承担，从分工来看，食品的生产和流通等环节至少涉及四个部门；从实际运行来看，各行政职能部门不能更加顺畅地履行各自的职责，行政效率低下，企业负担增加。政府应该从根本上理顺食品监督管理体制，真正加大执法力度，确保包括食品添加剂在内的食品安全；在食品安全领域里应当把从整体上建立健全我国食品安全监管体系作为食品安全工作的重点和战略目标，实现从源头控制，加强对食品生产企业的管理，保证食品流通企业的安全。

3. 完善食品添加剂的法律法规和标准体系建设

使用食品添加剂必须符合《中华人民共和国食品安全法》、《食品添加剂卫生管理办法》和《食品添加剂使用卫生标准》等法律法规，政府部门及时组织对可疑的添加剂采取重新评估或考虑其安全性的确定因素及时删除并予以公告，提高消费者对食品添加剂的信心。

4. 加大宣传力度，科学、合理、正确使用食品添加剂

通过各种方式和途径让消费者真正了解和认识有关食品添加剂安全性方面的知识，让人们真正懂得随着食品工业的发展，使用食品添加剂的品种和数量只会越来越多，并非所有的添加剂都不利于身体健康。因此，政府、行业协会、媒体和科学家们应对广大消费者加以正确的引导，使人们真正懂得正确合理科学使用食品添加剂是安全的。食品添加剂的使用企业，尽可能按照使用标准中的中等或偏下使用量使用。对使用环境和生产过程中的其他因素加以控制。

5. 强化企业的法律意识，加大监督指导和处罚力度

无论是食品添加剂的生产企业，还是使用企业，都要提高法律意识，对所有员工进行不断的培训，不仅要知法、懂法，更要守法，从源头加以控制，保证食品添加剂的使用安全。在现行的管理体制下，卫生行政部门应加强对食品添加剂的加工企业和经营企业实行卫生许可和卫生监督管理；质检部门应加强对食品添加剂的使用企业进行监督，同时加强对他们的技术指导和监督，不断地进行培训，严格控制食品添加剂的使用范围和使用量，对违法者要依法严惩并给予曝光；卫生行政部门要不断提高食品添加剂生产和使用企业的准入门槛。

6. 在食品生产企业中，积极推行食品安全管理体系

在食品添加剂的生产和使用企业中实施危害分析与关键控制点（HACCP）体系，建立和完善相应的监控程序和指标，健全质量控制系统，实行质量安全标准，可以从源头上减少包括超量使用食品添加剂在内的影响食品安全的因素发生，将危害进行有效的预防、降低或消除到人们可以接受的水平。

7. 应用新技术和工艺，提高食品添加剂研发水平

鼓励社会各界采用最新的技术，研制出更多安全性能高、高效低毒、使用效果好的食品添加剂，为人们健康着想，最大限度地减少甚至消灭那些可能会对人体产生危害的添加剂，加强对正在使用的食品添加剂的再评价。

第六节　食品包装材料和容器的安全性

一、概述

食品包装是指：采用适当的包装材料、容器和包装技术，把食品包裹起来，以使食品在运输和储藏过程中保持其价值和原有的状态。食品包装从始至今，历来都是包装的主体。食物易腐败变质而丧失其营养和商品价值，食品必须经适当包装才能便于储存和商品流通。随着科学技术水平和人们消费水平的日益提高，对食品包装的要求也越来越高。用于食品的包装材料和容器的种类和数量也越来越多，常用的包装材料和容器见表 4-6。

表 4-6　包装材料和容器分类

包 装 材 料	包装容器类型
纸和纸板	纸盒、纸箱、纸袋、纸杯等
塑料	塑料薄膜袋、编织袋、周转箱、软管、软带、塑料保鲜袋、塑料盒、塑料杯等
金属	马口铁、镀锡钢板等制成的罐、桶，铝罐、铝箔袋等
复合材料	纸、塑料、铝箔等复合制成的袋、软管、罐、桶等
玻璃陶瓷	瓶、罐、坛、缸等
木材	木箱、胶合板箱、板条箱等
其他	麻袋、草袋、草或竹制包装容器等

食品容器和包装材料作为"间接食品添加剂"与食品密切相关，由于许多包装材料和容器直接与食品接触，食品容器和包装材料的卫生安全直接影响着食品的安全。

2005 年底发生的雀巢婴儿牛奶受化学物质污染，存在微量感光化学物质——异丙基硫杂蒽酮，它本来存在于婴儿牛奶包装盒的印刷油墨中，可能是微量地渗透到婴儿牛奶中，该物质对婴儿有潜在危害，意大利政府下令全境查封"问题"牛奶。

双酚 A 是一种普遍应用于塑料食品包装中的化学物质，在加热时该物质可融入食品中，具有类雌激素的功能，美国研究人员通过动物实验发现，双酚 A 可能会增加女性患乳腺癌的危险。聚氯乙烯（PVC）保鲜膜被广泛用于食品、蔬菜的外包装，对人体潜在两方面的危害源：一是 PVC 保鲜膜中的氯乙烯单体残留超标；二是 PVC 保鲜膜加工过程中使用 DEHA 增塑剂。在加热时或遇上油脂，DEHA 容易释放出来，随食物进入人体，可能诱发癌症、新生儿先天缺陷和男性不育等疾病。

因此，对于食品包装材料安全性的基本要求就是不能向食品中释放有害物质；不与食品成分发生反应。来自食品包装中的化学物质成为食品污染物，这个问题越来越受到人们的关注，已经作为很多国家的研究热点。

二、常见的包装材料和容器对食品安全的危害

1. 塑料包装材料及容器

塑料是以高分子聚合物（合成树脂）为主要原料，再加以各种助剂（添加剂）制成的高分子材料，如聚乙烯（PE）、聚丙烯（PP）、聚氯乙烯（PVC）、聚苯乙烯（PS）、丙烯腈-丁二烯（ABS）树脂等。塑料因其原材料来源丰富、成本低廉、性能优良，成为近 40 年来世界上发展最快、用量巨大的包装材料。塑料由于具有质量轻（其密度为铝的 30%～50%）、运输销售方便、化学稳定性好、易于加工、装饰效果好、良好的食品保护作用等特点而受到食品包装业的青睐，并逐步取代玻璃、金属、纸类等传统包装材料，使食品包装的面貌发生了巨大的改变，体现了现代食品包装形式的丰富多样、流通使用方便的特点，成为食品销售包装中最主要的包装材料之一。

塑料包装得到广泛应用，其大多数塑料材料可达到食品包装材料卫生安全性要求，但也存在不少影响食品的不安全因素。塑料包装材料污染物的主要来源有以下几方面。

（1）塑料包装材料本身的有毒残留物迁移　塑料材料本身含有部分有毒残留物质，主要包括有毒单体残留、有毒添加剂残留、聚合物中的低聚物残留和老化产生的有毒物，它们将会迁移进入食品中，造成污染。

塑料以及合成树脂都是由很多小分子单体聚合而成的，小分子单体的分子数目越多，聚合度越高，塑料的性质越稳定，当与食品接触时，向食品中迁移的可能性就越小。用于塑料中的低分子物质或添加剂很多，主要包括增塑剂、抗氧化剂、热稳定剂、紫外光稳定剂和吸收剂、抗静电剂、填充改良剂、润滑剂、着色剂、杀虫剂和防腐剂。这些物质都是易从塑料中迁移的物质，都应该预先采取措施加以控制。

① 挥发性单体　聚苯乙烯（PS）中的残留物质苯乙烯、乙苯、异丙苯、甲苯等挥发物质等均有一定毒性，单体氯乙烯有麻醉作用，可引起人体四肢血管收缩而产生疼痛感，同时还具有致癌、致畸作用。热固性塑料聚酯是一类由苯乙烯聚合而成的聚合物。已证明在此类型聚合物中，每千克塑料有 1000～1500mg 的挥发性迁移物。这些挥发性物质通常是相对分子质量小于 200 的化学物质，少部分的挥发性成分的相对分子质量大于 200。在包装食品中常发现低聚物，以棕榈油为最多，主要是由于聚合物的分裂，产生高浓度的低聚物而迁移进入食品中。进入包装食品中的迁移物主要包括苯、乙苯、苯甲醛和苯乙烯，它们的迁移对人体具有非常大的危害性。

② 增塑剂　为增加塑料的可塑性和柔韧性，提高塑料制品的强度，在塑料制品中往往添加增塑剂。邻苯二甲酸二丁酯（DBP）和邻苯二甲酸二辛酯（DOP）这两种增塑剂成为塑料工业中经常使用的酞酸酯类增塑剂。增塑剂的急性毒性很低，人体摄入后几乎没有急性中毒的表现，如呕吐、发烧、腹泻等现象。但其慢性毒害对人类的危害相当大。国外的动物研

究结果表明，增塑剂可导致动物存活率降低、体重减轻、肝肾功能下降、血中红细胞减少。2000 年，上海同济大学基础医学院厉曙光教授在其科研报告中指出，用塑料桶装食用油，食用油中会溶进对人体有害的增塑剂。实验结果表明，当含有增塑剂的塑料制品在接触到食品中所含的油脂等成分时，增塑剂便会溶入这些成分中。塑料中增塑剂的含量越高，可能被溶出的增塑剂数量就越多，且增塑剂的慢性毒性具有致突变性和致癌性。

③ 双酚 A　双酚 A 是 2,2-二-(4-羟基苯基)-丙烷的俗称，又称为二酚基丙烷。它是由苯酚、丙酮在酸性介质中合成的，含有两个酚基官能团的有机化合物，是一些重要聚合物的原料和添加剂。双酚 A 现在的应用很多，它可被用到聚酯、聚砜、聚醚酮等几种聚合物中，还可作为抗氧化剂和硬化防止剂加入增塑剂中，也可作为聚合抑制剂加入 PVC 中。双酚 A 也是聚碳酸酯（PC）和环氧树脂的重要单体。PC 塑料质地透明、耐摔，广泛应用于许多消费品，比如水杯、婴儿餐具、体育器械、医疗器械、光盘和家用电器。

双酚 A 类似雌激素，可以引发人体荷尔蒙的反应。美国国家卫生研究院下属的国家毒理学规划处（NTP）的专家针对双酚 A 是否对人类身体造成影响进行了长达 18 个月的调查研究，分析了约 500 个实验室的动物实验报告，结果发现，即便少量的双酚 A 也会对动物造成伤害。在实验中，接触到双酚 A 的老鼠身上出现乳腺癌、前列腺癌等癌症发病征兆。2008 年 9 月《美国医学协会杂志》上发表的一项研究认为，双酚 A 与成年人的心脏病、糖尿病、肝功能不正常等有关联。但许多科学家认为，双酚 A 在体内可能会发挥类似雌激素的作用，扰乱人体内的代谢过程。此前动物实验曾发现，双酚 A 可能与乳腺、前列腺以及生殖系统疾病有关，还可能诱发某些癌症。耶鲁大学医学院的近期研究还发现，以猴子为对象的实验发现，双酚 A 与猴子大脑功能失常和情绪紊乱有关。

2008 年 10 月 18 日加拿大联邦政府正式宣布，决定将双酚 A（BPA）列入有毒物质列表中，这意味着这种广泛使用于食品包装的化学品不久将在加拿大禁止使用。同时，加拿大也成为第一个将双酚 A 视为有毒物质的国家。加拿大政府该项决定的依据是，有研究证明 18 个月之前的婴儿可能会通过塑料罐装婴儿食品或婴儿塑料瓶过量摄入这种有雌性激素作用的化学品，而且鱼类或其他野生动物也有可能因为环境中的遗弃双酚 A 制品受到伤害。加拿大卫生部去年对 21 罐液体婴儿食品进行了测试，发现每个样品中都含有双酚 A，含量在十亿分之二至十亿分之十（2～10ppb）。虽然含量很低，但如果浓缩起来，还是要比人类体内自然含有的雌激素量要高约 1000 倍。

④ 三聚氰胺　三聚氰胺是一种用途广泛的基本有机化工中间产品，最主要的用途是作为生产三聚氰胺甲醛树脂（MF）的原料。该树脂硬度比脲醛树脂高，不易燃，耐水、耐热、耐老化、耐电弧、耐化学腐蚀，有良好的绝缘性能、光泽度和机械强度，广泛运用于木材、塑料、涂料、造纸、纺织、皮革、电气、医药等行业。用含有三聚氰胺的塑料包装材料包装食品存在着三聚氰胺渗入食品中的危险性，比如在没有添加三聚氰胺的奶制品中检测出微量的三聚氰胺成分，被认为可能的来源途径之一就是包装材料。据 WHO 专家估计，从包装材料迁移到婴幼儿食品中的三聚氰胺含量可能会在 0.5mg/kg 以下。

（2）塑料包装表面污染物　由于塑料易于带电，造成包装表面微尘杂质污染食品。塑料包装表面印刷的油墨污染，也是一个不容忽视的食品安全隐患。食品包装膜对油墨的要求除了具有一般的与基材结合力强、耐磨性外，还要能够耐杀菌和水煮处理要求，及耐冻性、耐热性等以保证在运输、存储过程中不会发生油墨脱落、凝结等现象。

油墨中所使用的颜料、染料中，存在着重金属（铅、镉、汞、铬等）和苯胺或稠环化合物等物质。重金属中的铅会阻碍儿童的身体发育和智力发育，汞对人体的神经、消化、内分泌系统和肾脏会产生危害作用，特别是对胎儿和婴儿危害更大，它还会损害人脑导致死亡。

镉会造成骨骼损害，发生"痛痛病"；而苯胺类或稠环类染料则是明显的致癌物质，对人体的健康威胁很大。所以，包装袋印刷油墨中的有害物质，对食品卫生和对人体健康的影响是明显和严重的。目前大多数油墨本身含苯，只能用含有甲苯的混合溶剂来进行稀释，如果企业在生产食品包装袋时使用了纯度较低的廉价甲苯，那么苯残留的问题会更加严重。

意大利有关部门在抽样检测后发现雀巢婴儿牛奶中存在微量感光化学物质——异丙基硫杂蒽酮。这种物质本来存在于婴儿牛奶包装盒的印刷油墨中，可能是微量的油墨渗透到婴儿牛奶中。国内也曾出现过印刷油墨污染食品的事件。2005年甘肃某食品厂发现生产的薯片有股很浓的怪味，厂方立即把已经批发到市场的600多箱产品全部收回。经过兰州大学化学实验室的检测，认为怪味来自食品包装袋印刷油墨里的苯，其含量约是国家允许量的3倍。苯的残留量如果超标，有可能引起癌症和血液系统疾病。

（3）包装材料回收处理不当　包装材料若回收和处理不当，带入污染物，不符合卫生要求，再利用时就会引起食品的污染。

2. 橡胶包装材料及容器

橡胶单独作为食品包装材料使用的比较少，一般多用作衬垫或密封材料。它有天然橡胶和合成橡胶两大类。天然橡胶是天然的长链高分子化合物，本身是对人体无毒害的，其主要的食品安全性问题在于生产不同工艺性能的产品时所加入的各种添加剂。天然橡胶的溶出物受原料中天然物（蛋白质、含水碳素）的影响较大，而且由于硫化促进剂的溶出使其数值加大。合成橡胶是由单体聚合而成的高分子化合物，影响食品安全性的问题和塑料一样，主要是单体和添加剂残留。在对橡胶的水提取液做较为全面的分析后，可以发现有30多种成分，其中26种具有毒性。这些成分包括硫化促进剂、抗氧化剂和增塑剂。如二硫化氨基甲酸盐硫化促进剂有致畸倾向。其他促进剂大多为有机化合物，如醛胺类、胍类、硫脲类、噻唑类、次磺酰胺类、秋兰姆类等，它们大部分具有毒性。防老化剂中要特别注意的是萘胺类化合物，如 β-萘胺具有明显的致癌性，能引起膀胱癌，而填充剂或增强剂也不可忽视，如炭黑在使用时由于炭燃烧过程中能发生脱氧和聚合反应，产生苯并[a]芘物质而有危害。

橡胶制的包装材料除奶嘴、瓶盖、垫片、垫圈、高压锅密封圈等直接接触食品外，食品工业中应用的橡胶管道对食品安全也会有一定的影响。橡胶制品可能接触酒精饮料、含油的食品或高压水蒸气而溶出有毒物质，这点必须加以注意。

3. 纸包装材料及容器

纸是以植物纤维为原料制成的材料的通称，是一种古老而又传统的包装材料。作为包装材料，纸最初被用于包裹物品。现代纸类包装制品已经扩大到纸箱、纸盒、纸袋、纸质容器等。瓦楞纸板及其纸箱占据纸类包装材料和制品的主导地位；由多种材料复合而成的复合纸和纸板、特种加工纸已被广泛应用，并将部分取代塑料包装材料在食品包装上的应用，以解决塑料包装所造成的环境保护问题。在现代包装工业体系中，纸和纸板在包装材料中占据了主导地位。在一些发达国家中，纸包装材料占包装材料总量的40%～50%，我国占40%左右。从发展趋势来看，纸包装材料的用量会越来越大。

随着环境污染的加重和现代制纸工业的发展，纸质包装材料的不安全隐患也不容忽视，其主要原因是造纸过程中需在纸浆中加入化学品如防渗剂/施胶剂、填料（使纸不透明）、漂白剂、染色剂等。防渗剂主要采用松香皂；填料采用高岭土、碳酸钙、二氧化钛、硫化锌、硫酸钡及硅酸镁；漂白剂采用次氯酸钙、液态氯、次氯酸、过氧化钠及过氧化氢等；染色剂使用水溶性染料和着色颜料，前者有酸性染料、碱性染料、直接染料，后者有无机颜料和有机颜料。

目前，食品包装用纸的食品安全问题主要是：①纸原料不清洁，有污染，甚至霉变，使成品染上大量霉菌；②经荧光增白剂处理，使包装纸和原料纸中含有荧光化学污染物；③包装纸涂蜡，使其含有过高的多环芳烃化合物；④彩色颜料污染，如糖果所使用的彩色包装纸、涂彩层接触糖果造成污染；⑤挥发性物质、农药及重金属等化学残留物的污染。

纸的溶出物大多来自纸浆的添加剂等化学物质。漂白剂在水洗纸浆时安全消失；染色剂如果不存在颜色的溶出，不论何种颜色均可使用，但若有颜色溶出时，只限使用食品添加剂类染色剂。另外，无机颜料中多使用各种金属，如红色的多用镉系金属，黄色的多用铅系金属。这些金属即使在 10^{-6}（ppm）级以下亦能溶出而致病。食品安全卫生法规定，食品包装材料禁止使用荧光染料。

此外，从纸制品中还能溶出防霉剂或树脂加工时使用的甲醛。不同纸包装材料的挥发性物质有很大的差别，因为它们的原材料具有复杂的天然成分。在纸的加工过程中常加入大量物质，如清洁剂、涂料以及其他的改良剂。挥发性迁移物的主要成分是烷基、醛和芳基醛，它们的浓度范围为 $10 \sim 35mg/kg$。纸和纸板中的很多残留成分是添加剂和改良剂，还有一些油墨中含的有害物质（如重金属、多氯联苯）。纸和纸板中出现这些残留成分主要来源于直接污染、纸张的再利用污染或机械上的污染物。

玻璃纸的溶出物基本同纸一样，不同之处就是玻璃纸使用甘油类柔软剂。防潮玻璃纸需要进行树脂加工，大多使用硝酸纤维素、氯乙烯树脂、聚偏二氯乙烯树脂等。生产玻璃纸时所加入的脱硫漂白物二硫化碳是一种神经毒素，有麻醉作用，当用这种玻璃纸包装食品时，就会对人体造成毒害。

4. 金属包装材料及容器

铁和铝是目前使用的两种主要的金属包装材料，其中最常用的是马口铁、无锡钢板、铝、铝箔等。金属包装容器主要是以铁、铝或铜等金属板、片加工成的桶、罐、管等，以及以金属箔（主要为铝箔）制作的复合材料容器。另外，还有铜制品、锡制品、银制品等。

马口铁罐头罐身为镀锡的薄钢板，锡起保护作用，但由于种种原因，锡会溶出而污染罐内食品。在过去的几十年中，由于罐藏技术的改进，已避免了焊缝处铅的迁移，也避免了罐内层铅的迁移。如在马口铁罐头内壁上涂上涂料，这些替代品有助于减少铅、锡等溶入罐内。但有实验表明，由于表面涂料而使罐中的迁移物质变得更为复杂。

铝质包装材料主要是指铝合金薄板和铝箔。包装用铝材大多是合金材料，合金元素主要有锰、镁、铜、锌、铁、硅、铬等。铝制品主要的食品安全性问题在于铸铝时和回收铝中的杂质。目前使用的铝原料的纯度较高，有害金属较少，而回收铝中的杂质和金属难以控制，易造成食品的污染。食物侵蚀铝质器皿的作用随 pH、温度、共存物质的性质而不同。有报道，铝锅于 100℃分别煮肉肠（pH5.0）和掺水牛奶（pH7.5）1h，牛奶中铝含量是肉肠中的 2 倍。铝的毒性表现为对脑、肝、骨、造血和细胞的毒性。临床研究证明，透析性脑痴呆症与铝有关；长期输入含铝营养液的病人，可发生胆汁淤积性肝病，肝细胞有病理改变，同时动物实验也证实了这一病理现象。铝中毒时常见的是小细胞低色素性贫血。

5. 玻璃包装材料及容器

玻璃也是一种无机物质的熔融物，其主要成分为 $SiO_2 \cdot Na_2O$，其中无水硅酸占 67%～72%，烧成温度为 1000～1500℃，因此大部分都形成不溶性盐。玻璃包装容器的主要优点是无毒无味、化学稳定性极好、卫生清洁和耐气候性好。玻璃是一种惰性材料，一般认为玻璃对绝大多数内容物不发生化学反应而析出有害物质。但是因为玻璃的种类不同，还存在着来自原料中的溶出物，所以在安全检测时应该检测碱、铅（铅结晶玻璃）及砷（消泡剂）的溶出量。

玻璃的着色需要用金属盐，如蓝色需要用氧化钴，茶色需要用石墨，竹青色、淡白色及深绿色需要用氧化铜和重铬酸钾，无色需要用碱。安全卫生法规定，铅结晶玻璃的铅溶出量应限定在 $(1\sim2)\times10^{-6}$ 之间。玻璃中的迁移物与其他食品包装材料物质相比有不同之处。玻璃中的主要迁移物质是无机盐或离子，从玻璃中溶出的主要物质是二氧化硅 (SiO_2)。

6. 搪瓷和陶瓷容器

搪瓷器皿是将瓷釉涂覆在金属坯胎上，经过焙烧而制成的产品；陶瓷器皿是将瓷釉涂覆在由黏土、长石、石英等混合物烧结成的坯胎上，再经焙烧而制成的产品。

陶瓷容器在食品包装中主要用于装酒、咸菜、传统风味食品。陶瓷容器美观大方，促进销售，特别是其在保护食品的风味上具有很好的作用。但由于其原材料来源广泛，反复使用以及在加工过程中所添加的物质而使其存在食品安全性问题。

陶瓷容器的主要危害来源于制作过程中在坯体上涂的陶釉、瓷釉、彩釉等。釉是一种玻璃态物质，釉料的化学成分和玻璃相似，主要是由某些金属氧化物硅酸盐和非金属氧化物的盐类溶液组成。搪瓷容器的危害也是其瓷釉中的金属物质，釉料中含有铅（Pb）、锌（Zn）、铬（Cr）、锑（Sb）、钡（Ba）、钛（Ti）等多种金属氧化物硅酸盐和金属盐类，它们多为有害物质。当使用陶瓷容器或搪瓷容器盛装酸性食品（如醋、果汁）和酒时，这些物质容易溶出而迁移入食品，甚至引起中毒。

三、包装材料及容器的安全性控制

包装材料的安全与卫生问题主要来自包装材料内部的有毒、有害成分向包装食品的迁移和溶入。这些有毒有害成分主要包括：材料中的有毒元素如铅、砷等；合成树脂中的有毒单体，各种有毒添加剂及融合剂；涂料等辅助包装材料中的有毒成分。

包装材料的安全与卫生直接影响包装食品的安全与卫生，为此世界各国对食品包装的安全与卫生制定了系统的标准和法规，用于解决和控制食品包装的安全卫生及环保问题。

世界上许多国家制定了食品包装材料的限制标准。我国在这方面也做了一定的工作，制定了食品中包装材料的卫生标准。为此，世界各国对食品包装的安全与卫生制定了系统的标准和法规，用于解决和控制食品包装的安全卫生及环保问题。

我国食品容器和包装材料的卫生标准伴随着我国食品卫生标准的发展而逐步完善。我国食品容器和包装材料卫生标准化的法律依据包括《食品安全法》和卫生部相关的规章。

1. 卫生部规章

卫生部规章有《食品用塑料制品及原材料卫生管理办法》、《食品包装用原纸卫生管理办法》、《陶瓷食具容器卫生管理办法》、《食品用橡胶制品卫生管理办法》、《铝制食具容器卫生管理办法》、《搪瓷食具容器卫生管理办法》、《食品容器内壁涂料卫生管理办法》、《食品罐头内壁环氧酚醛涂料卫生管理办法》8 项，主要规定了各类食品容器、包装材料的基本卫生要求。

2. 塑料类国家食品卫生标准

我国已制定塑料类食品容器、包装材料国家卫生标准 20 项，包括食品包装材料用尼龙6 树脂、聚苯乙烯树脂、聚丙烯树脂、聚氯乙烯树脂、偏氯乙烯-氯乙烯共聚树脂、聚乙烯树脂、聚碳酸酯树脂、聚对苯二甲酸乙二醇酯树脂 8 项树脂卫生标准，食品包装材料用尼龙成型品、聚苯乙烯成型品、聚丙烯成型品、聚氯乙烯成型品、聚氯乙烯瓶盖垫片及粒料、聚乙烯成型品、三聚氰胺成型品、丙烯腈-苯乙烯成型品、丙烯腈-丁二烯-苯乙烯成型品、聚对苯二甲酸乙二醇酯成型品、不饱和聚酯树脂及其玻璃钢制品 12 项成型品卫生标准。

我国塑料食品包装材料的卫生标准包括两大类：原材料卫生标准和成品卫生标准。原材料卫生标准有《食品用聚乙烯树脂卫生标准》、《食品用聚苯乙烯树脂卫生标准》、《食品用聚丙烯树脂卫生标准》、《食品容器、包装材料用聚氯乙烯树脂卫生标准》。成品卫生标准有《食品包装用聚乙烯成型品卫生标准》、《食品包装用聚苯乙烯成型品卫生标准》、《食品包装用聚丙烯成型品卫生标准》、《食品包装用聚氯乙烯成型品卫生标准》、《复合食品包装袋卫生标准》、《食品容器、包装材料用助剂卫生标准》。这些标准基本上是 20 世纪建立起来的，随着食品包装材料的日益丰富和印染技术的发展，食品的复合包装发展迅速，各种新型胶黏剂、增塑剂、改进剂、油墨也用于食品包装材料中，导致许多标准检测方法和生产脱节，不能细化，缺乏针对性。因而建立健全食品包装相关法律法规势在必行。2006 年，我国有关部门制定了《绿色食品包装通用准则》、《食品包装产品认证管理办法》也将在 2008 年出台，只有这样，才能使食品包装安全管理得到进一步的规范，引导食品和食品包装行业健康发展。

3. 涂料类国家食品卫生标准

我国已制定涂料类食品容器、包装材料国家卫生标准 8 项，其中食品罐头内壁涂料有环氧酚醛、脱模、环氧易拉罐 3 项；食品大池内壁涂料有过氯乙烯、聚酰胺环氧、漆酚 3 项；餐具和食品设备涂料有聚四氟乙烯和有机硅 2 项。

4. 金属类国家食品卫生标准

制定了金属类食品容器、包装材料国家卫生标准有不锈钢、铝制、搪瓷食具 3 项。

5. 食品容器、包装材料用助剂使用卫生标准

某些食品容器、包装材料，如塑料、橡胶、涂料等，在生产加工过程中除了需要本身的高分子材料外，还需要加入加工助剂，即食品容器包装材料用助剂（即生产食品容器、包装材料所加入的加工助剂）。我国制定了《食品容器、包装材料用助剂使用卫生标准》（GB 9685—2003），规定了容许使用的食品容器、包装材料用助剂 20 类 64 种。

6. 其他标准

我国还制定了橡胶制品、橡胶奶嘴制品、原纸、植物纤维类食品容器、复合食品包装袋、陶瓷食具容器等 6 项食品容器、包装材料卫生标准。

第七节　生物污染对加工食品安全性的影响

一、概述

生物污染是指有害细菌、真菌、病毒等微生物及寄生虫、昆虫等生物对食品造成的污染，是食品加工过程中最主要的安全性威胁。在食品原料来源、加工、运输、销售的整个过程中，随时随处都可引起生物污染。生物污染是构成食源性疾病的主要祸根。食源性疾病是指通过摄食进入人体内的各种致病因子引起的、通常具有感染性质或中毒性质的一类疾病。食源性疾病是一个巨大并不断扩大的公共卫生问题。全球食源性疾病不断增长的原因，一方面是通过自然选择造成微生物的变异，产生了新的病原体，如在人和动物的治疗中使用抗生素药物以后，选择性存活的病原菌株产生了耐药性，对人类造成新的威胁；另一方面是由于新的知识和分析鉴定技术的建立，对已广泛分布多年的疾病及其病原获得了新的认识。由于社会经济与技术的发展，新的生产系统或环境变化使得食物链变得更长、更复杂，增加了污染的机会，如饮食的社会化消费，个体或群体饮食习惯的改变，预包装方便食品、街头食品和食品餐饮连锁服务的增加等。

1. 构成食品安全危害的生物种类

对食品卫生安全构成威胁的生物污染，主要来自于有害的病毒、细菌、真菌和寄生虫等对食品的污染。污染食品的微生物不是来自食品本身，而是来自食品所在的环境。从生物学观点来看，污染食品的微生物可分为：①能在食品上繁殖并以分解食品的有机物作为营养物质来源的腐生性微生物；②能在人体内或作为食品原料的动植物体内寄生、以活体内的有机物作为营养物质来源的寄生性微生物；③既能在食品上腐生，也能在人体内寄生的微生物，这是微生物在长期进化过程中经过选择和适应的结果。各类食品各有其特殊的生物、物理、化学性质，在一定的外界条件下，只适于某些微生物生存。因此，微生物只有在适于其生存的条件下才能大量繁殖，引起污染。这是食品生物污染和化学污染不同的地方。具有危害的微生物和寄生虫见表 4-7。

表 4-7　具有危害的微生物和寄生虫（按危害性排列）

高危险性微生物与寄生虫	中危险性微生物与寄生虫	
	有广泛传播的可能	扩散范围有限
肉毒梭菌 A、B、E、F	李斯特菌	蜡样芽孢杆菌
志贺痢疾杆菌	沙门菌	空肠弯曲菌
伤寒杆菌	志贺杆菌	产气荚膜梭菌
甲型肝炎和戊型肝炎病毒	肠道出血性大肠埃希菌	金黄色葡萄球菌
布氏杆菌	链球菌	副溶血性弧菌
霍乱弧菌	轮状病毒	小肠结肠炎耶尔森菌
创伤弧菌	Norwalk 病毒	兰氏贾第鞭毛虫
猪肉绦虫	细节裂头绦虫	牛肉绦虫
旋毛虫	蛔虫	
	隐孢子虫	

2. 生物污染途径

食品生物污染源是含有微生物的土壤、水体、飘浮在空中的尘埃、人和动物的胃肠道、鼻咽和皮肤的排泄物它们或直接污染食品，或经由人、鼠、昆虫、加工设备、用具、容器、运输工具等间接污染食品。如果动植物感染患病，则以这种动植物为原料加工制成的食品，也会含有大量微生物，这称为原始性污染。当然，原始性污染也是从动植物最初受到微生物的直接或间接污染而来的。微生物污染食品的方式，取决于它们的生物学性质和在环境中的生存能力。腐生或兼有腐生和寄生特性的微生物，在环境中的生存能力强，能直接或间接污染食品；寄生性微生物在环境中的生存能力弱，只能直接污染食品或以原始污染的方式存留于食品中。

3. 生物污染的危害与防治

生物污染对食品安全的危害主要为：①使食品腐败、变质、霉烂，破坏其食用价值；②有害微生物在食品中繁殖时产生毒性代谢物，如细菌外毒素和真菌毒素，人摄入后可引起各种急性和慢性中毒；③细菌随食物进入人体，在肠道内分解释放出内毒素，使人中毒；④细菌随食物进入人体侵入组织，使人感染致病。

防止食品生物污染，首先应注意食品原料生产区域的环境卫生，避免人畜粪便、污水和有机废物污染环境，防止和控制作为食品原料的动植物病虫害，在收获、加工、运输、储存、销售等各个环节防止食品污染。其次是在食品可能受到微生物污染的情况下，采取清除、杀灭微生物或抑制其生长繁殖的措施，如各种高低温和化学消毒、冷藏和冷冻、化学防腐、干燥、脱水、盐腌、糖渍、罐藏、密封包装、辐射处理等。把这些方法结合起来运用，更能起到消除或控制生物污染、保证食品质量的效果。

二、生物污染对加工食品安全性的影响

（一）真菌

真菌是微生物中的高级生物，其菌体为单细胞或多细胞的分枝丝状体，或为单细胞的个体。真菌包括霉菌、酵母菌和蕈菌，其形态和构造也比细菌复杂，有的真菌为单细胞，如酵母菌和部分霉菌；有的真菌为多细胞，如食用菌和大多数霉菌。真菌分布非常广泛，种类繁多，数量庞大，与人类关系十分密切。虽然有些真菌被广泛应用于食品工业，如酿酒、制酱、面包制造等，但有些真菌也通过食品给人体健康带来危害。真菌及真菌毒素污染食品后，引起的危害主要有两个方面：一是真菌引起的食品变质，二是真菌产生的毒素引起的中毒。真菌污染食品可使食品的食用价值降低，甚至完全不能安全食用。

真菌对各类食品污染的机会很多，可以说所有食品上都可能有真菌生存，因此，也就有真菌毒素存在的可能。据报道，在粮食及其加工制成品，如油料作物的种子、水果、干果、肉类制品、乳制品、发酵食品和动物饲料中均发现过真菌毒素。在人们的食品中，玉米、大米、花生、小麦被污染真菌毒素的种类最多。对食品安全性影响比较重要的是霉菌及其毒素，已知的产毒霉菌主要有如下几类。

（1）曲霉菌属（*Aspergillus*）：黄曲霉（*A. flavus*）、赭曲霉（*A. ochraceus*）、杂色曲霉（*A. versicolor*）、烟曲霉（*A. fumigatus*）、构巢曲霉（*A. nidulans*）和寄生曲霉（*A. parasiticus*）等。

（2）青霉属（*Penicillium*）：岛青霉（*P. isandicum*）、橘青霉（*P. citrinum*）、黄绿青霉（*P. citreo-vinide*）、圆弧青霉（*P. cyclopium*）、展青霉（*P. expansum*）、红色青霉（*P. rubrum*）、斜卧青霉（*P. decumbens*）、纯绿青霉（*P. viridicatum*）等。

（3）镰孢菌属（*Fusarium*）：禾谷镰孢菌（*F. graminearum*）、三隔镰孢菌（*F. tritinctum*）、雪腐镰孢菌（*F. nivale*）、尖孢镰孢菌（*F. axysporum*）、梨孢镰孢菌（*F. poae*）、玉米赤霉菌（*Gibberella zeae*）、尖孢镰孢菌（*F. oxysporum*）等。

据统计，已知的霉菌毒素大约有 200 多种，其中与人类关系密切的有近百种，引起食物中毒的霉菌毒素的种类则更少。Bullerman（1986）曾列出了在各类食品中可能出现的霉菌毒素（表 4-8），主要包括有黄曲霉、赭曲霉、杂色曲霉、寄生曲霉产生的黄曲霉毒素、赭曲霉毒素、杂色曲霉毒素（表 4-9）。

表 4-8　食品中可能出现的霉菌毒素

食　品	霉　菌　毒　素
小麦、面粉、面包、玉米粉	黄曲霉毒素、赭曲霉毒素、杂色曲霉毒素、展青霉素、青霉酸、玉米赤霉烯酮
花生、核桃	黄曲霉毒素、赭曲霉毒素、杂色曲霉毒素、棒曲霉素
苹果及其制品	棒曲霉素
碎肉、熟肉、可可粉、啤酒花、乳酪	黄曲霉毒素、赭曲霉毒素、青霉素、棒曲霉素
存放久的香肠、火腿、发霉的肉、乳酪	黄曲霉毒素、赭曲霉毒素、杂色曲霉毒素、棒曲霉素、青霉素
黑胡椒、红辣椒、通心粉	黄曲霉毒素、赭曲霉毒素
干菜豆、玉米、高粱、大麦	黄曲霉毒素、赭曲霉毒素、杂色曲霉毒素、棒曲霉素、青霉素、橘青霉素
冷藏冷冻的焙烤食品	黄曲霉毒素、赭曲霉毒素、杂色曲霉毒素、棒曲霉素
家庭储藏的食品(冷藏和非冷藏)	黄曲霉毒素、赭曲霉毒素 A、展青霉素、青霉素

真菌因分布广泛，产生的毒素能通过各种途径污染食品和饲料，直接或间接进入人类食物链，威胁人类健康和生命安全。因此各国对食品中重要的真菌毒素都采取了有效措施，并将真菌毒素作为食品检测的重要指标，制定了真菌毒素允许量标准（见表 4-10）。

表 4-9　主要产毒菌及其毒素类别

产毒菌株	毒素名称	分布	毒素类别
黄曲霉 (A. flavus)	黄曲霉毒素 (aflatoxin)	如花生、玉米、大米等及其制品	剧毒物；肝脏毒害
寄生曲霉 (A. parasiticus)	黄曲霉毒素 (aflatoxin)		
岛青霉 (P. isandicum)	岛青霉毒素 (islanditoxin)	玉米、花生、大米、小麦等谷物	肝及肾脏毒害
杂色曲霉 (A. versicolor)	杂色曲霉素 (sterigmatocystin)		
赭曲霉 (A. ochraceus)	赭曲霉毒素 (ochratoxin)	谷物、大豆、咖啡豆、可可豆	毒性较强；肾脏毒害和肝脏毒害
纯绿青霉 (P. viridicatum)	赭曲霉毒素 (ochratoxin)		
展青霉 (P. expansum)	展青霉素 (patulin)	粮食、饲料、苹果及其制品	神经毒害
黄绿青霉 (P. citreo-vinide)	黄绿青霉素 (citreoviridin)		
橘青霉 (P. citrinum)	橘青霉素 (citrinin)		
镰孢菌属 (Fusarium)	单端孢霉烯族化合物 (trichotjecene)	谷物	细胞毒性、免疫抑制和致畸

表 4-10　我国对食品中真菌毒素的允许量标准

真菌毒素	食品品种	允许量指标/(μg/kg)	备注
黄曲霉毒素 B1	玉米、花生及其制品	≤20	GB 2761—81
	大米、其他食用油	≤10	
	其他粮食、豆类及发酵制品	≤5	
	婴儿代乳品	不得检出	
黄曲霉毒素 M1	牛乳	≤0.5	牛乳及其制品中黄曲霉毒素 M1 限量卫生标准 GB 2676—1988
	乳制品	按含牛乳量折算	
脱氧雪腐镰刀菌烯醇	小麦	≤1000	小麦、面粉、玉米及玉米粉中脱氧雪腐镰刀菌烯醇限量标准 GB 16329—1996
	面粉	≤1000	
	玉米	≤1000	
	玉米粉	≤1000	
展青霉素	半成品(原汁、原酱)	≤100	苹果和山楂制品中展青霉素限量 GB 14974—1994
	果汁、果酱	≤50	
	果酒	≤50	
	罐头	≤50	
	山楂条(饼)	≤50	

　　美国联邦政府有关法律规定，人类消费食品和奶牛饲料中的黄曲霉毒素含量（指黄曲霉毒素 B1＋黄曲霉毒素 B2＋黄曲霉毒素 G1＋黄曲霉毒素 G2 的总量）不能超过 $20\mu g/kg$，人类消费的牛奶中黄曲霉毒素 M1 的含量不能超过 $0.5\mu g/kg$，其他动物饲料中的含量不能超过 $300\mu g/kg$。

欧盟于 1999 年 1 月 1 日开始执行的 EC No.1525/98 法规规定,直接提供给人类食用的食物及组成食品的组分中的黄曲霉毒素 B1 的含量不能超过 2μg/kg,黄曲霉毒素 B1、黄曲霉毒素 B2、黄曲霉毒素 G1、黄曲霉毒素 G2 的总量不得超过 4μg/kg。对婴幼儿食品中的毒素限量标准进行补充,规定在包括谷类食品在内的婴幼儿食品中,毒性最大的黄曲霉毒素 B1 的最大限量为 0.05μg/kg;在婴儿配方食品及改进配方中,黄曲霉毒素 M1 的最大限量为 0.025μg/kg,赭曲霉毒素 A 的最大限量为 0.3μg/kg;在生产过程中,赭曲霉毒素 A 的使用量不得超过 0.5μg/kg。

日本规定,食品中黄曲霉毒素 B1 的含量不能超过 10μg/kg。

在自然界中食物要完全避免霉菌污染是比较困难的,但要保证食品安全,就必须将食物中真菌毒素的含量控制在允许的范围内,要做到这一点,一方面需要减少谷物、饲料在田野、收获前后、储藏运输和加工过程中霉菌的污染和毒素的产生;另一方面需要在食用前和食用时去除毒素。

(二)细菌

细菌不仅种类多,而且生理特性也多种多样,无论环境中有氧或无氧、高温或低温、酸性或碱性,都有适合该种环境的细菌存在。污染的细菌不仅能在食品中生长繁殖,有的还可产生毒素。当它们以食品为培养基进行生长繁殖时,可使食品腐败变质。当食品中的污染细菌生长繁殖,并蓄积大量毒素时,不仅可影响食品质量,而且对人体健康也会造成严重危害。细菌对食品的污染通过以下几种途径:一是对食品原料的污染,食品原料品种多、来源广,细菌污染的程度因不同的品种和来源而异;二是对食品加工过程中的污染;三是在食品储存、运输、销售中对食品造成的污染。食品的细菌污染指标主要有菌落总数、大肠菌群、致病菌等几种。

1. 污染食品的细菌种类

食品中较常见的污染细菌有以下 7 类。

(1)假单胞菌属 为革兰阴性芽孢杆菌,需氧,嗜冷,可在 pH 5.0~5.2 的条件下生长,能使 pH 上升。它是引起食品腐败变质的主要菌属,能分解食品中的各种成分,并产生各种色素。

(2)微球菌属和葡萄球菌属 均为革兰阳性菌,微球菌属需氧,葡萄球菌属厌氧,嗜中温,对营养要求较低。食品中极为常见,主要分解食品中的糖类,并能产生色素,是低温条件下的主要腐败菌。

(3)芽孢杆菌属与梭状芽孢杆菌属 芽孢菌属需氧或兼性厌氧,梭状芽孢杆菌属厌氧,嗜中温,对营养要求较低。分布广,食品中常见,是肉类、鱼类主要的腐败菌。

(4)肠杆菌科各属 多为革兰阴性杆菌,嗜中温。除志贺菌属与沙门菌属外,均为常见食品腐败菌,多造成水产品和肉、蛋的腐败。

(5)弧菌属与黄杆菌属 均为革兰阴性菌,黄杆菌能产生色素。兼性厌氧,低温或 5% 食盐水中可生长。主要来自海水和淡水,在鱼类食品中常见。

(6)嗜盐杆菌属与嗜盐球菌属 均为革兰阴性菌,需氧,可在 28%~32% 的食盐水中生长。多见于腌制肉品、咸鱼中,可产生橙红色素。

(7)乳杆球菌和丙酸杆菌属 为革兰阳性杆菌和球菌,有的成链状,厌氧或兼性厌氧。主要存在于乳品中使其产酸变质。

2. 细菌及其毒素对人体的危害

细菌污染食品后,在适宜的条件下,可对食品中丰富的营养物质加以利用,并产生大量代谢产物,导致食品腐败变质,如球菌、变形杆菌、尸体白色杆菌、液化性荧光杆菌、大肠杆菌、枯草杆菌等。有些细菌可产生蛋白酶，因而能分解蛋白质，有些则只能分解蛋白质分子的水解产物——蛋白胨、氨基酸等。氨基酸脱羧后可产生有机胺类；氨基酸脱氨后可形成无害的有机酸，但常具有不愉快的气味（如丁酸）。由此可见，细菌分解食品中的蛋白质而发生腐败过程的，生物化学反应极其复杂，这与各种腐败菌的混生状态、温度高低、介质的反应以及其他因素的影响都有关系。有些细菌可在体内产生芽孢，芽孢耐高温，一般煮沸方法不能将其杀死，温度降低后，芽孢可萌发成新的菌体，继续进行生长繁殖。

污染食品的细菌产生的危害不仅仅使食品产生腐败变质，更重要的是能造成人类食物中毒。能引起食物中毒的常见细菌有：沙门菌、副溶血弧菌、葡萄球菌、变形杆苗、肉毒梭菌、蜡样芽孢杆菌、致病性大肠杆菌、志贺菌、D群链球菌、魏氏梭菌（耐热型）等。细菌性食物中毒的患者一般都表现有明显的胃肠炎症状，如恶心、呕吐、腹痛、腹泻等，其中腹痛、腹泻最为常见。葡萄球菌食物中毒呕吐较明显，呕吐物含胆汁，有时带血和黏液。腹痛以上腹部及脐周多见。腹泻频繁，多为黄色稀便和水样便。侵袭性细菌引起的食物中毒，可有发热、腹部阵发性绞痛和黏液脓血便。

细菌引起的食物中毒可分3类。①感染型。人们食用含有大量病原菌的食物引起消化道感染而造成的中毒称为感染型食物中毒，如沙门菌、副溶血弧菌等引起的中毒。②毒素型。人们食用污染由于细菌大量繁殖而产生毒素的食物所造成的中毒称为毒素型食物中毒，如葡萄球菌和肉毒梭菌等引起的中毒。细菌毒素一般可分为耐热和易热两种类型，耐热毒素经加热100℃也不被破坏，如葡萄球菌肠毒素等；易热毒素在一定温度下（不超过100℃）即可被破坏，如肉毒毒素等。③过敏型。由于人们食入细菌分解组氨酸产生的组胺而引起的中毒称为过敏型中毒。这类中毒一般须具备两个条件；第一，食物中必须有组氨酸存在；第二，食品中存在能分解组氨酸而产生组胺的细菌，如莫根变形杆菌。

（三）病毒

食品传播的病毒在食源性微生物危害因子中，除了细菌、真菌及其产生的毒素外，还包括那些具有很大危害性、能以食物为传播载体和经粪-口途径传播的致病性病毒。目前发现的这类病毒主要有：轮状病毒、星状病毒、腺病毒、杯状病毒、甲型肝炎病毒和戊型肝炎病毒等。此外，乙型、丙型和丁型肝炎病毒虽然主要是靠血液等非肠道途径传播，但也有关它们通过人体排泄物和通过食品传播的报道。

任何食品都可以作为病毒的传播媒介，许多病毒病的发生都是食源性的。当人和动物摄入带有病毒的食品后，即可引起病毒性传染病。患者常表现头痛、发热、乏力等一系列临床症状，在病毒侵害部位常发生不同程度的病理变化，并导致机体功能的改变。严重的不可逆病变往往预后不良，甚至造成死亡。如乙型肝炎病毒可导致机体患乙型肝炎，常呈慢性经过，患者可表现出乏力、消化功能降低、厌食、消瘦、肝区疼痛等临床症状。若不能控制病情，由于病毒在肝细胞内大量复制，导致肝组织变性，可转变为肝硬化。病情再进一步发展后，可导致死亡。

（四）寄生虫及食品害虫

寄生虫能通过多种途径污染食品和饮水，经口进入人体，引起人的食源性寄生虫病的发生和流行，特别是能在脊椎动物与人之间自然传播和感染的人兽共患寄生虫病对人体健康危害很大。食品害虫，不仅蛀蚀和破坏食品，引起食品发热和霉变，而且可携带多种病原体污染食品，从而影响食品安全性，威胁食用者的健康。因此，防止和控制食源性寄生虫和食品害虫在保证食品安全与卫生方面具有重要的意义。

1. 寄生虫

常见的污染食品的寄生虫有绦虫（包括囊尾蚴）、旋毛虫、肝片形吸虫、姜片虫、弓形体、吸虫类和华枝睾吸虫、横川后殖吸虫、异形吸虫等，蛔虫等也可通过食品进入人体。其中囊尾蚴、旋毛虫、肝片形吸虫、弓形体原虫等常寄生于畜肉中，鱼贝类中常见的寄生虫有华枝睾吸虫（肝吸虫病）、阔节裂头绦虫、猫后睾虫等，而姜片虫则常寄生于菱、茭白、荸荠等水生植物的表面，蔬菜瓜果则有吸虫、横川后殖吸虫、异形吸虫、卫氏并殖吸虫、有棘颚口线虫、无饰线虫等寄生，可引起蛔虫病的传播，生食鱼片（生鱼干）则易得肝吸虫病。

2. 食品害虫

食品害虫种类繁多，分布广泛，抵抗力强，具有耐干燥、耐热、耐寒、耐饥饿、食性复杂、适应力和繁殖力强等特点，而且虫体小，易隐蔽，有些有翅，能进行远距离飞行和传播。因此，食品害虫极易在食品中生长繁殖，尤其是粮食和油料被害虫侵害比较普遍，干果、干菜、鱼干、腌腊制品、奶酪等食品中也有害虫滋生。

昆虫和蛹在食品中生长繁殖，可蛀食、剥食、侵蚀及吸食食品，造成食品数量损失。害虫分解食品中蛋白质、脂类、淀粉和维生素，使其品质、营养价值和加工性能降低。害虫侵蚀食品，遗留有分泌物、虫尸、粪便、蜕皮和食品碎屑，使食品更易污染害虫和微生物。害虫大量滋生时，产生热量和水分，引起微生物增殖，导致食品发热、发霉、变味、变色和结块。另外，苍蝇、蜘蛛和螨可携带病原体，通过食品传播疾病，严重危害人体健康。

三、加工食品生物污染的控制

（一）加工食品的生物污染

1. 通过水污染

在食品的生产加工过程中，水既是许多食品的原料或配料成分，也是清洗、冷却、冰冻不可缺少的物质，设备、地面及用具的清洗也需要大量用水。各种天然水源包括地表水和地下水，不仅是微生物的污染源，也是微生物污染食品的主要途径。自来水是天然水净化消毒后而供饮用的，在正常情况下含菌较少，但如果自来水管出现漏洞、管道中压力不足以及暂时变成负压时，则会引起管道周围环境中的微生物渗漏进入管道，使自来水中的微生物数量增加。在生产中，即使使用符合卫生标准的水源，由于方法不当也会导致微生物的污染范围扩大。如在屠宰加工场中的宰杀、除毛、开膛取内脏等工序中，皮毛或肠道内的微生物可通过用水的散布而造成畜体之间的相互感染。生产中所使用的水如果被生活污水、医院污水或厕所粪便污染，就会使水中微生物数量骤增，水中不仅会含有细菌、病毒、真菌、钩端螺旋体，还可能会含有寄生虫。用这种水进行食品生产会造成严重的微生物污染，同时还可能造成其他有毒物质对食品的污染，所以水的卫生质量与食品的卫生质量有密切关系。

2. 通过空气污染

空气中的微生物可能来自土壤、水、人及动植物的脱落物和呼吸道、消化道的排泄物，它们可随着灰尘、水滴的飞扬或沉降而污染食品。人体的痰沫、鼻涕与唾液的小水滴中所含有的微生物包括病原微生物，当有人讲话、咳嗽或打喷嚏时均可直接或间接污染食品。人在讲话或打喷嚏时，距人体 1.5m 内的范围是直接污染区，大的水滴可悬浮在空气中达 30min 之久，小的水滴可在空气中悬浮 4～6h，因此食品暴露在空气中被微生物污染是不可避免的。

3. 通过人及动物接触污染

从事食品生产的人员，如果他们的身体、衣帽不经常清洗，不保持清洁，就会有大量的微生物附着其上，通过皮肤、毛发、衣帽与食品接触而造成污染。在食品的加工、运输、储藏及销售过程中，如果被鼠、蝇、蟑螂等直接或间接接触，同样会造成食品的微生物污染。试验证明，每只苍蝇带有数百万个细菌，80％的苍蝇肠道中带有痢疾杆菌，鼠类粪便中带有沙门菌、钩端螺旋体等病原微生物。

4. 通过加工设备及包装材料污染

在食品的生产加工、运输、储藏过程中所使用的各种机械设备及包装材料，在未经消毒或灭菌前，总是会带有不同数量的微生物而成为微生物污染食品的途径。在食品生产过程中，通过不经消毒灭菌的设备越多，造成微生物污染的机会也越多。已经过消毒灭菌的食品，如果使用的包装材料未经过无菌处理，则会造成食品的重新污染。

（二）控制生物污染的措施

1. 控制原材料中生物污染

控制食品原料生产区域的环境卫生，避免人畜粪便、污水和土壤等中微生物对食品原材料的污染，防止和控制作为食品原料的动植物病虫害，在收获、加工、运输、储存、销售等各个环节防止食品生物污染。食品生产用水必须符合饮用水标准，可采用自来水或深井水。循环使用的冷却水要防止被畜禽粪便及下脚料污染。

2. 控制加工环境的生物污染

（1）加工厂区、车间的卫生要求　要在车间内适当的地方设置工器具清洗、消毒间，配置供工器具清洗、消毒用的清洗槽、消毒槽和漂洗槽，必要时，有冷热水供应，热水的温度应不低于 82℃。食品接触表面在使用中断时，在预备加工之前需要清洁，为了安全必要时应进行消毒。要注意此时的关键是必须首先清洁，然后再消毒。

食品卫生检查者为判断是否清洁时，需要察看难清洗的区域和产品残渣可能出现的地方，如加工台下或操作台的排水管内等产品残渣聚集、微生物繁殖的地方。

未经认可的废水处理体系可导致公共卫生问题，因为污水是一个直接传染源。当使用生物处理系统时，必须为封闭型，并且排水区域不能开向周围环境，包括池塘、湖和港湾。

厕所设施必须能充分通风，禁止虫害进入，并远离食品生产区域。化粪池可作为废水处理的有效方式，但要远离工厂，距离近就可能成为污物来源。厕所应进出方便、卫生和良好维护，具有自动关闭、不能开向加工区的门，这主要是关注通过空气传播的病原体进入生产区域。卫生检查时应包括工厂的每个厕所，许多厕所不正常，使污物污染地面，如果厕所周围的密封不严，人员的鞋可能沾上污物并将其带入加工区域。

手的清洗和消毒设施位置应合理，使用时很方便，但不应构成产品污染的风险。手的清洗和消毒设施包括冷热混合水、皂液和一次性纸巾干手或其他适宜干手方式如热空气。手的清洗和消毒设施合理，防止二次污染。膝动式、自动式或脚踏式开的水龙头较为理想。卫生检查时应该包括检查部分的手的清洗和消毒设施以保证处于适宜状态。

啮齿动物，鸟和昆虫等害虫带有某些感染人的病原体，所以必须加以控制保证食品和加工区域的卫生。控制害虫的主要措施是减少害虫的滋生地，如废墟、不用的设备、产品废物和未除的草。窗、门和其他出入口，如天窗、下水道和管道周围的缝隙要在加工区域内予以关闭、封住或保护（如加窗帘），以防止虫子、鸟、动物或其他害虫进入加工厂。安全有效地控制害虫必须由厂外开始，去除堆积的垃圾和其他食品废物，家养动物，如用于防鼠的猫和用于看门的狗或宠物不允许进入食品生产和储存区域，这些动物可引起的食品污染，与害虫的危害一样。

（2）注重工艺流程设计，防止交叉污染　车间的布局既要便于各生产环节的相互衔接，又要便于加工过程的卫生控制，防止生产过程交叉污染的发生。

食品加工过程基本上都是从原料→半成品→成品的过程，即从非清洁到清洁的过程，因此，加工车间的生产原则上应该按照产品的加工进程顺序进行布局，使产品加工从不清洁的环节向清洁环节过渡，不允许在加工流程中出现交叉和倒流。

　　清洁区与非清洁区之间要采取相应的隔离措施，以便控制彼此间的人流和物流，从而避免产生交叉污染，加工品传递通过传递窗进行。

　　（3）加强生产人员卫生管理　从事食品生产、质量管理的人员每年至少进行一次健康检查，必要时做临时健康检查；新进厂人员应经体检合格后持证上岗。企业应建立员工健康档案。

　　凡患有痢疾、伤寒、病毒性肝炎等消化道传染病（包括病原携带者），活动性肺结核、化脓性或渗出性皮肤病以及其他有碍食品卫生的疾病者，应调离食品加工及质量管理岗位。有疾病、伤口或其他症候可能成为微生物污染来源的加工人员应离开食品生产和相关区域。

　　食品生产人员保持良好的个人卫生，勤洗澡、勤理发、勤换衣，不得留长指甲和涂指甲油及其他化妆品。

　　裸露皮肤是食品污染的主要来源。肘、胳膊或其他裸露皮肤表面不应与食品或加工中食品的表面相接触。进车间必须穿戴本厂统一的工作服、工作帽、工作鞋（袜）；头发不得外露；工作服和工作帽必须每天更换。不得将与生产无关的个人用品和饰物带入车间。食品加工人员不得穿戴工作服、工作帽、工作鞋进入与生产无关的场所。在生产过程中，任何时候进入生产车间均应进行手的清洁和消毒。

　　在加工区域内不能吃、喝或抽烟、随地涕吐、乱扔废弃物，这是食品卫生的基本要求。手不能经常触摸鼻子，因为鼻子内储藏大约 50% 的传染性金黄色葡萄球菌。

　　（4）采取有效的加工手段抑制或杀灭食品中的有害微生物　由于大多数食品为微生物生长提供了充足的营养物质，因此，对食品加工来讲，通过控制微生物所需的营养成分来控制微生物危害难以达到目的，最好是通过控制食品中水分活度、pH、温度、气体组成或含量等微生物生长条件来控制污染微生物的生长。对病原性微生物的控制可以有以下几种措施：加热和蒸煮，可以使致病菌失活；冷却和冷冻，可以抑制细菌生长；发酵或 pH 控制，可以抑制部分不耐酸的细菌生长；添加盐或其他防腐剂，可以抑制某些致病菌生长；干燥，通过高温或低温干燥，可以杀死某些致病菌或抑制某些致病菌生长。

3. 强化销售环节的卫生控制

　　对于未包装食品或生鲜食品在流通销售环节最容易遭受生物污染，因为运输工具、储藏仓库、销售货架、商场都是微生物、鼠害肆虐的地方，加强这些环节和部位的卫生管理，是保证食品安全的关键点。注意运输工具、储藏环境的清洁消毒，以及注意储藏仓库和销售商场超市的防虫防鼠，对提高食品的安全性是非常必要的手段。

参 考 文 献

[1]　马长伟等. 食品工艺学导论 [M]. 北京：中国农业出版社，2002.
[2]　燕平梅，薛文通，张慧等. 不同贮藏蔬菜中亚硝酸盐变化的研究 [J]. 食品科学，2006，27：242-246.
[3]　燕平梅，薛文通，张惠. 纯种发酵技术对发酵甘蓝中亚硝酸盐含量的影响 [J]. 中国农业大学学报，2007，12（3）：70-74.
[4]　黄海，吴天瑞，黄育英，罗炬. D-异抗坏血酸钠抑制酸菜腌制中亚硝酸盐产生研究 [J]. 中国食品添加剂，2008，6：106-107.
[5]　蒋欣茵，李晓晖，张伯生，任大明. 腌制食品中降解亚硝酸盐的乳酸菌分离与鉴定 [J]. 中国酿造，2008，1：13-16.
[6]　国质检食监 [2006] 646 号. 罐头食品生产许可证审查细则. 2006 版.
[7]　杨邦英. 酸性食品罐头容器内壁腐蚀机理和防止措施 [J]. 食品与发酵工业，2005，7：77-79.
[8]　藏大存. 食品质量与安全 [M]. 北京：中国农业出版社，2006.
[9]　尚永彪等. 膨化食品加工技术 [M]. 北京：化学工业出版社，2007.
[10]　张国治. 油炸食品生产技术 [M]. 北京：化学工业出版社，2005.

[11] 钟南京，陆启玉，张晓燕. 油炸及焙烤食品中丙烯酰胺含量影响因素的研究进展 [J]. 河南工业大学学报：自然科学版. 2006，27（3）：88-90.

[12] Franco Pedreschi. Reduction of acrylamide for mation in potato sclices during frying [J]. Lebensm-Wiss u-Technol，2004，37：679-685.

[13] Franco Pedreschi. Color changes and acrylamide formation in fried potato slices [J]. Food Research International，2005，38：1-9.

[14] Mottram D S, Wedzicha B L, Dodson A T. Acrylamide isformed in the Maillard reaction [J]. Nature，2002，419：448-449.

[15] Stadler R H, Blank I, Varge N, et al. Acrylamide from Maillard reaction products [J]. Nature，2002，419：449-450.

[16] 武丽荣，蒋新正，鲍兀奇. 油炸食品中丙烯酰胺的形成及减少措施 [J]. 中国油脂，2005，30（7）：18-21.

[17] 李东锐，毕艳兰，肖新生等. 食用油煎炸过程中的品质变化研究 [J]. 中国油脂，2006，31（6）：34-36.

[18] 郭红卫. 营养与食品安全. [M]. 上海：复旦大学出版社，2005.

[19] 贾英民. 食品安全控制技术 [M]. 北京：中国农业出版社，2006.

[20] 史贤明. 食品安全与卫生学 [M]. 北京：中国农业出版社，2003.

[21] 魏益民等. 中国食品安全控制研究 [M]. 北京：科学出版社，2008.

[22] 吴永宁. 现代食品安全科学 [M]. 北京：化学工业出版社，2005.

[23] 章建浩. 食品包装学 [M]. 第二版. 北京：中国农业出版社，2007.

[24] 李汉帆. 食品容器及包装材料的安全性 [J]. 中国公共卫生管理，2006，2：128-131.

[25] 张烈银. 塑料包装材料对食品安全的影响 [J]. 塑料包装，2005，6：7-10.

第五章　食品安全性评价

第一节　概　　述

一、食品安全性评价的意义

食品安全问题是关系到人民健康和国计民生的重大问题。而食品安全性评价则是针对某种食品的食用安全性展开的评价，是保障食品安全和国民健康的重要基础和前提。随着食品工业的发展，食品种类和制作工艺技术日益丰富，特别是新的物质如食品添加剂、保健食品、新资源食品、转基因食品、食品用的容器和包装材料等的不断涌现可能带来新的食品安全性问题，对这些食品进行科学的安全性评价，从而为国民提供健康安全营养的食品，一直是包括我国在内各国政府努力的目标。鉴于食品安全评价在保障食品安全性和消费者健康中的重要性，我国政府历来重视食品安全性评价的工作，在政府的大力支持下，在全国各卫生研究机构的努力下，在短短的近十年中，进一步建立修订完善了新资源食品、食品添加剂、保健食品、转基因食品的相关管理法规，出台了对这些不同食品开展安全性毒理学评价的标准和技术规范，发展了食品及转基因食品安全性评价的新方法和新技术，使得我国整体安全性评价水平无论从检验设备、人员素质，还是检验的技术水平等方面均有显著提高，并逐渐与国际接轨，在保障食品安全和确保食品食用安全性方面提供了有力保证。

回顾食品安全性评价工作的发展历史，一些国家早在20世纪70年代就提出了食品安全性评价系统，当时我国尚无系统的食品卫生标准和安全性评价法规，但1975年和1980年分别在全国举办的两期食品毒理培训班为我国食品卫生监督机构、高等医学院校及营养与食品卫生研究机构培训了一支具有相当水平和检验能力的食品毒理学安全性评价检验队伍。为了推进我国的食品安全性评价工作，卫生部于1983年颁布了《食品安全性毒理学程序》试行草案，并于1994年以国标形式颁布了《食品安全性毒理学评价程序和方法》和《食品毒理学试验操作规范》（GB 15193.19—94），该标准以食品添加剂、新资源食品和食品中污染物为主要适用对象，它的颁布为我国食品毒理学安全性评价工作进入规范化、标准化轨道以及与国际接轨提供了保证。随着国际毒理学技术的发展，新的毒理检测方法和手段不断出现以及新的食品安全性问题要求安全性评价范围的拓展，这就要求《食品安全性毒理学评价程序和方法》的内容也要与国际逐渐接轨。正是鉴于以上原因，卫生部组织专家对1994年颁布的《食品安全性毒理学评价程序和方法》进行了修订，并于2003年出台并实施了《食品安全性毒理学评价程序和方法》（GB 15193.21—2003）。同时鉴于保健食品市场的兴起，而保健食品具有推荐量大毒性小的特点，依据《食品安全性毒理学评价程序和方法》进行保健食品检验在某些方面不太合适，因此卫生部又组织专家讨论并于2003年颁布了《保健食品安全性毒理学评价程序和方法》技术规范。鉴于依据我国《食品卫生法》以及《食品添加剂卫生管理办法》、《新资源食品卫生管理办法》和《保健食品管理办法》，对食品添加剂、新资源食品和保健食品均应进行毒理学安全性评价，并对之实行上市前审批制度。以上这些食品毒理学评价程序及检验方法标准和技术规范的相继出台，不仅满足了对包括食品添加剂、食品包装材料、保健食品、新资源食品和食品污染物等物质进行毒理学安全性评价的需要，为最终确定这些物质的食用安全性及其安全使用限量和人群摄入量提供了科学依据，是检验机构进行毒理学检验和政府进行审批的科学依据，更对提高我国食品卫生水平、保障消费者健康以及促进国际贸易发挥了很大的积极作用。

二、毒理学的基本概念

1. 毒性（toxicity）

毒性指外来化合物能够造成机体损害的能力。毒性较高的物质，只要相对较小的数量，即可对机体造成一定的损害；而毒性较低的物质，需要较多的数量才呈现毒性。物质毒性的高低仅具有相对意义。在一定意义上，只要到达一定的数量，任何物质对机体都具有毒性；如果低于一定数量，任何物质都不具有毒性。与机体接触的量是影响化学毒性的关键因素。除物质与机体接触的数量外，还应考虑与机体接触的途径（胃肠道、呼吸道、皮肤或其他途径）、接触的方式（一次接触或多次接触以及每次接触时间的长短与间隔）。此外，物质本身的化学性质及物理性质都可影响物质的毒性。

2. 损害作用（adverse effect）与非损害作用（non-adverse effect）

外来化合物在机体内可引起一定的生物学效应，其中包括损害作用和非损害作用。损害作用是外来化合物毒性的具体表现。毒理学的主要研究对象是外来化合物的损害作用。一般认为非损害作用所致机体发生的一切生物学变化都是暂时的和可逆的，并在机体代偿能力范围之内，不造成机体机能、形态、生长发育和寿命的改变；不降低机体维持内稳态的能力，不引起机体某种功能容量（如进食量、体力劳动负荷能力等）的降低，也不引起机体对额外应激状态代偿能力的损伤。损害作用与非损害作用相反，具有下列特点：机体的正常形态、生长发育过程受到严重的影响，寿命亦将缩短；机体功能容量或对额外应激状态代偿能力降低；机体维持内稳态能力下降；机体对其他某些因素的不利影响的易感性增高。

3. 剂量（dose）

剂量是决定外来化合物对机体损害作用的重要因素。它既可指给予机体的数量或与机体接触的外来化合物的数量，也可指外来化合物吸收进入机体的数量，外来化合物在关键组织、器官或体液中的浓度或含量。由于后者的测定不易准确进行，所以一般剂量的概念，即为给予机体的外来化合物数量或与机体接触的数量。表示剂量的单位是每单位体重接触的外来化合物数量，如 mg/kg 体重。不同剂量的外来化合物对机体可以造成不同性质或不同程度的损害作用。换言之，造成不同性质或程度损害作用的剂量并不一样，因此，提及剂量，还必须与损害作用的性质或程度相联系。剂量具有下列各种概念。

（1）致死量 致死量即为可以造成机体死亡的剂量。但在一组群体中，死亡个体数目的多少有很大程度的差别，所需的剂量也不一致。

（2）绝对致死量（lethal dose，LD_{100}） 系指能造成一群机体全部死亡的最低剂量。由于在一个群体中，不同个体之间对外来化合物的耐受性存在差异，可能有个别或少数个体耐受性过高或过低，并因此造成 LD_{100} 过多增加或减少。所以表示一种化合物的毒性高低或对不同外来化合物的毒性进行比较，一般不用 LD_{100} 而采用半数致死量。

（3）半数致死量（half lethal dose，LD_{50}） 系指能引起一群个体 50% 死亡所需剂量。LD_{50} 数值越小，表示外来化合物的毒性越强；反之 LD_{50} 数值越大，则毒性越低。由于动物物种、品系、外来化合物与机体接触的途径和方式都可影响外来化合物的 LD_{50}，所以表示 LD_{50} 时，必须注明试验动物的种类和接触途径。例如，对硫磷的大鼠、经口 LD_{50} 为每千克体重 13mg。此外，还应注明 95% 可信限，一般以 $LD_{50} \pm 1.96$ 标准差表示其误差范围，如某种化合物 LD_{50} 为每千克体重 1300mg，其 95% 可信限为每千克体重 1200～1492mg。与 LD_{50} 概念相同的剂量单位，还有半数致死浓度（LC_{50}），即能引起一群个体死亡 50% 所需的浓度，一般以 mg/L 表示水中外来化合物浓度，或以 mg/m³ 表示空气中外来化合物浓度。

（4）最大无作用剂量（maximal no-effect level）　在一定时间内，一种外来化合物按一定方式或途径与机体接触，根据目前认识水平，用最灵敏的试验方法和观察指标，未能观察到任何对机体的损害作用的最高剂量。

最大无作用剂量系根据亚慢性毒性试验或慢性毒性试验的结果而确定的，是评定外来化合物对机体损害作用的主要依据，以此为基础可制订一种外来化合物的人体每日允许摄入量（acceptable daily intake，ADI）和最高允许浓度（maximal allowable concentration，MAC）。ADI 是指人类终生每日摄入该外来化合物不致引起任何损害作用的剂量，MAC 为某一外来化合物可以在环境中存在而不致对人体造成任何损害作用的浓度。

（5）最小有作用剂量（minimal effect level）　即在一定时间内，一种外来化合物按一定方式或途径与机体接触，能使某项观察指标开始出现异常变化或使机体开始出现损害作用所需的最低剂量，也可称为中毒阈剂量（toxic threshold level），或中毒阈值（toxic threshold value）。在理论上，最大无作用剂量和最小有作用剂量应该相差极微，但由于对损害作用的观察指标受此种指标观测方法灵敏度的限制，所以实际上最大无作用剂量与最小有作用剂量之间仍然有一定的差距。如果涉及外来化合物在环境中的浓度，则称为最大无作用浓度或最小有作用浓度。

4. 效应和反应

效应（effect）表示一定剂量外来化合物与机体接触后所引起的生物学变化。此种变化的程度用计量单位来表示，如某指标变化了若干个、若干毫克、若干单位等。反应（response）是一定剂量的外来化合物与机体接触后，呈现某种效应并达到一定程度的个体数在某一群体中所占的比率，一般以％或比值表示。

5. 剂量-效应关系（dose-effect relationgship）**和剂量-反应关系**（dose-response relationship）

剂量-效应关系是指外来化合物的剂量与个体或群体中发生的量效应强度之间的关系。剂量-反应关系为外来化合物的剂量与某一群体的质效应发生率之间的关系。剂量-效应关系或剂量-反应关系是毒理学的重要概念。机体内出现的某种损害作用，如果肯定是某种外来化合物所引起，则必须存在明确的剂量-效应关系或剂量-反应关系，否则不能肯定。

第二节　毒理学安全性评价程序

一、食品毒理学安全性评价程序适用范围

食品毒理学安全性评价是根据一定的程序对食品所含有的某种外来化合物进行毒性实验和人群调查，确定其卫生标准，并依此标准对含有这些外来化合物的食品做出能否商业化的判断过程。根据我国卫生部于 1994 年颁布的《食品毒理学安全性评价程序和方法》标准（GD 15193.1—94），食品毒理学安全性评价程序适用于评价食品生产、加工、保藏、运输和销售过程中使用的化学和生物物质以及在这些生产过程中产生和污染的有害物质、食物新资源及其成分和新资源食品，也适用于食品中的其他有害物质。

二、食品毒理学安全性评价程序对受试物的要求

① 提供受试物（必要时包括杂质）的物理、化学性质（包括化学结构、纯度、稳定性等）。

② 受试物必须是符合既定的生产工艺和配方的规格化产品，其纯度应与实际应用的相同，在需要检测高纯度受试物及其可能存在的杂质的毒性或进行特殊试验时可选用纯品，或

以纯品及杂质分别进行毒性检测。

三、食品毒理学安全性评价试验的四个阶段内容及选用原则

(一) 食品毒理学安全性评价试验的四个阶段内容

1. 第一阶段

急性毒性试验。经口急性毒性，LD_{50} 联合急性毒性。

2. 第二阶段

遗传毒性试验（致突变试验）、传统致畸试验、短期喂养试验。

遗传毒性试验的组合必须考虑原核细胞和真核细胞、生殖细胞与体细胞、体内和体外试验相结合的原则。目前已有 200 多种遗传毒性试验，但重要的和作为常规使用的约 20 种。致突变试验通常为一组体内、体外遗传毒理学试验，遗传毒理学试验的组合必须考虑五种遗传学终点（即①DNA 完整性的改变；②DNA 重排或交换；③DNA 碱基序列改变；④染色体完整性改变；⑤染色体分离改变）、体内体外试验、生殖细胞和体细胞、不同进化程度的生物材料相结合的原则。正因如此，在食品毒理学评价程序中明确指出，细菌回复突变试验（Ames 试验）、小鼠骨髓微核率测定或骨髓细胞染色体畸变分析、小鼠精子畸形分析或睾丸染色体畸变分析为必选项目。

① 细菌致突变试验。鼠伤寒沙门菌回复突变、哺乳动物微粒体酶试验（Ames）为首选项目，必要时可另选或加选其他试验。

② 小鼠骨髓微核率测定或骨髓细胞染色体畸变分析。

③ 小鼠精子畸形分析或睾丸染色体畸变分析。

④ 其他备选遗传毒性试验。V79/HGPRT 基因突变试验、显性致死试验、果蝇伴性隐性致死试验、程序外 DNA 修复合成（UDS）试验。

⑤ 传统致癌试验。

⑥ 短期喂养试验。30 天喂养试验。如受试物需进行第三与第四阶段毒性试验者，可不进行此试验。

3. 第三阶段

亚慢性毒性试验——90 天喂养试验、繁殖试验、代谢试验。

4. 第四阶段

慢性毒性试验（包括致癌试验）。

(二) 对不同受试物选择毒性试验的原则

（1）凡属我国创新的物质一般要求进行全部四个阶段的试验，特别是对其中化学结构提示有慢性毒性、遗传毒性或致癌性可能者或产量大、使用范围广、摄入机会多者，必须进行全部四个阶段的毒性试验。

（2）凡属与已知物质（指经过安全性评价并允许使用者）的化学结构基本相同的衍生物或类似物，则根据第一、第二、第三阶段毒性试验结果判断是否需进行第四阶段的毒性试验。

（3）凡属已知的化合物质，世界卫生组织已公布每日容许摄入量者，同时申请单位又有资料证明我国产品的质量规格与国外产品一致，则可先进行第一、第二阶段毒性试验，如果试验结果与国外产品的结果一致，一般不要求进行进一步的毒性试验，否则应进行第三阶段毒性实验。

（4）农药、食品添加剂、食品新资源和新资源食品、辐照食品、食品工具及设备用清洁消毒剂的安全毒理学评价试验的选择原则。

① 农药。按卫生部和农业部颁发的《农药毒理学安全性评价程序》进行。对于由一种原药配制的各种商品，其中未加入其他未允许的成分时，一般不要求对各种商品进行毒性试验。凡将两种或两种以上已经国家批准使用的原药混合配制的农药或农药商品的制剂中添加了未经批准的其他具有较大毒性的化合物质作为重要成分，则应先进行急性联合毒性试验，如结果表明无协同作用，则按已颁布的个别农药的标准进行管理，并对所用的未经批准的化合物质进行安全性评价；有协同作用，则需完成混合制品的第一、第二、第三阶段的毒性试验。

② 食品添加剂。

a. 香料。鉴于食品中使用的香料品种很多，化学结构很不相同，而用量却很少，在评价时可参考国际组织和国外的资料和规定，分别决定需要进行的试验。凡属世界卫生组织已建议批准使用或已制定每日容许摄入量者，或者经香料生产者协会（FEMA）、欧洲理事会（COE）和国际香料工业组织（IOFI）几个国际组织中的两个或两个以上允许使用的，在进行急性毒性试验后，可参照国外资料或规定进行评价；凡属资料不全或只有一个国际组织批准的，则需先进行急性毒性试验和本程序所规定的致突变试验中的一项，经初步评价后，再决定是否需要进行进一步试验；凡属尚无资料可查、国际组织未允许使用的，先进行第一、第二阶段毒性试验，经初步评价后，决定是否需进行进一步试验；从食用动植物可食部分提取的单一组分，高纯度天然香料，如其化学结构及有关资料并未提示具有不安全性的，一般不要求进行毒性试验。

b. 其他食品添加剂。凡属毒理学资料比较完整，世界卫生组织已公布每日容许摄入量者或不需规定日许量者，要求进行急性毒性试验和一项致突变试验，首选 Ames 试验或小鼠骨髓微核试验；凡属有一个国际组织或国家批准使用，但世界卫生组织未公布每日容许摄入量，或资料不完整者，在进行第一、第二阶段毒性试验后做初步评价，以决定是否需进行进一步的毒性试验；对于由天然植物制取的单一组分，高纯度的添加剂，凡属新品种需先进行第一、第二、第三阶段毒性试验，凡属国外已批准使用的则需进行第一、第二阶段毒性试验。

c. 进口食品添加剂。要求进口单位提供毒理学资料及出口国批准使用的资料，由省、直辖市、自治区一级食品卫生监督检验机构提出意见报卫生部食品卫生监督检验所审查后决定是否需要进行毒性试验。

③ 食品新资源和新资源食品。食品新资源及其食品原则上应进行第一、第二、第三个阶段毒性试验，以及必要的人群流行病学调查，必要时应进行第四阶段试验。若根据有关文献资料及成分分析，未发现有毒或虽有毒但用量甚少，不至构成对健康有害的物质，以及较大数量人群有长期食用历史而未发现有害作用的天然动植物（包括作为调料的天然动植物的粗提制品）可以先进行第一、第二阶段毒性试验，经初步评价后，决定是否需要进行进一步的毒性试验。

④ 辐照食品。按《辐照食品卫生管理办法》要求提供毒理学试验资料。

⑤ 食品工具设备用清洗消毒剂。按卫生部颁发的《消毒管理办法》进行。

第三节　食品毒理学安全性评价试验

一、毒理学评价试验目的

（1）急性毒性试验　测定 LD_{50}，了解受试物的毒性强度、性质和可能的靶器官，为进一步进行毒性试验的剂量和毒性观察指标的选择提供依据，并根据 LD_{50} 进行毒性分级。

（2）遗传毒性试验　对受试物的遗传毒性以及是否有潜在致癌作用进行筛选。

（3）致畸试验　了解受试物是否有致畸作用。

（4）30天喂养试验　对只需进行第一、第二阶段毒性试验的受试物，在急性毒性试验的基础上，通过30天喂养试验，进一步了解其毒性作用，观察对生长发育的影响，并可初步估计最大未观察到有害作用剂量。

（5）亚慢性毒性试验　包括90天喂养试验，繁殖试验。观察受试物以不同剂量水平经长期喂养后对动物的毒性作用性质和作用的靶器官，了解受试物对动物繁殖及对子代的发育毒性，观察对生长发育的影响，并初步确定最大未观察到有害作用剂量和致癌的可能性；为慢性毒性和致癌试验的剂量选择提供依据。

（6）代谢试验　了解受试物在体内的吸收、分布和排泄速度以及蓄积性，寻找可能的靶器官；为选择慢性毒性试验的合适动物种、系提供依据；了解代谢产物的形成情况。

（7）慢性毒性试验和致癌试验　了解长期接触受试物后出现的毒性作用以及致癌作用；最后确定最大未观察到有害作用剂量，为受试物能否应用于食品的最终评价提供依据。

二、毒理学评价试验前的准备

1. 收集掌握受试化合物的基本情况

① 掌握该化合物的有关基础数据。a. 化学结构式，有时可根据化合物结构对其毒性做出初步估计，如国内外一些学者运用量子力学原理，提出几种致癌活性与化学结构关系的理论，推算多环芳烃等化合物的致癌活性。b. 组成成分和杂质，化合物，特别对于低毒化合物，在动物实验中会因其中含有杂质而增加其毒性。c. 理化常数，如相对密度、沸点、熔点、水溶性或脂溶性、蒸气压等。d. 定量测定方法等。

② 了解该化合物生产过程中所用的原料和中间体。

③ 了解该化合物应用情况及用量，包括人体接触化合物的途径，化合物所产生的社会效益、经济效益、人群健康效益等，这些将为毒性试验的设计和对试验结果进行综合评价及采取生产使用的安全措施提供参考。例如，对食品添加剂应掌握其加入食品中的数量；对农药应掌握施用剂量和可能在农作物中的残留量；如果是环境污染物，则应掌握其在水体、空气或土壤中的含量；如果是工业毒物，则应考虑其在空气中的最大浓度。总之，对各种外来化合物都应尽量估计人体通过各种途径实际可能接触的最大剂量。

④ 作为毒性试验的样品，应是实际生产使用的或人类实际接触的产品。要求生产工艺流程和产品成分规格必须稳定，必要时对受试样品需用紫外或红外分光光度法、气相色谱法、油层色谱等方法进行分类，取得吸收光谱或色谱测试资料，以控制样品的纯度一致性。在一般情况下，应采用工业品或市售商品，而不是纯品。如需确定毒性作用是来自该化合物本身或其所含杂质，则可采用纯品和工业品分别试验，进行比较。

2. 选择实验动物

我国将实验动物分为无菌动物（以无菌技术获得，用现有的方法检不出任何微生物的动物）、无特定病原体动物（不带有指定性的致病性微生物和寄生虫的动物，即 SPF 动物）、清洁级动物（原种群为屏蔽系统中的 SPF 动物，饲养在屏蔽系统或温湿度恒定的普通设施中，其体内不带有人畜共患的传染病病原体的动物）和普通级动物（微生物、寄生虫带有情况不明确，但不能带有人畜共患的和致动物烈性传染病的病原体的动物）。毒理学试验中使用的动物，国家颁布了规范化的管理标准，规定必须使用经权威部门认证合格的试验动物。一般而言，至少应选择清洁级动物。

（1）实验动物的种属　不同种属的动物对化合物的反应可能有很大的差别，最好用两种种属的动物，包括啮齿类和非啮齿类。动物种类对受试化合物的代谢方式应尽可能与人类相近。进行毒理学评价时，优先考虑哺乳类的杂食动物，如大鼠是杂食动物，食性和代谢过程与人类较为接近，对许多化合物的毒作用比较敏感，同时具有体形小、自然寿命不太长、价格便宜、易于饲养等特点，故在毒理学试验中，除特殊情况外，一般多采用大鼠。此外，小鼠、仓鼠（地鼠）、豚鼠、家兔、狗或猴也可供使用。对种属相同但品系不同的动物，同一种化合物有时可以引发程度不同甚至性质完全不同的反应，因此，为了减少同种动物不同品系造成的差异，最好采用纯系动物（指来自同一祖先，经同窝近亲交配繁殖至少 20 代以上的动物）或第一代杂交动物（指两种纯品系动物杂交后所得的第一代杂交动物）进行实验，这些动物具有稳定的遗传特性，动物生理常数、营养需要和应激反应都比较稳定，所以对外来化合物的反应较为一致，个体差异小，重复性好。

（2）实验动物的性别、年龄与数量　除特殊要求外，一般对动物性别要求为雌雄各半，实验动物的年龄依试验的要求而各不相同，如急性毒性试验需选用成年动物，而亚慢性毒性实验则需选择幼年动物。实验动物的数量应满足统计学的要求。

3. 选择受试物的给予方式和途径

受试物与机体接触的途径主要有经口、经皮、经呼吸道三种。人在日常生活中接触食品的主要途径为经口，所以对食品进行毒理学评价，常用的受试物给予方法为经口方法，主要有以下 3 种方式。

（1）灌胃　是将液态、固态或气态受试物溶于溶剂中制成一定浓度，装入注射器等装置，通过导管注入胃中。一般小鼠一次灌胃量为 0.1～0.5mL/10g 体重或 0.2～1.0mL/只，大鼠一次灌胃量为 0.5～1.0mL/100g 体重或不超过 5mL/只。

（2）饲喂　将受试物直接拌入饲料或饮水中，由实验动物自行摄入。实验动物应单笼饲养，计算每日进食量或饮水量，以折算摄入受试物的剂量。

（3）吞咽胶囊　将受试物装入药用胶囊内，强行放到动物的舌后咽部迫使动物咽下，适合于易挥发、易水解和有异味的受试物，家兔、猫及狗等大动物可用此法。

实施经口给予受试物时，试验动物应空腹，以防止胃内容物影响受试物的吸收。

三、急性毒性试验

急性毒性（acute toxicity）指人或动物一次或 24h 内多次接触外源性化合物后，在短期内（最长 14 天）所发生的毒性效应，包括一般行为、外观改变、大体形态变化以及死亡效应。指标包括致死的和非致死的指标参数。致死剂量通常用 LD_{50} 表示。

1. 实验动物

一般选用成年小鼠或/和大鼠，体重范围小鼠 18～22g，大鼠 180～220g，雌雄各半，健康和营养状况良好。如已了解受试物毒性，应选择对其敏感的动物进行试验，如黄曲霉素选择雏鸭，氰化物选择鸟类。动物购买后适应环境 3～5 天。

2. 剂量选择及分组

急性毒性试验方法包括霍恩（Horn）法、寇氏（Korbor）法、改良寇氏法、加权概率单位计算法及概率单位图解法等。剂量设计合理是 LD_{50} 测定准确的关键，不同的方法对动物分组和剂量设计的要求不同。

3. 受试物的给予

将动物进行随机分组，每组按设计剂量灌胃染毒。染毒前禁食，以免胃内残留食物对外来化合物毒性产生干扰，染毒后继续禁食 3～4h，自由饮水。

常采用经口途径。动物应隔夜空腹，一般禁食 16h，自由饮水。灌胃容量，小鼠常用容量为 0.4mL/20g 体重，大鼠为 2.0mL/200g 体重。给予方式一般为一次性给予受试物，也可一日内多次给予（每次间隔 4~6h，24h 内不超过 3 次，尽可能达到最大剂量，合并作为一次剂量计算）。

4. 中毒反应观察

给予受试物后，应观察并记录实验动物中毒表现和死亡情况。观察记录应尽量准确、具体、完整，包括出现的程度与时间，对死亡动物可做大体解剖。

5. 结果评价

根据 LD_{50} 数值，判定受试物毒性分级（表 5-1）。由中毒表现初步提示毒作用特征。

四、急性联合毒性试验

急性联合毒性试验是指两种或两种以上的受试物同时存在时，可能发生相加、协同或拮抗的联合作用，根据公式计算和判断确定不同的联合作用。其试验步骤如下。

① 分别测定单个受试物的 LD_{50}，方法见 LD_{50} 试验。

② 按各受试物 LD_{50} 值的比例配制等毒性的混合受试物。

③ 测定混合物的 LD_{50}，用其他 LD_{50} 测定方法时，可以按各个受试物的 LD_{50} 值的二分之一之和作为中组，然后按等比级数向上、下推算几组，与单个受试物 LD_{50} 测定的设计相同。如估计是相加作用，可上、下各推算两组；如可能是协同作用，则可向下多设几组；如可能是拮抗作用，则可向上多设几组。

表 5-1　急性毒性（LD_{50}）剂量分级表

级别	大鼠经口 LD_{50}/(mg/kg)	相当于人的致死量	
		mg/kg	g/人
极毒	<1	稍尝	0.05
剧毒	1~50	500~4000	0.5
中等毒	51~500	4000~30000	5
低毒	501~5000	30000~250000	50
实际无毒	5001~15000	250000~500000	500
无毒	>15000	>500000	2500

由于混合物中各受试物是以等毒比例混合的，因此求出的 LD_{50} 乘以各受试物的比例，就可求出各受试物的剂量。计算混合物预期 LD_{50} 的比值见式(5-1)。

判断受试物联合作用的比值采用 H. F. Smith 的规定，即小于 0.4 为拮抗，0.4~2.7 为相加，大于 2.2 为协同作用。

$$\frac{1}{混合物的预期 LD_{50} 值} = \frac{a}{受试物 A 的 LD_{50} 值} + \frac{b}{受试物 B 的 LD_{50} 值} + \cdots + \frac{n}{受试物 N 的 LD_{50} 值}$$

(5-1)

式中　$a, b, \cdots, n$——A，B，$\cdots$，N 各受试物在混合物中所占的质量比例，$a+b+\cdots+n=1$。

五、遗传毒性试验

（一）鼠伤寒沙门菌/哺乳动物微粒体酶试验（salmonella typhimurium/mammals microsomal enzyme test，Ames 实验）

1. 原理

鼠伤寒沙门菌的突变型（即组氨酸缺陷型）菌株在无组氨酸的培养基上不能生长，在有组氨酸的培养基上可以正常生长。但如在无组氨酸的培养基中有致突变物存在时，则沙门菌突变型可回复突变为野生型（表现型），因而在无组氨酸的培养基上也能生长，故可根据菌落形成数量，检查受试物是否为致突变物。某些致突变物需要代谢活化后才能使沙门菌突变型产生回复突变，代谢活化系统可以用多氯联苯（PCB）诱导的大鼠肝匀浆（S-9）制备的S-9 混合液。

2. 试验方法

可分为平板掺入法、预培养平板掺入法及点试法等。

3. 结果判定

(1) 掺入法结果判定　以直接计数培养基上长出回变菌落数的多少而定。如在背景生长良好的条件下，受试物组回变菌落数增加一倍以上，并有剂量反应关系或至少某一测试点有可重复的并有统计学意义的阳性反应，即可认为该受试物诱变试验阳性。

(2) 点试法结果判定　如在受试物点样纸片周围长出较多密集的回变菌落，与未处理对照相比有明显区别者，可初步判定该受试物诱变试验阳性，但应该用掺入法试验来确证。

（二）骨髓细胞微核试验（bone marrow cell micronucleus test）

1. 原理

微核（micronucleus）是由于细胞受到诱变剂作用后，染色体发生畸变脱落的断裂碎片在分裂期留在子代细胞质内形成的，也可能由于细胞分裂时纺锤丝受损所致，由于比细胞核小得多故称微核。其出现率与染色体畸变率之间有明显的相关性。

2. 试验方法

(1) 实验动物　一般选用 7~12 周龄，体重 25~30g 小鼠，也可选用体重 150~200g 大鼠。每组至少 10 只，雌雄各半。

(2) 动物分组和剂量设计　受试物应设三个剂量组。最高剂量组原则上为动物出现严重中毒表现和/或个别动物出现死亡的剂量，可取 $1/2 \, LD_{50}$；低剂量组应不表现出毒性，分别取 1/4 和 $1/8 \, LD_{50}$ 作为中、低剂量。另设溶剂对照组和阳性对照组，阳性对照物可用环磷酰胺 40mg/kg 体重。受试物经口给予。常用 30h 给受试物法，即两次给受试物间隔 24h，第二次给受试物后 6h，颈椎脱臼处死动物。

(3) 标本制备　取胸骨或股骨骨髓液制成微核涂片。涂片经固定、染色处理后，选择细胞完整、分散均匀，着色适当的区域，在油镜下观察。并计数嗜多染红细胞微核率，以千分率表示。

3. 数据处理及结果判定

一般选用卡方检验、泊松分布或双侧 t 检验等进行数据处理，并按动物性别分别处理。试验组与对照组比较，试验结果微核率有明显的剂量反应关系并有统计学意义时，可确认为阳性结果；若统计学上有显著差异，但无剂量反应关系，需进行重复试验，结果能重复者可确定为阳性。

（三）骨髓细胞染色体畸变试验（mammalian bone marrow cell chromosome aberration test）

1. 原理

染色体是细胞核中具有特殊结构和遗传功能的小体，当化学物质作用于细胞周期 G1 期和 S 期时，诱发染色体畸变，而作用于 G2 期时则诱发染色体单体畸变。给试验的大、小鼠腹腔注入秋水仙素，抑制细胞分裂时纺锤体的形成，以便增加中期分裂相细胞的比例，并使染色体丝缩短、分散，轮廓清晰。在显微镜下观察染色体数目和形态。

2. 试验方法

(1) 实验动物　常用健康年轻的成年大鼠或小鼠。每组用两种性别的动物至少各 5 只。

（2）剂量及分组　与骨髓细胞微核试验相同。

（3）实验动物的处理　经口给予受试物 2～4 次，每次间隔 24h，在末次给受试物后 18～24h 取材。必要时可先用一个剂量的 3 只动物，于给受试物后 6h、24h、48h 分别处死动物取材，以选择处死动物的最适时间。在一次给受试物时也可每个剂量组用 15 只动物，于 6h、24h、48h 后分别各处死 5 只动物取材。处死动物前 2～4h，按 4mg/kg 体重腹腔注入秋水仙素。大鼠断头处死，小鼠颈椎脱臼。

（4）取材与制片　用 2.2% 柠檬酸钠溶液冲洗股骨骨髓液，经低渗、固定后，将骨髓细胞悬液滴于经冰水冷却的载玻片上，空气中自然干燥后，染色。用油镜进行细胞中期染色体分析，观察染色体数目和形态的变化。

3. 数据处理与结果分析

统计学处理用 χ^2 检验。试验组与对照组比较，试验结果染色体畸变率有明显的剂量-反应关系并有统计学意义时，可确认为阳性结果；若统计学上有显著差异，但无剂量-反应关系，需进行重复试验，结果能重复者可确定为阳性。

（四）小鼠精子畸形试验（mice sperm abnormality test）

1. 原理

小鼠精子畸形受基因控制，具有高度遗传性，许多常染色体及 X、Y 性染色体基因直接或间接地决定精子形态。精子的畸形主要是指形态的异常，已知精子的畸形是决定精子形成的基因发生突变的结果。因此形态的改变提示有关基因及其蛋白质产物的改变。小鼠精子畸形试验可检测环境因子对精子生成、发育的影响，而且对已知的生殖细胞致突变物有高度敏感性，故本试验可用作检测环境因子在体内对生殖细胞的致突变作用。

2. 试验方法

（1）实验动物　成年雄性小鼠，6～8 周龄，体重 25～35g。

（2）剂量及分组　与骨髓细胞微核试验相同。阳性物可采用环磷酰胺 40～60mg/kg 体重，甲基磺酸甲酯（MMS）50mg/kg 体重或丝裂霉素 C（MMC）1.0～1.5mg/kg 体重经口或腹腔注射给予。受试物经口给予，连续 5 天。在首次给受试物后第 35 天用颈椎脱臼法处死小鼠。

（3）标本制备与阅片　取出两侧副睾制成精子涂片，固定、染色后进行镜检，观察并记录精子的畸形率。精子畸形，主要表现在头部，其次为尾部。畸形类型可分为无钩、香蕉形、胖头、无定形、尾折叠、双头、双尾等。

3. 数据处理及结果判断

每个剂量组应分别与相应的阴性对照组进行比较，如用 Wilcoson 秩和检验法评价精子畸形阳性的标准是，畸形率至少为阴性对照组的倍量或经统计有显著意义，并有剂量-反应关系。

（五）小鼠睾丸染色体畸变试验（mice testicle cells chromosome aberration test）

1. 原理

不同周期的雄性生殖细胞对化学物质的敏感性不同，多数情况下化学诱变剂诱发染色体畸变必须经过 DNA 复制期，故在前细线期处理，第 12～14 天采样，以观察作用于前细线期引起的精母细胞染色体畸变效应。

2. 试验方法

（1）实验动物　选用健康成年雄性小鼠，体重 25～30g，每组至少 5 只。

（2）剂量及分组　与骨髓细胞微核试验相同。受试物采用灌胃给予；阳性对照组可采用丝裂霉素 C 1.5～2mg/kg 或环磷酰胺 40mg/kg，腹腔注射；阴性对照组应给予溶剂或介质，方式与受试物组相同。每天一次，连续 5 天。各组均于第一次给予受试物后第 12～14 天将动物处死制片，小鼠用颈椎脱臼法处死。动物处死前 6h 腹腔注射秋水仙素 4～6mg/kg 体重。

（3）取材制片　取出两侧睾丸，经低渗、固定、离心、滴片、染色处理后，在油镜下进行观察。染色体的结构畸变中，除可见到裂隙、断片、微小体外，还要分析相互易位、X-Y 性染色体和常染色体的单价体。

3. 数据处理

试验组与阴性对照组的断片、易位、畸变细胞率、常染色体单价体、性染色体单价体等分别按 Kastenbaum 和 Bowman 所述方法进行统计处理，如 $P<0.05$ 则认为有显著意义。

六、致畸试验

1. 原理

母体在孕期受到可通过胎盘屏障的某种有害物质作用，影响胚胎的器官分化与发育，导致结构和机能的缺陷，出现胎仔畸形。因此，在受孕动物胚胎着床后，并已开始进入细胞及器官分化期时给予受试物，可检测该受试物对胎仔的致畸作用。

2. 试验方法

（1）实验动物　常选用健康、性成熟（90～100 天）大鼠，雌性未交配过的大鼠 80～90 只，雄性减半。

（2）剂量及分组　至少设 3 个试验组，另设一个空白对照，一个阳性对照组。各剂量组可分别采用 1/4、1/16 及 1/64 LD_{50}。每组至少 12 只孕鼠。阳性对照物有敌枯双（0.5～1.0mg/kg 体重）、五氯酚钠（30 mg/kg 体重）、阿司匹林（250～300mg/kg 体重）及维生素 A（7.5～13mg/kg 体重）。

（3）受孕动物检查和给予受试物时间　性成熟雌、雄大鼠按 1∶1 或 2∶1 同笼后，次日早晨观察阴栓或阴道涂片，查出阴栓或精子时，认为该鼠交配已成功，该日作为"受孕"零天。若 5 天内未交配，应更换雄鼠。检出的"孕鼠"随机分组，称重及编号，在受孕的第 7～15 天，孕鼠每天经口给予受试物。

（4）孕鼠处死及检查　于妊娠第 20 天直接断头处死，剖腹取出子宫称重，记录并检查吸收胎、早死胎、晚死胎及活胎数。

（5）活胎鼠检查　测量活胎鼠体重、身长、尾长，检查外观、内脏、骨骼有无畸形。

3. 结果评定

通过计算致畸指数以比较不同有害物质的致畸强度，为表示有害物质在食品中存在时人体受害概率，可计算致畸危害指数。致畸指数＝雌鼠 LD_{50}/最小致畸剂量，致畸危害指数＝最大不致畸剂量/最大可能摄入量。以致畸指数 10 以下为不致畸，10～100 为致畸，100 以上为强致畸。致畸危害指数大于 300 说明该物质对人危害小，100～300 为中等，小于 100 为大。

七、亚慢性毒性试验

1. 原理

亚慢性毒性试验（subchronic tests）又叫亚急性毒性试验，是指实验动物连续多日接触较大剂量的外来化合物出现中毒效应的试验，其中较大剂量是小于 LD_{50} 的剂量，亚慢性毒性试验一般指 30 天或 90 天喂养试验。其目的是探讨在较长时期喂饲不同剂量受试物对动物引起有害效应的剂量、毒作用性质和靶器官，估计亚慢性摄入的危害性。90 天喂养试验所确定的最大未观察到有害作用剂量可为慢性试验的剂量选择和观察指标提供依据。当最大未观察到有害作用剂量达到人体可能摄入量的一定倍数时，则可以此为依据外推到人，为确定人食用的安全剂量提供依据。

2. 试验方法

（1）实验动物选择　选择急性毒性试验已证明为对受试物敏感的动物种属和品系，一般选用雌、雄两种性别的断乳大鼠。试验开始时动物体重的差异应不超过平均体重的±20%。实验动物按随机分组方法分组。

（2）剂量选择及分组　至少应设三个剂量组和一个对照组。每个剂量组至少20只动物，雌、雄各10只。原则上高剂量组动物在喂饲受试物期间应当出现明显中毒表现，但不造成死亡或严重损害；低剂量组不引起毒性作用，估计或确定出最大未观察到的有害作用剂量；在此二剂量间再设一至几个剂量组，以期获得比较明确的剂量-反应关系。受试物给药途径首选饲喂。如有困难，也可加入饮水中或灌胃，动物单笼饲养。

（3）观察指标　一般可包括动物的一般行为表现、中毒表现和死亡情况；血液学指标、血液生化指标；组织器官检测和病理组织学检查等。

3. 结果判断

将所有检测的各项指标进行统计学处理。

八、繁殖试验

1. 原理

凡受试物能引起生理机能障碍，干扰配子的形成或使生殖细胞受损，其结果除可影响受精卵或孕卵的着床而导致不孕外，还影响胚胎的发生及胎仔的发育，如胚胎死亡导致自然流产、胎仔发育迟缓以及胎仔畸形。如果对母体造成不良影响，会出现妊娠、分娩和乳汁异常，也可出现胎仔出生后发育异常。

2. 试验方法

（1）实验动物与观察代数　选用5～9周龄大鼠，每组要有足够量的雌鼠和雄鼠配对，产生约20只受孕雌鼠。观察代数随受检目的而定，可作一代、二代或多代观察。

（2）剂量与分组　至少设三个剂量的受试物组和一个对照组。高剂量组可选受试物最大耐受剂量或有胚胎毒性的剂量，低剂量组对亲代动物不产生全身毒性或繁殖毒性（可按最大未观察到有害剂量的1/30或可能摄入量的100倍）。对照组可以是未处理对照组或假处理对照组；如果给予受试物时使用了某种介质，则应设介质对照组；如果通过加入饲料方式给予受试物，并引起食物摄入量和利用率降低，需考虑使用配对饲养的对照组。

经口给予，可加在饲料、饮水中或灌胃。如是灌胃方式，应每周称重2次，根据体重计算受试物给予体积。亲代和子代均在断乳后3个月接受相同剂量的受试物剂量、饲料和饮水。3个月后雌雄交配，受孕后孕鼠继续接受受试物至分娩。一部分孕鼠在孕20天处死以观察有无畸形，一部分孕鼠自然分娩。

（3）观察指标　包括体重、采食量、死亡情况、产仔总数、宫重、平均仔重等一般健康状况指标，以及受孕率、妊娠率、哺乳存活率、胎儿畸形情况等。

$$受孕率(\%)=\frac{怀孕动物数}{交配雌性动物数}\times100 \qquad (5\text{-}2)$$

$$妊娠率(\%)=\frac{分娩有活体幼仔的动物数}{怀孕动物数}\times100 \qquad (5\text{-}3)$$

$$出生活仔率(\%)=\frac{出生时活的仔鼠数}{出生时仔鼠总数}\times100 \qquad (5\text{-}4)$$

$$出生存活率(\%)=\frac{产后4天仔鼠存活数}{出生时活仔数}\times100 \qquad (5\text{-}5)$$

$$哺乳存活率(\%) = \frac{21\ 天断乳时仔鼠存活数}{出生\ 4\ 天后仔鼠存活数} \times 100 \qquad (5\text{-}6)$$

3. 结果判断

将所有检测的各项指标进行统计学处理。

九、代谢试验

1. 原理

代谢试验（metabolic study）是阐明受试物进入机体后在体内吸收、分布、转化、存留及排泄过程的试验。该试验有助于评价受试物毒性、毒性试验设计及指标的选择。还可了解受试物在体内形成代谢物的性质、含量及是否对机体造成毒性损害。

2. 试验方法

（1）实验动物　一般选用两种性别，体重为 22～28g 成年小鼠或 179～200g 大鼠。

（2）剂量及分组　选用低于最大未观察到有害作用剂量，需要时可用高、低两种剂量。可单次或多次给予受试物。以灌胃为主。

（3）试验项目　进行试验前，需建立测定生物样品中受试物含量的微量化学分析方法或标记受试物的同位素示踪方法。检测血浆、胃肠道、主要器官和组织、尿、粪排泄、胆汁排泄物中受试物含量或放射水平，分析受试物在体内的生物转化产物。

3. 结果判定

① 根据吸收速率、组织分布及排泄情况，估计受试物在体内的代谢速率和蓄积性。

② 根据代谢物结构及性质，推断受试物在体内可能的代谢途径及有无毒性代谢物的生成。

十、蓄积毒性试验（accumulation toxicity test）

蓄积（accumulation）指当外源化合物反复进入机体，且进入机体的速度或总量超过生物转化和排泄速度或总量时，化合物原型或其代谢产物可能在机体内逐渐增加并储留在机体的现象。蓄积系数法实验原理：受试物按一定时间间隔分次给予实验动物，如果受试物在体内全部蓄积，理论上其毒效应相当于一次染毒剂量所产生的毒效应。如果受试物的蓄积性小，则多次给予后产生毒效应的剂量与一次染毒产生相同毒效应所需剂量之间的比值就大，根据比值可以判断受试物蓄积性的大小。

蓄积系数（accumulation coefficient，K）多次给予实验动物受试物，使半数动物出现毒效应的总剂量 $[ED_{50}(n)]$ 与一次染毒的半数效应剂量 $[ED_{50}(1)]$ 之比，即 $K = ED_{50}(n)/ED_{50}(1)$；若以死亡为毒效应指标，$K = LD_{50}(n)/LD_{50}(1)$。蓄积系数的评价见表 5-2。

表 5-2　化合物蓄积系数的评价

K	蓄积作用	K	蓄积作用
<1	高度蓄积	≥3	中度蓄积
≥1	明显蓄积	≥5	轻度蓄积

十一、慢性毒性试验和致癌试验（chronic toxicity and carcinogencity study）

1. 原理

在动物的大部分生命周期间，反复给予受试物后观察慢性毒性及剂量-反应关系，尤其是进行性的不可逆毒性作用及肿瘤疾患。并确定受试物未观察到的有害作用剂量，作为最终评定受试物是否能应用于食品的依据。

2. 试验方法

（1）实验动物　一般选用雌、雄两性断乳大鼠或小鼠，对于活性不明的受试物，则选用两种性别的啮齿类和非啮齿类动物。

（2）剂量与分组　试验组一般为 3～5 组。啮齿类动物每组至少 50 只，雌、雄各半，非啮齿类每组每一性别至少 4 只，如需定期剖杀，动物数要做相应增加。高剂量组应引起一些毒性表现，但不影响其正常生长发育和寿命，高剂量组的设计根据 90 天喂养试验确定，低剂量组不引起任何毒性作用。如果使用了某种毒性不明的介质，应同时设未处理对照组和介质对照组。

经口给予，可加在饲料、饮水中或灌胃。若灌胃，应每周称重两次，根据体重计算给予受试物体积。致癌试验期一般确定小鼠为 18 个月，大鼠为 24 个月。

（3）观察指标　包括一般观察、血液学检查、血液生化检测、病理检查。

3. 结果判断

将所有检测的指标进行统计学处理。

第四节　食品安全性毒理学评价试验
结果判定及食品安全危害评估

一、食品安全性毒理学评价试验结果判定

1. 急性毒性试验

如 LD_{50} 小于人可能摄入量的 10 倍，则放弃该受试物用于食品，不再继续其他毒理学试验。如大于 10 倍者，可进行下一阶段毒理学试验。

2. 遗传毒性试验

① 如三项试验（Ames 试验或 V79/HGPRT 基因突变试验、骨髓细胞微核试验或哺乳动物骨髓细胞染色体畸变试验、TK 基因突变试验或小鼠精子畸形分析/睾丸染色体畸变分析的任一项）中，体内、外各有一项或一项以上试验阳性，则表示该受试物很可能具有遗传毒性和致癌作用，一般应放弃该受试物应用于食品。

② 如三项试验中一项体内试验为阳性或两项体外试验为阳性，则再选两项备选试验（至少一项为体内试验）。如再选的试验均为阴性，则可进行下一步的毒性试验；如其中一项试验阳性，则结合其他试验结果，经专家讨论决定，再做其他备选试验或进行下一步的毒性试验。

③ 如三项试验均为阴性，则可进行下一步的毒性试验。

3. 30 天喂养试验

只对要求进行第一、二阶段毒理学试验的受试物，若短期喂养试验未发现有明显毒性作用，综合其他各项试验结果可做出初步评价；若试验中发现有明显毒性作用，尤其是有剂量-反应关系时，则考虑进行进一步的毒性试验。

4. 90 天喂养试验、繁殖试验及传统致畸试验

根据这三项试验中的最敏感指标所得最大未观察到有害作用剂量进行评价，原则如下。

① 最大未观察到有害作用剂量小于或等于人可能摄入量的 100 倍，表示毒性较强，应放弃该受试物用于食品。

② 最大未观察到有害作用剂量大于人可能摄入量的 100 倍而小于 300 倍者，应进行慢性毒性试验。

③ 大于或等于 300 倍者则不必进行慢性毒性试验，可进行安全性评价。

5. 慢性毒性试验和致癌试验

① 根据慢性毒性试验所得的最大未观察到有害作用剂量进行评价，原则如下。

a. 最大未观察到有害作用剂量小于或等于人可能摄入量的 50 倍，表示毒性较强，应放弃该受试物用于食品。

b. 最大未观察到有害作用剂量大于人可能摄入量的 50 倍而小于 100 倍者，经安全性评价后，决定该受试物可否用于食品。

c. 最大未观察到有害作用剂量大于或等于人可能摄入量的 100 倍者，则可考虑允许使用于食品。

② 根据致癌试验所得的肿瘤发生率、潜伏期和多发性等进行致癌试验结果判断的原则是：凡符合下列情况之一，并经统计学处理有显著性差异者，可认为致癌试验结果阳性。若存在剂量-反应关系，则判断结果更可靠。

a. 肿瘤只发生在试验组动物，对照组中无肿瘤发生。

b. 试验组与对照组动物均发生肿瘤，但试验组发生率高。

c. 试验组动物中多发性肿瘤明显，对照组中无多发性肿瘤，或只是少数动物有多发性肿瘤。

d. 试验组与对照组动物肿瘤发生率虽无明显差异，但试验组中发生时间较早。

6. 综合性评价

新资源食品等受试物在进行试验时，若受试物掺入饲料的最大加入量（超过 5％时，应补充蛋白质等到与对照组相当的含量，添加的受试物原则上最高不超过饲料 10％）或液体受试物经浓缩后仍达不到最大未观察到有害剂量为人的可能摄入剂量的规定倍数时，综合其他的毒性试验结果和实际食用或饮用量进行安全性评价。

二、进行食品安全性评价时需要考虑的因素

1. 试验指标的统计学意义和生物学意义

在分析试验组与对照组指标统计学上的差异显著性时，应根据其有无剂量-反应关系，同类指标横向比较，以及与本实验室的历史性对照值范围比较的原则等综合考虑指标差异有无生物学意义。此外如在受试物组发现某种肿瘤发生率增高，即使在统计学上与对照组比较差异无显著性，仍要给以关注。

2. 生理作用与毒性作用

对实验中某些指标的异常改变，在结果分析评价时要注意区分是生理学表现还是受试物的毒性作用。

3. 人可能摄入量较大的受试物

应考虑给予受试物量过大时，可能影响营养素摄入量及其生物利用率，从而导致动物某些毒理学表现，而非受试物的毒性作用所致。

4. 时间-毒性效应关系

对由受试物引起的毒性效应进行分析评价时，要考虑在同一剂量水平下毒性效应随时间的变化情况。

5. 人的可能摄入量

除一般人群的摄入量外，还应考虑特殊和敏感人群（如儿童、孕妇及高摄入量人群）。对孕妇、乳母或儿童食用的食品，应特别注意其胚胎毒性或生殖发育毒性、神经毒性和免疫毒性。

6. 人体资料

由于存在着动物与人之间的种属差异，在评价食品安全性时，应尽可能收集人群接触受试物后的反应资料，如职业性接触和意外事故接触等。志愿受试者的体内代谢资料对于将动物实验结果推论到人具有很重要的意义。在确保安全的条件下，可以考虑遵照有关规定进行人体试食试验。

7. 动物毒性试验和体外试验资料

程序所列的各项动物毒性试验和体外试验系统虽然仍有待完善，却是目前水平下所得到的最重要的资料，也是进行评价的主要依据。在试验得到阳性结果，而且结果的判定涉及受试物能否应用于食品时，需要考虑结果的重复性和剂量-反应关系。

8. 安全系数

由动物毒性试验结果推论到人时，鉴于动物、人的种属和个体之间的生物学差异，一般采用安全系数的方法，以确保对人的安全性。安全系数通常为100倍，但可根据受试物的理化性质、毒性大小、代谢特点、接触的人群范围和人的可能摄入量、食品中的使用量及使用范围等因素，综合考虑增大或减小安全系数。

9. 代谢试验的资料

代谢研究是对化学物质进行毒理学评价的一个重要方面，因为不同化学物质、剂量大小、在代谢方面的差异往往对毒性作用影响很大。在毒性试验中，原则上应尽量使用与人具有相同代谢途径和模式的动物种系来进行试验。研究受试物在实验动物和人体内的吸收、分布、排泄和生物转化方面的差异，对于将动物实验结果比较准确地推论到人具有重要意义。

10. 综合评价

在进行最后评价时，必须综合考虑受试物的理化性质、毒性大小、代谢特点、蓄积性、接触的人群范围、食品中的使用量和使用范围、人的可能摄入量等因素，在受试物可能对人体健康造成的危害以及其可能的有益作用之间进行权衡。评价的依据不仅是科学试验的结果，而且与当时的科学水平、技术条件以及社会因素有关。因此，随着时间的推移，很可能结论也不同，随着情况的不断改变，科学技术的进步和研究工作的不断进展，有必要对已通过评价的化学物质进行重新评价，做出新的结论。

对于已在食品中应用了相当长时间的物质，对接触人群进行流行病学调查具有重大意义，但往往难以获得剂量-反应关系方面的可靠资料；对于新的受试物质，只能依靠动物实验和其他试验研究资料。然而，即使有了完整和详尽的动物实验资料和一部分人类接触者的流行病学研究资料，由于人类种族和个体的差异，也很难做出能保证每个人都安全的评价。所谓绝对的安全实际上是不存在的。根据上述材料，进行最终评价时，应全面权衡和考虑实际可能，从确保发挥该受试物的最大效益，以及对人体健康和环境造成最小危害的前提下做出结论。

三、食品危险性分析

近几十年来，食品安全问题已引起了全球的广泛关注，而解决食品安全问题必须采用先进、科学的方法已成为共识，食品安全的危险性分析是目前国际上最推崇的科学方法。危险性分析包含危险性评估、危险性管理和危险性信息交流3个组成部分。它代表了现代科学技术的最新成果在食品安全管理方面实际应用的发展方向，它是制定食品安全标准和解决国际食品贸易争端的依据，也将成为制定食品安全政策、解决一切食品安全事件的总模式。

危险性评估（risk assessment）是对食品中的健康危害物质（又称食源性健康危害物质）造成健康危害的可能性和严重性进行评估，进而确定食品中的健康危害物质并规定其限量标准及其他管理措施的科学研究过程。其评估结果可以用数量（定量）表示，如人体每日允许摄入量（ADI）和污染物的每人每周耐受量（PTWI）；也可以用危害性的性质（定性）表示。危险性评估由危害识别、危害特征描述、摄入量评估及危险性特征描述等组成。

1. 危害识别（hazard identification）

危害识别是发现和确定食品中的健康危害物质，并对其产生的危害程度进行分析的过程。首先是确定食品中某种物质对人体健康是否有害，然后对危害性质、特点及表现形式等进行评估。

危害识别所需资料包括：人体资料、动物毒理学资料、体外毒理学资料及化合物构效关系资料。其中人体资料主要来自流行病学调查。流行病学资料可直接反应人群暴露后所产生的有害特征，不需要进行种属的外推，是危害识别中最有说服力的证据。但由于流行病学研究本身的局限性，使其在健康危害评估中的实际应用受到了一定限制。动物毒理学资料指来自动物实验的资料。与流行病学研究相比，动物实验研究可很好地控制暴露情况、暴露对象及效应的测定。对于一些缺乏流行病学研究资料的化合物或尚未投入市场的新物质，动物实验研究的资料成了危害识别的主要依据。体外毒理学资料主要用于毒性筛选，以及更全面的毒理学资料积累和靶器官的特异毒效应研究，为毒性作用机制研究提供重要信息。化合物构效关系资料对于脂链香精、多环芳烃等评价时，具有相当价值。

2. 危害特征描述（hazard characterization）

危害特征描述是采用定量或半定量的分析方式对食品中某种健康危害物质的危险性进行评估。即是对剂量-反应关系和剂量-效应关系，以及其各自伴随的不确定性进行评估，可分为阈值法评估和非阈值法评估。

危害特征描述的主要内容是研究剂量-反应关系。由于危害特征描述资料主要来源于动物毒理试验，而动物实验的观察范围往往要高于食品中危害物质的实际含量，这就需要一个从高剂量向低剂量的外推，以及从动物的危险性向人群危险性的外推，这样对最终评价所带来的不确定性，目前尚未有适当的解决办法。目前在大多数化合物的剂量-反应关系研究中可获得一个阈值（NOAEL），乘以一个适当的安全系数，在实际中选用 100 为安全系数（这包括人与实验动物种属差别的 10 倍，以及人群不同个体之间差异的 10 倍），得出安全水平，或称为人体每日允许摄入量（ADI）。

然而，以上方法并不适用于遗传毒性致癌物，因为该类物质不存在一个没有致癌危险性的低摄入量，即阈值。目前国际上对于致癌物质采用可接受危害性（acceptable risk）的非阈值评估法。该评估通常用数学模型对致癌物的可接受危险性剂量进行推导，即用合适的数学外推模型从动物实验的致癌剂量外推到人可以接受的暴露剂量。近来 WHO 推荐使用基准低置信界限（benchmark low confidence limit）剂量，即以 5％或 10％肿瘤发生率的低侧可信限作为反映遗传性致癌物的致癌强度指标；对非遗传毒性致癌物，由于其主要是通过促进靶细胞增殖来诱发癌变，而本身并不诱发遗传物质突变，因此原则上非遗传毒性致癌物可以按阈值方法进行管理，但这需要完整的有关致癌机制的科学资料。

3. 暴露评估（exposure assessment）

暴露评估又称为摄入量评估，是危险性评估的关键步骤。评估内容包括接触食源性健康危害物质的含量、频率、时间长度和暴露途径。需要强调的是，无论是制定国家食品标准，或是参与国际食品标准的制定乃至解决国际食品贸易争端，都必须要求有本国的暴露量评估数据。其中暴露量评估分外暴露评估和内暴露评估。

外暴露评估又称食源性健康危害物质的膳食摄入量评估。主要从以下方面进行：确定食品中食源性健康危害物质的含量；确定含有食源性健康危害物质的每种食物的消费量，即食物的膳食量；把消费者摄入大量特定食物的可能性和这些食物中含有食源性健康危害物质的可能性综合起来进行分析。外暴露评估有三种方法：①总膳食（total diet study）法研究，即将某一国家或地区的食物进行聚类，按当地菜谱烹调成为能够直接入口的样品，通过化学分析获得整个人群的膳食摄入量；②单个食品的选择性研究，是针对某些特殊污染物在典型或代表性地区选择指示性食品进行研究；③双份饭（duplicate plate）法研究，其对于个体污染物摄入量变异研究更有效。

内暴露评估是食源性健康危害物质进入机体组织的量，或实际产生毒性作用有效剂量所进行的评估，常采用测定生物学标志物进行评估。生物学标志物是指机体组织或体液（血液、尿、头发、脂肪等）内测定到的外源性物质及代谢产物，或与靶细胞（分子）相互作用的产物。目前，食源性健康危害物质的生物学标志物主要是各种化学物质及其代谢产物，与机体内大分子物质（DNA 和蛋白质）形成的加合物。除此之外，还采用机体某种物质负荷水平或酶活性水平等，评估食源性健康危害物质的量。如预测定体脂中有机氯农药、多氯联苯和二噁英等可知其机体内暴露水平；测定血液胆碱酯酶活性可评估有机磷农药的内暴露量；测定尿液中二氢神经鞘氨醇/神经鞘氨醇的值可评估伏马菌素的内暴露量。目前还发展了生物学效应标志物，如暴露个体细胞遗传学与酶学改变。

4. 危险性特征描述（risk characterization）

危险性特征描述是危害识别、危害特征描述及暴露评估的综合结果，即对人体摄入某化合物对健康产生不良效应的可能性和严重程度进行估计，也包括对伴随的不确定性的评估。

若某食源性健康危害物质存在阈值，则可以采用摄入量与 ADI 相比较的百分数作为危险性特征的描述。如果摄入量低于 ADI，则对人体健康产生不良作用的可能性可忽视不计，反之，则必须降低摄入量；若所评价的食源性健康危害物没有阈值，如遗传性致癌物，则需要计算人群危险性，即致癌强度×摄入量。根据危害强度和摄入量来评定在该暴露水平下，所推算出的新增加癌症病例数是可以接受的（不构成危险）或不可接受的（构成危险）。

以上表明，危险性评估是一个系统循序的科学过程，其核心步骤是危险性特征描述。危险性评估结果的可靠性在很大程度上取决于数据的质量和数量，如果具有比较完整的数据，同一项研究又有不同国家、单位和专家的报告，而且结果比较一致，则其危险性评价结果就比较可靠。然而，在实际工作中，往往数据不足，特别是缺乏人群流行病学数据，而且不同研究报告的结果不尽一致，这就给危险性评估带来许多不确定性和变异性，所以在使用专家所提供的危险性评估结果时，必须了解其数据资源和评估过程。

危害性评估在食品安全领域中的应用主要是制定食品安全性标准，此外还涉及进出口食品的监督检查，以及按食品中危害的类别全面地分配各项食品安全管理工作资源，评价食品安全政策法规出台后的效果等方面。危险性评估在我国食品安全工作中的应用已从不自觉到自觉，包括在制定食品中污染物标准中计算污染物的膳食摄入量，与 ADI 或 PTWI 比较；通过总膳食研究评价我国膳食的危险性；在评审新食品添加剂中要求申请者提供相应的数据和信息进行危险性评估；以及启动了食物中毒菌沙门菌和大肠杆菌 O157：H7 的定量危险性评估。随着危险性评估在我国食品卫生行业的深入及广泛应用，我国食品安全管理将赶上国际水平。

参 考 文 献

[1] 中华人民共和国卫生部等. 食品安全性毒理学评价程序和方法［S］. 2004.
[2] 孙瑞元. 定量药理学［M］. 北京：人民卫生出版社，1987.
[3] 陈奇. 中药药理研究方法学［M］. 北京：人民卫生出版社，1994.
[4] 赵文. 食品安全性评价［M］. 北京：化学工业出版社，2006.
[5] 史贤明. 食品安全与卫生学［M］. 北京：中国农业出版社，2003.
[6] 张志强，李晓瑜. "危险性评估"及其在我国食品卫生标准研制中的应用［J］. 中国卫生监督杂质，2008，15（1）：24-28.

第六章 食品生产过程的安全质量保证

食品生产过程的安全质量保证侧重点在于保证农产品原料及其初级加工品的安全质量。要确保食品生产过程的安全质量就必须实施从"农田到餐桌"的全过程监管，即应执行良好农业规范（good agricultural practice，GAP）和各类安全食品（无公害农产品、绿色食品和有机食品）的生产操作规范和标准。

第一节 概 述

一、GAP 和安全食品的概念及特点

（一）GAP 的概念及特点

1. GAP 的概念

GAP 是 good agricultural practice 的缩写，即"良好农业规范"。1998 年 10 月 26 日，美国食品和药物管理局（FDA）和美国农业部（USDA）联合发布了《关于降低新鲜水果与蔬菜微生物危害的企业指南》。在该指南中，首次提出 GAP 概念。GAP 是针对未加工或最简单加工（生的）出售给消费者或加工企业的大多数果蔬的种植、采收、清洗、摆放、包装和运输过程中常见的微生物危害控制，其关注的是新鲜果蔬的生产和包装，但不限于农场，包含从农场到餐桌的整个食品链的所有步骤。近年来，GAP 的概念不断变化、延伸。根据联合国粮食与农业组织（FAO）的定义，GAP 是应用现有的知识来处理农场生产过程和产后的环境、经济和社会的可持续性，从而获得安全健康的食物和非食物农产品。GAP 是以科学为基础，其采用是自愿的，但 FDA 和 USDA 强烈建议鲜果蔬生产者采用。近年来 GAP 作为国际通行的农产品质量安全全程管理体系，已经愈来愈受到世界各国官方管理机构和民间组织的重视，已在越来越多的国家推广应用。

2. GAP 的特点

GAP 的特点是通过全程质量控制体系的建立，打破农产品生产、加工、销售（贸易）脱节的传统格局，从根本上解决食品质量与安全问题。概括起来有六个基本原则。①坚持把人（包括农业生产者与农产品消费者）、动植物与环境作为一个有机整体，体现了完整的可持续发展观。②坚持在农产品的外观、内质和安全性有机统一的前提下，重点解决农产品的安全问题。因为只有三者有机统一，农产品才有市场价值。从 GAP 的文本看，似乎绝大部分内容都与安全相关，而没有关于农产品的成熟度、外观等方面的具体规定，而实际上只要严格按照 GAP 的要求操作，生产出来的必然是外观、内质和安全性于一体的优质农产品。这说明了 GAP 不是农产品标准，而是达到农产品标准的生产技术规范；GAP 不单纯是安全食品生产技术规程，而是按照外观、内质和安全性于一体的原则制定的，因而它与我国的"无公害农产品生产技术规程"有很大的区别。③可以适度使用农药、化肥等化学投入品。因为传统农业特别是有机农业模式不足以解决世界农产品的需求问题，难以协调农产品的数量与质量的矛盾。即认为农产品质量与安全问题的根源不在于化学投入品本身，而在于其科学合理使用，从而充分体现了 GAP 的现实主义原则。④符合质量安全要求的农产品是生产出来的。质量安全检测固然重要，但只是手段。必须建立健全从田间到餐桌的、以农产品生产过程质量控制体系为核心的质量保证体系，从源头上保障农产品的基本质量安全。⑤必须

坚持科学性与可行性的统一，即农产品质量安全指标的制定既要科学、严格，又要切实可行。⑥坚持建立农产品质量的可追溯制度。一般要求生产者建立至少连续两年的完整的生产档案，以始终一贯地实行质量控制，同时也便于在出现质量安全问题时能"按图索骥"，追根溯源，寻找对策，这是 GAP 的重大创新。

（二）安全食品的分类及其概念

目前，我国食品和农产品根据生产过程、环境以及产品标准的不同要求，可以分为常规食品、无公害农产品、绿色食品和有机食品。常规食品主要通过最终产品的质量标准（包括感官、营养、理化和有毒有害物质等指标的水平及含量），确保在当前技术、经济和社会条件下，人类消费后不会造成健康上的危害。后三类食品的本质都是安全食品，特别强调来自无污染的产品环境，生产中禁止或限制使用有害化学合成物质。这三类食品的安全质量保证都必须实施从"农田到餐桌"的全过程控制。无公害农产品是绿色食品和有机食品发展的基础，绿色食品和有机食品是在无公害农产品基础上的进一步提高。自 2002 年来已在我国范围内全面推进"无公害农产品行动计划"，正在大力发展绿色食品和有机食品。下面介绍三类安全食品的概念及特点。

1. 无公害农产品

（1）概念　根据农业部和国家质量监督检验检疫总局发布的《无公害农产品管理办法》第一章第二条，无公害农产品指产地环境、生产过程和产品质量符合国家有关标准和规范的要求，经认证合格获得认证证书并允许使用无公害农产品标志的未经加工或者初加工的食用农产品。从直接意义上讲，无公害农产品即长期食用不会对人体健康产生危害的食品。广义的无公害农产品包括有机（生态）食品、绿色食品、无污染食品等。

（2）特点　①安全性。无公害农产品严格参照国家标准，执行省和地方标准。具体有三个保证体系。a. 生产全过程监视，产前、产中、产后三个生产环节严格把关，发现问题及时处理、纠正，直至取消无公害农产品标志。实行综合检测，保证各项指标符合标准。b. 实行归口专项管理，根据规定，省农业行政主管部门的农业环境监测机构，应对无公害农产品基地环境质量进行监测和评价。c. 实行抽查复查和标志有效期制度。②优质性。由于无公害农产品在初级生产阶段严格控制化肥、农药用量，禁用高毒、高残留农药，建议施用生物肥药、环保标志肥药及有机肥。严格控制农用水质（要达到Ⅲ类以上水质），因此生产的食品无异味、口感好、色泽鲜艳，在加工食品过程中无有毒有害添加成分。③高附加值。无公害农产品是由省农业环境监测机构认定的标志产品，价格较同类产品高。

2. 绿色食品

（1）概念　绿色食品是指遵循可持续发展原则，按照特定生产方式生产，经专门机构认定，许可使用绿色食品标志的无污染的安全、优质、营养食品。由于国际上通常将与环境保护有关的事物都冠之以绿色，为了更加突出这类食品出自良好的生态环境，因此定名为绿色食品。我国规定的绿色食品分为 A 级和 AA 级两类，其区别见表 6-1。

A 级绿色食品是指生产环境符合中国农业部《绿色食品　产地环境技术条件》NY/T 391—2000 的要求，生产过程中允许限量使用限定的化学合成物质，按特定的生产操作规程生产、加工，产品质量及包装经检测、检查符合特定标准，经中国绿色食品发展中心认定并容许使用 A 级绿色食品标志的产品。

AA 级绿色食品是指生产环境符合 NY/T 391—2000 的要求，生产过程中不使用任何有害化学合成物质，按特定的生产操作规程生产、加工，产品质量及包装经检测、检查符合特定标准，经中国绿色食品发展中心认定并容许使用 AA 级绿色食品标志的产品。

表 6-1 绿色食品分级标准的区别

评价体系	A 级绿色食品	AA 级绿色食品
环境评价	采用综合指数法,各项环境监测的综合污染指数不得超过 1	采用单项指数法,各项数据均不得超过有关标准
生产过程	生产过程中允许限量、限时间、限定方法使用限定品种的化学合成物质	生产过程中禁止使用任何化学合成肥料、化学农药及化学合成食品添加剂
产品	允许限定使用的化学合成物质的残留量仅为国家或国际标准的 1/2,其他禁止使用的化学物质不得检出	各种化学合成农药及合成食品添加剂均不得检出
包装标识与编制编号	标志和标准字体为白色,底色为绿色,防伪标签的底色为绿色,标志编号以单数结尾	标志和标准字体为绿色,底色为白色,防伪标签的底色为蓝色,标志编号以双数结尾

(2) 特点　无污染、安全、优质、营养是绿色食品的基本特征。无污染是指在绿色食品生产、加工过程中,通过严密监测,防止农药残留、放射性物质、重金属、有害细菌等对食品生产各个环节的污染,以确保绿色食品产品的洁净。优质性不仅包括产品的外表包装水平高,而且内在质量水准高;产品的内在质量又包括两个方面,一是内在品质优良,二是营养价值和卫生安全指标高。

绿色食品与普通食品相比较,具有以下三个显著特征。①强调产品出自最佳生态环境。绿色食品生产从原料产地的生态环境入手,通过对原料产地及其周围的生态环境因子严格监测,判断是否具备生产绿色食品的基础条件。②对产品实施"从土地到餐桌"全程质量控制。通过产前环节的环境监测和原料检测,产品环节具体生产、加工操作规程的落实,产后环节产品质量、卫生指标、包装、保鲜、运输、储藏、销售控制,确保绿色食品的质量安全,并提高整个生产过程的技术含量。③对产品依法实行标志管理。绿色食品标志是一个质量证明商标,属知识产权范畴,受《中华人民共和国商标法》保护。

3. 有机食品

(1) 概念　有机食品也称"生态食品",是指来自于有机生产体系,根据有机认证标准生产、加工,并经具有资质的独立的认证机构认证的一切农副产品。

有机农业是指遵照一定的有机农业生产标准,在生产中不采用基因工程获得的生物及其产物,不使用化学合成的农药、化肥、生长调节剂、饲料添加剂等物质,遵循自然规律和生态学原理,协调种植业和养殖业的平衡,采用一系列可持续发展的农业技术以维持持续稳定的农业生产体系的一种农业生产方式。传统农业指沿用长期积累的农业生产经验,主要以人力、畜力进行耕作,采用农业、人工措施或传统农药进行病虫害防治为主要技术特征的农业生产模式。

(2) 特点　在有机食品生产与加工过程中不施用任何人工合成的农药、肥料、除草剂、生长激素、防腐剂、添加剂等化学物质。其意义在于:有机农业的生产方式解决了常规农业生产中最严重的环境污染和生态破坏的问题,是可持续的农作方式;产品没有污染物或尽可能低,对人类健康有益。此外,有机食品还有以下不同于一般食品的特征:生产加工过程中更多地考虑了生态环境保护和资源持续利用的内容;生产、加工等需要一系列基本的规范、标准;需要第三组织机构的认证。

二、GAP 和安全食品生产的联系及区别

(一) GAP 和安全食品生产的联系

GAP 和安全食品(无公害农产品、绿色食品、有机食品)生产都要求从种植、养殖、收获、加工、储藏及运输过程中采用无污染的工艺技术,实行"从土地到餐桌"的全程质量控制,保证食品的安全性。

要保证食品"从土地到餐桌"的安全，需要具体标准的支撑。GAP 作为可操作性很强的标准体系，对农业生产活动中每一个细节的要求都制定了详细的标准，代表了一般公认的、基础广泛的农业指南。比如在水果、蔬菜生产过程中，从土地的准备、种子的选择到播种、病虫害管理、收获、清洗、包装、运输，几乎每一道工序都列出了明确的控制点，其关注对象包含了从农场到餐桌的整个食品链的所有步骤。GAP 的目的在于帮助农产品企业解决在种植、收割、堆放、包装和销售等方面常见的污染危害问题，以提高农产品的安全。GAP 是介于有机生产体系和常规生产体系之间的生产技术规范，它是农产品的综合质量（包括外观、内质与安全性）保障体系，强调全程质量控制和可追溯性，与我国正在实施的无公害农产品和绿色食品认证等相比显得更加科学、完善。推行 GAP 是国际通行的从生产源头加强农产品和食品质量安全控制的有效措施，是确保农产品和食品质量安全工作的前提保障。积极推动我国 GAP 认证结果的国际互认，对促进我国农产品扩大出口具有积极作用。目前我国在安全食品（无公害农产品、绿色食品和有机食品）认证的基础上开展 GAP 试点和认证工作。

（二）GAP 和安全食品生产的区别

GAP 生产的农产品是安全食品。GAP、无公害农产品、绿色食品和有机食品生产在标准、标志、级别、认证机构和认证方法等方面存在不同。

1. 标准不同

GAP 的标准因不同国家存在一定差异。在国际上最有影响的是 EUREPGAP 体系和 FAOGAP 指南。参照国际的 GAP 体系，我国于 2005 年 12 月 31 日发布了 GB/ T20014—2005《良好农业规范》国家标准，于 2006 年 1 月公布了《良好农业规范认证实施规则（试行）》。

我国的无公害农产品是指产地环境、生产过程和最终产品符合无公害农产品的标准和规范，允许限量、限品种、限时间地使用人工合成的化学农药、兽药、鱼药、肥料、饲料添加剂等。无公害农产品标准是国家食品卫生质量强制性标准，保证人们对食品质量安全最基本的要求。

我国的绿色食品标准是由中国绿色食品中心组织制定的统一标准。A 级标准是参照发达国家食品卫生标准和国际食品法典委员会（CAC）的标准制定的，AA 级标准是根据国际有机农业运动联合会（IFOAM）有机食品的基本原则，参照有关国家有机食品认证机构的标准，再结合我国的实际情况而制定的，达到了发达国家的先进标准或等同于发达国家有机食品质量水平。

有机食品因不同国家、不同的认证机构，其标准不尽相同。2000 年 12 月美国公布了有机食品全国统一的新标准，日本在 2001 年 4 月公布了有机食品法（JAS 法），欧洲国家使用欧盟统一标准 EES No. 2092/91 及其修正案和 1804/99 有机农业条例。我国发布了 GB/T 19630.1～19630.4—2005《有机产品》国家标准。

2. 标志不同

我国农产品 GAP 的标志分一级认证和二级认证，如图 6-1、图 6-2 所示。中国 GAP 一级认证等同于 EUREPGAP 认证，并得到 EUREPGAP 承认。

无公害农产品标志图案（如图 6-3），由麦穗、对勾和无公害农产品字样组成，标志整体为绿色，其中麦穗与对勾为金色。绿色象征环保和生命，金色寓意成熟和丰收，麦穗代表农产品，对勾表示合格。

绿色食品标志图案（如图 6-4），由上方的太阳、下方的叶片和中心的蓓蕾构成，象征自然生态；颜色为绿色，象征着生命、农业、环保；图形为正圆形，意为保护。AA 级绿色

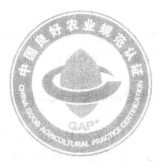

图 6-1　GAP 一级认证

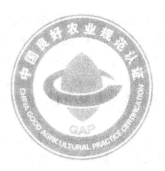

图 6-2　GAP 二级认证

图 6-3　无公害农产品标志

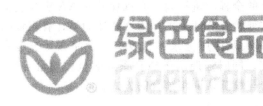

图 6-4　绿色食品标志

图 6-5　有机食品标志

食品标志和字体为绿色，底色为白色；A 级绿色食品标志和字体为白色，底色为绿色。整个图形描绘了一幅明媚阳光照耀下的和谐生机，告诉人们绿色食品是出自纯净、良好生态环境的安全、无污染食品，能给人们带来蓬勃的生命力。绿色食品标志还提醒人们要保护环境、防止污染，通过改善人与环境的关系，创造自然界的和谐。

有机食品标志在不同国家和不同认证机构是不同的。我国国家环境保护总局有机食品发展中心在国家工商局注册了有机食品标志图案（如图 6-5），中国农业科学院茶叶研究所亦制定了有机茶的标志。标志由两个同心圆、图案以及中英文文字组成。内圆表示太阳，其中既像青菜又像绵羊头的图案泛指自然界的动植物；外圆表示地球。整个图案采用绿色，象征着有机产品是真正无污染、符合健康要求的产品以及有机农业给人类带来了优美、清洁的生态环境。

3. 级别不同

GAP 生产的农产品分为一级认证和二级认证农产品，认为可以适度使用农药、化肥等化学投入品，二者只是对农产品生产全程中控制点的要求不同。

无公害农产品不分级，在生产过程中允许使用限品种、限数量、限时间的安全的人工合成化学物质。

绿色食品分 A 级和 AA 级两个等次。A 级绿色食品产地环境质量要求评价项目的综合污染指数不超过 1，在生产加工过程中，允许限量、限品种、限时间地使用安全的人工合成农药、兽药、鱼药、肥料、饲料及食品添加剂。AA 级绿色食品产地环境质量要求评价项目的单项污染指数均不得超过有关标准，生产过程中不得使用任何人工合成的化学物质。

有机食品无级别之分，在其生产过程中不允许使用任何人工合成的化学物质，而且需要 3 年的过渡期，过渡期生产的产品为"转化期"产品。

4. 认证机构不同

经中国合格评定国家认可委员会（CNAS）授予的良好农业规范认证机构认可资格的机构可进行 GAP 的认证工作。2005 年 5 月，国家认证认可监督管理委员会与 EUREPGAP/FoodPLUS 正式签署《中国国家认证认可监督管理委员会与 EUREPGAP/FoodPLUS 技术合作备忘录》。中国良好农业规范（ChinaGAP）得到国际认可。

无公害农产品分别实行产地认定和产品认证的工作模式。省级农业行政主管部门负责组织实施本辖区内无公害农产品产地的认定工作。由农业部农产品质量安全中心进行产品认证工作。

绿色食品的认证机构是中国绿色食品发展中心，负责全国绿色食品的统一认证和最终审批。

我国有机食品的认证机构：一是国家环境保护总局有机食品发展中心，它是目前国内有机食品综合认证的权威机构，二是中国农业科学院茶叶研究所，该所在目前国内茶叶行业中认证最具权威性。另外亦有一些国外有机食品认证机构在进行我国有机食品的认证工作。

5. 认证方法不同

在我国，GAP 的认证方法是对农业生产经营者、农业生产经营组织进行实地检查认证，重点是农事操作的真实记录，强调从土地到餐桌的全程质量控制。有机食品和 AA 级绿色食品的认证实行检查员制度，在认证方法上是以实地检查认证为主，检测认证为辅，有机食品的认证重点是农事操作的真实记录和生产资料购买及应用记录。A 级绿色食品和无公害农产品的认证是以检查认证和检测认证并重的原则，同时强调从土地到餐桌的全程质量控制，在环境技术条件的评价方法上，采用了调查评价与检测认证相结合的方式。

第二节　GAP

一、国际 GAP 介绍

（一）GAP 产生背景

一方面，近三四十年来，农业繁荣得益于化肥、农药、良种、拖拉机等增产要素的产生，而随着整个农业生产水平的提高和这些要素日益成熟，这些要素对增产的贡献率趋减；另一方面，由于农业生产经营不当导致的生态灾难，以及大量化学物质和能源投入对环境的严重伤害，导致土壤板结及肥力下降，农产品农药残留超标等现象的出现。因此，各国政府、国际机构和非政府组织都非常重视食品安全与环境污染问题。1991 年 FAO 召开了部长级的"农业与环境会议"，发表了著名的"博斯登宣言"，提出了"可持续农业和农村发展（SARD）"的概念，得到联合国和各国的广泛支持。"可持续"已成为世界农业发展的时代要求。"自然农业"、"生态农业"和"再生农业"，已经成为当今世界农业生产的替代方式。在保证农产品产量的同时，更好地配置资源，寻求农业生产和环境保护之间的平衡。1998 年，美国 FDA 和 USDA 联合发布了《关于降低新鲜水果与蔬菜微生物危害的企业指南》。随后加拿大、法国、澳大利亚、马来西亚、新西兰、巴西、乌拉圭、拉脱维亚、立陶宛和波兰等国家制定了本国 GAP 标准或法规；农产品生产经营企业零售商，也制定了相关 GAP 要求，如欧洲零售商组织制定的 EUREPGAP 标准、美国零售商组织制定的 SQF/1000 标准等。2003 年 3 月，FAO 提出了 GAP 应遵循的四项原则：①经济而有效地生产充足、安全而富有营养的食物；②保持和加强自然资源基础；③保持有活力的农业企业和促进可持续生计；④满足社会文化和物质需求，指导各国和相关组织 GAP 的制定和实施。在国际上最有影响的是 EUREPGAP 体系和 FAOGAP 指南。我国于 2005 年 12 月底发布了《良好农业规范》国家标准。

（二）几种国际 GAP 简介

1. 美国 GAP

1998 年美国首次提出 GAP 的概念。GAP 的建立是基于某些基本原理和实践的基础上，贯穿于减少新鲜果蔬从田地到销售全过程的生物危害。美国 GAP 的八原则如下。

原则 1：对鲜农产品的微生物污染，其预防措施优于污染发生后采取的纠偏措施（即防范优于纠偏）；

原则 2：种植者、包装者或运输者应在他们各自控制范围内采用良好农业规范；

原则 3：新鲜农产品在沿着农场到餐桌食品链中的任何一点，都有可能受到生物污染，主要控制人类活动或动物粪便的生物污染；

原则 4：应减少来自水的微生物污染；

原则 5：农家肥应认真处理以降低对新鲜农产品的潜在污染；

原则 6：在生产、采收、包装和运输中，应控制工人的个人卫生和操作卫生，以降低微生物的潜在污染；

原则 7：良好农业规范应建立在遵守所有法律法规和标准的基础上；

原则 8：应明确农产品生产、储运、销售各环节的责任，并配备有资格的人员，实施有效的监控，以确保食品安全计划所有要素的正常运转。

各层农业（农场、包装设备、配送中心和运输操作）的责任，对于一个成功的食品安全计划是很重要的，必须配备有资格的人员和有效的监控，以确保计划的所有要素运转正常，并有助于通过销售渠道溯源到前面的生产者。

2. EUREPGAP

EUREPGAP 可理解为欧盟 GAP 体系，EUREP 是 European Retailer Producer Working Group（欧洲农产品生产者与零售商联合工作组）的简称。1997 年由 EUREP 发起，并组织零售商、农产品供应商和生产者制定了 GAP 标准。

EUREPGAP 标准采用 HACCP 方法，确定良好农业规范的控制点和符合性规范，对农产品种植、养殖过程中的可追溯性、食品安全、环境保护和工人福利等提出综合性要求，增强了消费者对 EUREPGAP 产品的信心。EUREPGAP 已经制定了综合农场保证（IFA；包括作物、果蔬、畜禽）、综合水产养殖保证（IAA）、茶叶、花卉和咖啡的技术规范。

EUREPGAP 是目前世界上最完整翔实、最严格具体、最权威的 GAP 体系，具有较强的可操作性，是目前唯一开展国际认证的 GAP 体系。它包括总则（认证规则）、GAP 文本、要点目录、控制点与相关准则等几部分，目前已形成了针对水果、蔬菜、马铃薯、鲜切花、奶牛、肉牛、猪、鸡等农产品的专业 GAP 体系。以水果蔬菜的 GAP 体系为例，它包括 14 项内容，分别是：可追溯性、品种、场地记录与管理、土壤、肥料使用、灌溉、植物保护、收获、产后处理、废弃物与污染物管理及循环利用、生产者健康与安全、环境因素、投诉、内部监督等。从具体措施上，其内容又分为两类，即"要求必须做的"和"鼓励做的"农业操作规范。前者的重点是最高农药残留限量的控制和生产档案；后者则是一些有利于提高农产品质量安全水平的措施，如有机肥的使用。

EUREPGAP 在控制食品安全危害的同时，兼顾了可持续发展的要求，以及区域文化和法律法规的要求。其覆盖产品种类较全，标准体系较为完整、成熟。自诞生以来，一直保持着强劲的发展势头，到 2006 年 8 月底，已有 60 多个国家和地区的 41358 家农产品生产者获得 EUREPGAP 认证（其中中国 126 个）。

3. FAOGAP

FAO 在总结各国 GAP 体系的基础上，形成了 FAOGAP 指南，涉及农业环境、人与动物健康和福利、农产品质量 3 个方面共 11 项内容，但只是原则性要求而没有具体指标。11 项内容包括土壤、水、作物和饲料生产、植物保护、动物生产、动物健康、动物福利、收获、初加工与储藏、能源和废弃物的管理、生产者福利、健康和安全、野生生物和景观等。因而，FAOGAP 指南不具备可操作性，只是对各国制定和实施 GAP 提供参考。

二、中国 GAP 介绍

受国家标准化管理委员会委托，国家认证认可监督管理委员会于 2004 年起，组织质检、农业、认证认可行业专家，开展制定 ChinaGAP 国家标准研究工作。于 2005 年 12 月 31 日我国国家质量监督检验检疫总局、国家标准化管理委员会联合发布了 GB/T 20014.1～GB/T 20014.11—2005《良好农业规范》系列国家标准，于 2006 年 1 月国家认证认可监督管理委员会公布了《良好农业规范认证实施规则（试行）》，于 2006 年 5 月 1 日正式实施。

（一）ChinaGAP 系列国家标准目录及其框架

ChinaGAP 标准包括以下 11 个部分：

GB/T 20014.1 良好农业规范　第 1 部分　术语

GB/T 20014.2 良好农业规范　第 2 部分　农场基础控制点与符合性规范

GB/T 20014.3 良好农业规范　第 3 部分　作物基础控制点与符合性规范

GB/T 20014.4 良好农业规范　第 4 部分　大田作物控制点与符合性规范

GB/T 20014.5 良好农业规范　第 5 部分　水果和蔬菜控制点与符合性规范

GB/T 20014.6 良好农业规范　第 6 部分　畜禽基础控制点与符合性规范

GB/T 20014.7 良好农业规范　第 7 部分　牛羊控制点与符合性规范

GB/T 20014.8 良好农业规范　第 8 部分　奶牛控制点与符合性规范

GB/T 20014.9 良好农业规范　第 9 部分　生猪控制点与符合性规范

GB/T 20014.10 良好农业规范　第 10 部分　家禽控制点与符合性规范

GB/T 20014.11 良好农业规范　第 11 部分　畜禽公路运输控制点与符合性规范

ChinaGAP 标准框架如图 6-6 所示。

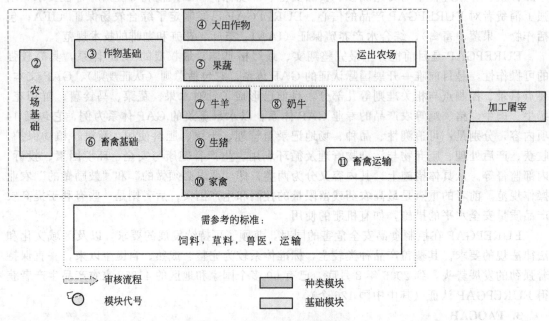

图 6-6　ChinaGAP 标准框架图

（二）ChinaGAP 的主要内容

1. 生产用水与农业用水的良好规范

在农作物生产中使用大量的水，水对农产品的污染程度取决于水的质量、用水时间和方式、农作物特性和生长条件、收割与处理时间以及收割后的操作，因此，应采用不同方式、针对不同用途选择生产用水，保证水质，降低风险。有效的灌溉技术和管理将有效减少浪费，避免过度淋洗和盐渍化。农业负有对水资源进行数量和质量管理的高度责任。

与水有关的良好规范包括：尽量增加小流域地表水渗透率和减少无效外流；适当利用并避免排水来管理地下水和土壤水分；改善土壤结构，增加土壤有机质含量；利用避免水资源污染的方法如使用生产投入物，包括有机、无机和人造废物或循环产品；采用监测作物和土壤水分状况的方法精确地安排灌溉，通过采用节水措施或进行水再循环来防止土壤盐渍化；通过建立永久性植被或需要时保持或恢复湿地来加强水文循环的功能；管理水位以防止抽水或积水过多，以及为牲畜提供充足、安全、清洁的饮水点。

2. 肥料使用的良好规范

土壤的物理和化学特性及功能、有机质及有益生物活动，是维持农业生产的根本，其综合作用形成土壤肥力和生产率。

与肥料有关的良好规范包括：利用适当的作物轮作、施用肥料、牧草管理和其他土地利用方法以及合理的机械、保护性耕作方法，通过利用调整碳氮比的方法，保持或增加土壤有机质；保持土层以便为土壤生物提供有利的生存环境，尽量减少因风或水造成的土壤侵蚀流失；使有机肥和矿物肥料以及其他农用化学物的施用量、时间和方法适合农学、环境和人体健康的需要。

合理处理的农家肥是有效和安全的肥料，未经处理或不正确处理的再污染农家肥，可能携带影响公共健康的病原菌，并导致农产品污染。因此，生产者应根据农作物的特点、农时、收割时间间隔、气候特点，制定适合自己操作的处理、保管、运输和使用农家肥的规范，尽可能减少粪肥与农产品的直接或间接接触，以降低微生物危害。

3. 农药使用的良好操作规范

按照病虫害综合防治的原则，利用对病害和有害生物具有抗性的作物，进行作物和牧草轮作，预防疾病暴发，谨慎使用防治杂草、有害生物和疾病的农用化学品，制定长期的风险管理战略。任何作物保护措施，尤其是采用对人体或环境有害物质的措施，必须考虑到潜在的不利影响，并掌握、配备充分的技术支持和适当的设备。

与作物保护有关的良好规范包括：采用具有抗性的栽培品种、作物种植顺序和栽培方法，加强对有害生物和疾病进行生物防治；对有害生物和疾病与所有受益作物之间的平衡状况定期进行定量评价；适时适地采用有机防治方法；可能时使用有害生物和疾病预报方法；在考虑到所有可能的方法及其对农场生产率的短期和长期影响以及环境影响之后再确定其处理策略，以便尽量减少农用化学物的使用量，特别是促进病虫害综合防治；按照法规要求储存农用化学物并按照用量和时间以及收获前的停用期规定使用农用化学物；使用者须受过专门训练并掌握有关知识；确保施用设备符合确定的安全和保养标准；对农用化学物的使用保持准确的记录。

在采用化学防治措施防治作物病虫害时，正确选择合适的农药品种是非常重要的关键控制点。第一，必须选择国家正式注册的农药，不得使用国家有关规定禁止使用的农药；第二，尽可能地选用那些专门作用于目标害虫和病原体、对有益生物种群影响最小、对环境没有破坏作用的农药；第三，在植物保护预测预报技术的支撑下，在最佳防治时期用药，提高防治效果；第四，在重复使用某种农药时，必须考虑避免目标害虫和病原体产生耐药性。

在使用农药时，生产人员必须按照标签或使用说明书规定的条件和方法，用合适的器械施药。商品化的农药，在标签和说明书上，在标明有效成分及其含量、说明农药性质的同时，一般都规定了稀释倍数、单位面积用量、施药后到采收前的安全间隔期等重要参数，按照这些条件标准化使用农药，就可以将该种农药在作物产品中的残留控制在安全水平之下。

4. 作物和饲料生产的良好规范

作物和饲料生产涉及一年生和多年生作物、不同栽培的品种等，应充分考虑作物和品种对当地条件的适应性，因管理土壤肥力和病虫害防治而进行的轮作。

与作物和饲料生产有关的良好规范包括：根据对栽培品种的特性安排生产。这些特性包括对播种和栽种时间的反应、生产率、质量、市场可接收性和营养价值、疾病及抗逆性、土壤和气候适应性，以及对化肥和农用化学物的反应等；设计作物种植制度以优化劳力和设备的使用，利用机械、生物和除草剂备选办法，提供非寄主作物以尽量减少疾病，如利用豆类作物进行生物固氮等。利用适当的方法和设备，按照适当的时间间隔，平衡施用有机和无机肥料，以补充收获所提取的或生产过程中失去的养分；利用作物和其他有机残渣的循环维持土壤、养分稳定存在和提高；将畜禽养殖纳入农业种养计划，利用放牧或家养牲畜提供的养分循环提高整个农场的生产率；轮换牲畜牧场以便牧草健康再生，坚持安全条例，遵守作物、饲料生产设备和机械使用安全标准。

5. 畜禽生产良好规范

畜禽需要足够的空间、饲料和水才能保证其健康和生产率。放养方式必须调整，除放牧的草场或牧场之外根据需要提供补充饲料。畜禽饲料应避免化学和生物污染物，保持畜禽健康，防止其进入食物链。粪水管理应尽量减少养分流失，并促进对环境的积极作用。应评价土地需要以确保为饲料生产和废物处理提供足够的土地。

与畜禽生产有关的良好规范包括：牲畜饲养选址适当，以避免对环境和畜禽健康的不利影响；避免对牧草、饲料、水和大气的生物、化学和物理污染；经常监测牲畜的状况并相应调整放养率、喂养方式和供水；设计、建造、挑选、使用和保养设备、结构以及处理设施；防止兽药和饲料添加剂的残留物进入食物链；尽量减少抗生素的非治疗使用；实现畜牧业和农业相结合，通过养分的有效循环避免废物残留、养分流失和温室气体释放等问题；坚持安全条例，遵守为畜禽设置的装置、设备和机械确定的安全操作标准；保持牲畜购买、育种、损失以及销售记录，实施饲养计划、饲料采购和销售等记录。

畜禽生产需要合理管理和配备畜舍、接种疫苗等预防处理，定期检查、识别和治疗疾病，以及需要时利用兽医服务来保持畜禽健康。

与畜禽健康有关的良好规范包括：通过良好的牧场管理、安全饲养、适宜放养率和良好的畜舍条件，尽量减少疾病感染风险；保持牲畜、畜舍和饲养设施清洁，并为饲养牲畜的畜棚提供足够清洁的草垫；确保工作人员在处理和对待牲畜方面受过适当的培训；得到兽医咨询以避免疾病和健康问题；通过适当的清洗和消毒确保畜舍的良好卫生标准；与兽医协商及时处理病畜和受伤的牲畜；按照规定和说明购买、储存和使用得到批准的兽医物品包括停药期；坚持提供足够和适当的饲料和清洁水；避免非治疗性切割肢体、手术或侵入性程序，如剪去尾巴或切去嘴尖等；尽量减少活畜运输（步行、铁路或公路运输）；处理牲畜时应谨慎，避免使用电棍等工具；如可能保持牲畜的适当社会群体，除非牲畜受伤或生病，否则不要隔离牲畜；符合最小空间允许量和最大放养密度要求等。

6. 收获、加工及储存良好规范

农产品的质量也取决于实施适当的农产品收获和储存方式，包括加工方式。收获必须符合与农用化学物停用期和兽药停药期有关的规定。产品储存在所设计的适宜温度和湿度条件下专用的空间中。涉及动物的操作活动如剪毛和屠宰必须坚持畜禽健康和福利标准。

与收获、加工及储存有关的良好规范包括：按照规定的收获前停用期和停药期后收获产品；为产品的加工规定清洁安全的处理方式。清洗使用清洁剂和清洁水；在卫生和适宜的环境条件下储存产品；使用清洁和适宜的容器包装产品以便运出农场；使用人道的和适当的屠宰前处理和屠宰方法；重视监督、人员培训和设备的正常保养。

7. 工人健康和卫生的良好规范

确保所有人员，包括非直接参与操作的人员，如设备操作工、运输销售人员和害虫控制作业人员符合卫生规范。生产者应建立培训计划以使所有相关人员遵守良好卫生规范，了解良好卫生控制的重要性和技巧，以及使用厕所设施的重要性等相关的清洁卫生方面的知识。

8. 卫生设施的良好规范

人类活动和其他废弃物的处理或包装设施操作管理不善，会增加污染农产品的风险。要求厕所、洗手设施的位置应适当，配备应齐全，应保持清洁，并应易于使用和方便使用。

9. 田地卫生的良好规范

田地内人类活动和其他废弃物的不良管理能显著增加农产品污染的风险，应使用清洁的采收储藏设备，保持装运储存设备卫生，放弃那些无法清洁的容器以尽可能地减少新鲜农产品被微生物污染。在农产品被运离田地之前应尽可能地去除农产品表面的泥土，建立设备的维修保养制度，指派专人负责设备的管理，适当使用设备并尽可能地保持清洁，防止农产品的交叉污染。

10. 包装设备卫生的良好规范

保持包装区域的厂房、设备和其他设施以及地面等处于良好状态，以减少微生物污染农产品的可能。制定包装工人的良好卫生操作程序以维持对包装操作过程的控制。在包装设施或包装区域外应尽可能地去除农产品泥土，修补或弃用损坏的包装容器，用于运输农产品的工器具使用前必须清洗，在储存中防止未使用的干净的和新的包装容器被污染。包装和储存设施应保持清洁状态，用于存放、分级和包装鲜农产品的设备必须用易于清洗的材料制成，设备的设计、建造、使用和一般清洁能降低产品交叉污染的风险。

11. 运输的良好规范

应制订运输规范，以确保在运输的每个环节，包括从田地到冷却器、包装设备、分发至批发市场或零售中心的运输卫生，操作者和其他与农产品运输相关的员工应细心操作。无论在什么情况下运输和处理农产品，都应进行卫生状态的评估。运输者应把农产品与其他的食品或非食品病原菌源相隔离，以防止运输操作对农产品的污染。

12. 溯源的良好规范

要求生产者建立有效的溯源系统，相关的种植者、运输者和其他人员应提供资料，建立产品的采收时间、农场、从种植者到接收者的管理档案和标识等，追踪从农场到包装者、配送者和零售商等所有环节，以便识别和减少危害，防止食品安全事故发生。一个有效的追踪系统至少应包括能说明产品来源的文件记录、标识和鉴别产品的机制。

（三）ChinaGAP 的认证

中国合格评定国家认可委员会（CNAS）授予的良好农业规范认证机构认可资格的机构才能进行 GAP 的认证。GAP 的认证方法是对农业生产经营者、农业生产经营者组织进行实地检查认证，重点是农事操作的真实记录。ChinaGAP 的危害分级见表 6-2，ChinaGAP 控制点数见表 6-3，认证分级及要求见图 6-7。以模块（见图 6-6）的不同要求对产品种类进行认证。2005 年 5 月，国家认证认可监督管理委员会与 EUREPGAP/FoodPLUS 正式签署《中国国家认证认可监督管理委员会与 EUREPGAP/FoodPLUS 技术合作备忘录》。中国GAP 一级认证结果等同于 EUREPGAP 认证，并得到 EUREPGAP 承认。

（四）我国实施 GAP 标准化与认证的意义

1. 实施 GAP 是从生产源头上控制农产品质量安全的重要措施

ChinaGAP 标准是建立在现有标准和行业管理法律法规的基础上，充分吸纳了行业技术的精华，按照国际标准的基准框架构建起来的一个完整体系，代表了行业发展的方向。

运用了 HACCP 原理，对种植、养殖过程中食品安全危害、确保农业可持续发展的环境保护要求、员工的职业健康和安全及福利要求、动物福利四个方面的危害进行分析，并根据风险程度分为 3 级控制点进行有效控制，从而实现对农业生产源头全面、有效的控制。

2. 实施 GAP 能够帮助农业生产者建立起基本的质量控制体系

① 为农业生产者提供基本的质量控制框架。GAP 按照"防范优于纠偏"的要求，提供了一个在农场、食品加工厂以及运输中鉴别并采取适当措施最大限度地减少风险的基本体系框架。对农场选址，品种来源，饲料和农业用水的供应，场内的设施设备，农药、化肥、药物的合理使用，养殖方式，公路运输，废弃物的无害化处理，养殖生产过程中的记录、追溯以及对员工的培训等方面，都做了规范性的说明，构建了一个基本的农业生产质量控制框架。

表 6-2　ChinaGAP 标准条款的级别划分原则

等　级	级　别　内　容
1	基于 HACCP 和与食品安全直接相关的动物福利的所有食品安全要求
2	基于 1 级条款要求的环境保护、员工福利、动物福利的基本要求
3	基于 1 级和 2 级条款要求的环境保护、员工福利、动物福利的持续改善措施要求

表 6-3　ChinaGAP 控制点数

等　级	1 级	2 级	3 级
农场基础控制点与符合性规范	9	26	21
作物基础控制点与符合性规范	41	70	12
大田作物控制点与符合性规范	7	10	3
果蔬控制点与符合性规范	15	21	32
畜禽基础控制点与符合性规范	76	15	13
牛羊控制点与符合性规范	31	35	8
奶牛控制点与符合性规范	36	21	10
生猪控制点与符合性规范	51	25	17
家禽控制点与符合性规范	75	70	25
畜禽公路运输控制点与符合性规范	39	11	0

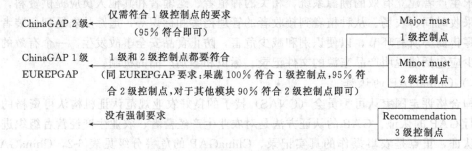

图 6-7　ChinaGAP 的认证分级及要求

② 为农业生产者建立质量追溯体系提供指南。GAP 标准对农业生产过程提出规范、全面的农业生产记录要求，为建立质量可追溯体系奠定基础。以生猪模块申请 GAP 认证为例，GAP 的建议记录有 170 条与生猪生产有关，确保产品生产每一步都具有可追溯性。GAP 标准特别强调"公司＋农户"、"合作社＋农户"等生产经营者组织要建立其完善的内部管理体系。一是要求生产经营者组织具有书面的质量手册和体系程序文件，建立追溯体系，能够区分认证和非认证产品，能够追溯到具体农户或组织的源头。二是要集中管理，所

有注册成员的生产场所在相同的经营、控制和规章制度下运行，即实行统一的行政管理、审核和经营评价。三是规定了协议期限，要求至少有一整年的协议期限。四是建立内部审核程序。通过建立这样畅通的交流渠道、统一的操作程序、完善的监督管理，确保了已注册产品可追溯到终端。

③ 为农业生产者提供生产动态监督控制措施。对于申请 GAP 认证的农业生产者，在认证机构外部检查前，每年至少进行一次内部检查；对于生产经营者组织，在申请外部检查前每年要执行至少两次内部检查，一次由生产经营者组织的各成员来执行，一次由生产经营者组织来统一执行。内部检查和外部检查相结合形成了 GAP 标准动态有效的质量监控措施。

3. 实施 GAP 能够促进我国农业生产组织化程度的提高

我国农业生产处于主要以单个家庭为生产经营单位的传统农业模式阶段，规模化、集约化水平不高，是制约我国农业进一步发展的重要因素，同时也是我国农产品质量安全难以有效控制的重要原因。

GAP 标准充分考虑了我国当前农业生产的特点，将认证申请人分为两种：一种是农业生产经营者（即单个农场或农户），可以是法人或自然人；另一种是农业生产经营组织，囊括了各种农业合作组织形式，并对这种农业生产合作组织提出了具体的内部质量管理体系要求，对于提高我国农业生产组织化程度，指导我国农业合作组织建设，实施农产品质量安全有效控制提供了重要的方式。

4. 实施 GAP 有助于提高我国农产品的国际竞争能力

可以从根本上解决出口农产品源头污染问题，帮助农产品生产企业跨越国外技术贸易壁垒。源头污染尤其是农兽药残留超标一直是困扰我国农产品出口的主要问题。GAP 对农业生产过程中土壤、水源条件，农药、化肥等化学投入品的使用管理等进行了规范的控制，将从根本上解决出口农产品源头污染问题，从而扩大出口。

第三节　无公害食品生产

一、无公害食品产地生态环境要求

GB/T 18407—2001《农产品安全质量》产地环境要求分为四个部分。

1.《农产品安全质量　无公害蔬菜产地环境要求》（GB/T 18407.1—2001）

该标准对影响无公害蔬菜生产的水、空气、土壤等环境条件按照现行国家标准的有关要求，结合无公害蔬菜生产的实际做出了规定，为无公害蔬菜产地的选择提供了环境质量依据。

无公害蔬菜的质量检测，由技术监督局按一个指标体系构成的两个系统标准对申报单位进行检测，生产基地环境检测共有 29 项。包括农田灌溉水指标 9 项：pH、汞、镉、铅、砷、铬、氟化物、氯化物、氰化物；生产加工水质量指标 9 项；大气质量指标 4 项：总颗粒物、二氧化碳、氮氧化物、氟化物；土壤质量指标 7 项：汞、砷、铅、镉、铬、六六六、滴滴涕。

2.《农产品安全质量　无公害水果产地环境要求》（GB/T 18407.2—2001）

该标准对影响无公害水果生产的水、空气、土壤等环境条件按照现行国家标准的有关要求，结合无公害蔬菜水果的实际做出了规定，为无公害水果产地的选择提供了环境质量依据。

3.《农产品安全质量　无公害畜禽肉产地环境要求》（GB/T 18407.3—2001）

该标准对影响畜禽生产的养殖场、屠宰和畜禽类产品加工厂的选址和设施，畜禽饮用水、环境空气质量、畜禽场空气环境质量及加工厂水质指标及相应的试验方法、防疫制度及消毒措施按照现行标准的有关要求，结合无公害畜禽生产的实际做出了规定。从而促进我国畜禽产品质量的提高，加强产品安全质量管理，规范市场，促进农产品贸易的发展，保障人民身体健康，维护生产者、经营者和消费者的合法权益。

4.《农产品安全质量　无公害水产品产地环境要求》（GB/T 18407.4—2001）

该标准对影响水产品生产的养殖场、水质和地质的指标及相应的试验方法按照现行标准的有关要求，结合无公害水产品生产的实际做出了规定。从而规范我国无公害水产品的生产环境，保证无公害水产品正常的生长和水产品的安全质量，促进我国无公害水产品生产。

二、无公害食品生产操作规程

1. 无公害食品生产条件

（1）无公害农产品生产基地或企业必须符合以下标准　①产品或产品原料产地必须符合无公害农产品（食品）的生态环境标准；②农作物种植、畜禽养殖及食品加工等必须符合无公害农产品的生产操作规程；③产品必须符合无公害农产品的质量和卫生标准；④产品的标签必须符合《无公害农产品标志设计标准手册》中的规定。

（2）农药使用准则　提倡生物防治和生物生化防治，应使用高效、低毒、低残留农药；使用的农药应三证齐全（农药生产登记证、农药生产批准证、执行标准号）；每种有机合成农药在一种作物的生长期内避免重复使用。禁止使用禁用目录中（含砷、锌、汞）的农药。

（3）肥料使用准则　禁止使用未经国家或省农业部门登记的化学和生物肥料；肥料使用总量（尤其是氮肥总量）必须控制在土壤地下水硝酸盐含量在 40mg/L 以下；必须按照平衡施肥技术，氮、磷、钾要达到合适比例，以优质有机肥为主；肥料使用结构中有机肥所占比例不低于 1∶1（纯养分计算）。

2. 农业综合防治措施

（1）选用抗病良种　选择适合当地生产的高产、抗病虫、抗逆性强的优良品种，少施药或不施药，是防病增产经济有效的方法。

（2）栽培管理措施

① 保护地蔬菜实行轮作倒茬，如瓜类的轮作不仅可明显地减轻病害，而且有良好的增产效果；温室大棚蔬菜种植两年后，在夏季种一季大葱也有很好的防病效果。

② 清洁田园，彻底消除病株残体、病果和杂草，集中销毁或深埋，切断传播途径。

③ 采取地膜覆盖。膜下灌水，降低大棚湿度。

④ 实行配方施肥，增施腐熟好的有机肥，配合施用磷肥，控制氮肥的施用量，生长后期可使用硝态氮抑制剂双氰胺，防止蔬菜中硝酸盐的积累和污染。

⑤ 在棚室通风口设置细纱网，以防白粉虱、蚜虫等害虫的入侵。

⑥ 采用深耕改土等方法改进栽培措施。

⑦ 推广无土栽培和净沙栽培。

（3）生态防治措施　主要通过调节棚内温湿度、改善光照条件、调节空气等生态措施，促进蔬菜健康成长，抑制病虫害的发生。

① "五改一增加"。即改有滴膜为无滴膜；改棚内露地种植为地膜全覆盖种植；改平畦栽培为高垄栽培；改明水灌溉为膜下暗灌；改大棚中部放风为棚脊高处放风。增加棚前沿防水沟，集棚膜水于沟内排出渗入地下，减少棚内水分蒸发。

② 在冬季大棚的灌水上，掌握"三不浇三浇三控"技术，即阴天不浇晴天浇，下午不

浇上午浇，明水不浇暗水浇；苗期控制浇水，连阴天控制浇水，低温控制浇水。

③ 在防治病虫害上，能用烟雾剂和粉尘剂防治的不用喷雾防治，减少棚内湿度。

④ 常擦拭棚膜，保持棚膜的良好透光。增加光照，提高温度，降低相对湿度。

⑤ 在防冻害上，通过加厚墙体、双膜覆盖，采用压膜线压膜减少孔洞、加大棚体、挖防寒沟等措施，提高棚室的保温效果，能使相对湿度降到80％以下，可提高棚温3～4℃，从而有效地减轻了蔬菜的冻害和生理病害。

3. 物理防治措施

(1) 晒种、温水浸种　播种或浸种催芽前，将种子晒2～3天，可利用阳光杀灭附在种子上的病菌；茄、瓜、果类的种子用55℃温水浸种10～15min，均能起到消毒杀菌的作用；用10％的盐水浸种10min，可将混入芸豆、豆角种子里的菌核病残体及病菌漂出和杀灭，然后用清水冲洗种子，播种，可防菌核病，用此法也可防治线虫病。

(2) 利用太阳能高温消毒、灭病灭虫　菜农常用方法是高温闷棚或烤棚，夏季休闲期间，将大棚覆盖后密闭选晴天闷晒增温，可达60～70℃。高温闷棚5～7天可杀灭土壤中的多种病虫害。

(3) 嫁接栽培　利用黑子南瓜嫁接黄瓜、西葫芦，能有效地防治枯萎病、灰霉病，且抗病性和丰产性高。

(4) 诱杀　利用白粉虱、蚜虫的趋黄性，在棚内设置黄油板、黄水盆等诱杀害虫。

(5) 喷洒无毒保护剂和保健剂　蔬菜叶面喷洒巴母兰400～500倍液，可使叶面形成高分子无毒脂膜，起预防污染效果；叶面喷施植物健生素，可增加植株抗虫病害能力，且无腐蚀、无污染，安全方便。

4. 科学合理施用农药

(1) 严禁在蔬菜上使用高毒、高残留农药　如呋喃丹、3911、1605、甲基1605、1059、甲基异硫磷、久效磷、磷胺、甲胺磷、氧化乐果、磷化锌、磷化铝杀虫脒、氟乙酸胺、六六六、滴滴涕、有机汞制剂等，都禁止在蔬菜上使用；并作为一项严格法规来对待，违者罚款，造成恶果者，追究刑事责任。

(2) 选用高效低毒低残留农药　如敌百虫、辛硫磷、马拉硫磷、多菌灵、托布津等。严格执行农药的安全使用标准，控制用药次数、用药浓度和注意用药安全间隔期，特别注重在安全采收期采收食用。

三、无公害食品加工卫生要求

无公害食品加工的卫生要求应包括以下方面：加工厂具备国家规定的资质条件（如生产许可证、卫生许可证）；加工区及周边环境卫生必须达到国家食品生产的基本要求；加工用水必须符合食品加工用水标准；加工原料主要来源于无公害食品产地；加工所用设备及产品包装材料的选用必须具备安全无污染的条件；在食品加工过程中，食品添加剂的使用必须符合《食品添加剂使用准则》；生产加工符合无公害食品加工技术规程的要求。

四、无公害食品标准

无公害食品标准包括产地环境质量标准、生产技术标准、产品质量和卫生标准、包装标准、储藏和运输标准以及其他相关标准，它们构成了无公害食品完整的质量控制体系。截至2006年3月，农业部制定了5批共386个无公害农产品标准，现行使用277个。其中产地环境标准20个，投入品使用标准7个，生产管理技术规程标准117个，产品标准127个，认证管理技术规范类标准6个，贯穿了生产过程所有关键控制环节，为无公害农产品认证提供了科学的依据。

1. 无公害食品产地环境要求

无公害食品的生产首先受地域环境质量的制约，即只有在生态环境良好的农业生产区域内才能生产出优质、安全的无公害食品。因此，包括无公害农产品产地环境质量标准对产地的空气质量、农田灌溉水质、畜禽养殖用水水质、渔业水质、环境土壤等的各项指标以及浓度限值做出规定；一是强调无公害农产品必须产自良好的生态环境地域，以保证无公害农产品最终产品的无污染、安全性；二是促进对无公害农产品产地环境的保护和改善。通过《无公害农产品产地环境评价及生产基地认定》标准进行评价与认定。

2. 无公害食品技术规范和准则

无公害农产品生产过程的控制是无公害食品质量控制的关键环节，无公害农产品生产技术操作规程是按作物种类、畜禽种类等和不同农业区域的生产物质分别制定的，用于指导无公害农产品生产活动，规范无公害农产品生产，包括生产无公害农产品的农业投入使用准则（农药、肥料、兽药、饲料添加剂、食品添加剂水产养殖用药使用准则，兽医防疫准则，畜禽产品加工用水水质）和生产无公害农产品的技术规范和管理准则（农作物种植生产技术规范、畜禽饲养管理准则、水产养殖技术规范、食品加工技术规范）。

3. 无公害食品标准

无公害食品产品标准是衡量无公害农产品终产品质量的指标尺度。它虽然跟普通食品的国家标准一样，规定了食品的外观品质和卫生品质等内容，重点突出了安全指标。安全指标的制定与当前生产实际紧密结合。无公害农产品产品标准反映了无公害农产品生产、管理和控制的水平，突出了无公害农产品无污染、食用安全的特性。其标准包括《农产品安全质量 无公害农产品安全要求》GB 系列和《无公害农产品产品标准》NY 系列。后者包括：感官指标、理化指标（一般卫生指标、重金属、农药、兽药残留等）、微生物学指标（致病菌、病毒、卫生指示菌等）。按照国家法律法规和食品对人体健康、环境影响的程度，无公害农产品的产品标准为强制性标准，产地环境标准为推荐性标准。例如，无公害蔬菜的产品卫生质量检测共 23 项：砷、氟、汞、镉、铅、铬、六六六、滴滴涕、甲拌磷、甲胺磷、对硫磷、辛硫磷、马拉硫磷、倍硫磷、敌敌畏、乐果、溴氰菊酯、氰戊菊酯、百菌清、多菌灵、黄曲霉毒素、苯并芘、亚硝酸盐。

4. 无公害食品包装、标签、储运标准

该项标准对无公害食品做出具体的规定和要求，包括标志、标签、包装、储运标准等。

第四节 绿色食品生产

一、绿色食品产地生态环境要求

NY/Y391—2000《绿色食品产地环境技术条件》规定，绿色食品生产基地应选择在无污染和生态条件良好的地区。基地选点应远离工矿区和公路铁路干线，避开工业和城市污染源的影响，同时绿色食品生产基地应具有可持续的生产能力。具体要求如下。

1. 空气环境质量要求

绿色食品产地空气质量中各项污染物含量应符合表 6-4 的规定要求。

2. 农田灌溉水质要求

绿色食品产地农田灌溉水中各项污染物含量应符合表 6-5 的规定要求。

3. 渔业水质要求

绿色食品产地渔业水中各项污染物含量应符合表 6-6 的规定要求。

表6-4　空气中各项污染物的指标（标准状态）

项　　目		指　　标	
		日平均	1h平均
总悬浮颗粒物（TSP）/（mg/m³）	≤	0.30	—
二氧化硫（SO₂）/（mg/m³）	≤	0.15	0.50
氮氧化物（NO$_x$）/（mg/m³）	≤	0.10	0.15
氟化物（F）	≤	7μg/m³	20μg/m³
		1.8μg/（m³·天）（挂片法）	

注：1. 日平均指任何一日的平均指标。

2. 1h平均指任何1h的平均指标。

3. 连续3天采样，一日3次，早、午和晚各一次。

4. 氟化物采样可用动力采样滤膜法或石灰滤纸挂片法，分别按各自规定的指标执行，石灰滤纸挂片法置7天。

表6-5　农田灌溉水中各项污染物的指标要求

项　　目		指　　标	项　　目		指　　标
pH		5.5～8.5	总铅/（mg/L）	≤	0.1
总汞/（mg/L）	≤	0.001	六价铬/（mg/L）	≤	0.1
总镉/（mg/L）	≤	0.005	氟化物/（mg/L）		2.0
总砷/（mg/L）	≤	0.05	粪大肠杆菌/（个/L）	≤	10000

注：灌溉菜园用的地表水需测定粪大肠杆菌，其他情况不测大肠杆菌。

表6-6　渔业用水中各项污染物的指标要求

项　　目	指　　标	项　　目		指　　标
色、臭、味	不得使水产品带异色、异臭和异味	总汞/（mg/L）	≤	0.0005
		总镉/（mg/L）	≤	0.005
漂浮物质	水面不得出现油膜或油沫	总砷/（mg/L）	≤	0.05
悬浮物/（mg/L）	人为增加的量不得超过10	总铅/（mg/L）	≤	0.05
pH	淡水6.5～8.5，海水7.0～8.5	总铜/（mg/L）	≤	0.01
溶解氧/（mg/L） ＞	5	六价铬/（mg/L）	≤	0.1
生化需氧量/（mg/L） ≤	5	挥发酚/（mg/L）	≤	0.005
总大肠菌群/（mg/L） ≤	5000（贝类500）	石油类/（mg/L）	≤	0.05

4. 畜禽养殖用水要求

绿色食品产地畜禽养殖用水中各项污染物含量应符合表6-7的规定要求。

表6-7　畜禽养殖用水中各项污染物的指标要求

项　　目	指　　标	项　　目		指　　标
色度	15°，并不得呈现其他异色	总汞/（mg/L）	≤	0.001
浑浊度	3°	总镉/（mg/L）	≤	0.01
臭和味	不得有异臭和异味	总砷/（mg/L）	≤	0.05
肉眼可见物	不得含有	总铅/（mg/L）	≤	0.05
pH	6.5～8.5	六价铬/（mg/L）	≤	0.05
氟化物/（mg/L） ≤	1.0	细菌总数/（个/mg）	≤	100
氰化物/（mg/L） ≤	0.05	总大肠菌群/（个/L）	≤	3

5. 土壤环境质量要求

绿色食品产地环境技术条件（NY/T391—2000）行业标准将土壤按照耕作方式的不同分为旱田和水田两大类，每类又根据土壤pH的高低分为3种情况，即pH＜6.5，pH＝6.5～7.5，pH＞7.5。绿色食品产地各种不同土壤中的各项污染物含量不应超过表6-8中所列的限值。

表 6-8 土壤中各项污染物的指标限值

项 目		旱田/(mg/L)			水田/(mg/L)	
pH	<6.5	6.5~7.5	>7.5	<6.5	6.5~7.5	>7.5
镉 ≤	0.30	0.30	0.40	0.30	0.30	0.40
汞 ≤	0.25	0.30	0.35	0.30	0.40	0.40
砷 ≤	25	20	20	20	20	15
铅 ≤	50	50	50	50	50	50
铬 ≤	120	120	120	120	120	120
铜 ≤	50	60	60	50	60	60

注：1. 果园土壤中的铜限量比旱田中的铜限量高 1 倍。

2. 水旱轮作的标准取严不取宽。

为了促进绿色食品生产基地不断提高土壤肥力，生产者就必须增设有机肥。生产 AA 级绿色食品时，转化后的耕地土壤肥力分 I 级、II 级指标，见表 6-9。生产 A 级绿色食品时，土壤肥力作为参考指标。

表 6-9 绿色食品土壤肥力分级参考指标

项 目	级别	旱地	水地	菜地	园地	牧地
有机质/(g/mg)	I	>15	>25	>30	>20	>20
	II	10~15	20~25	20~30	15~20	15~20
	III	<10	<20	<20	<15	<15
全氮/(g/mg)	I	>1.0	>1.2	>1.2	>1.0	—
	II	0.8~1.0	1.0~1.2	1.0~1.2	0.8~1.0	—
	III	<5	<10	<20	<5	<5
有效磷/(g/mg)	I	>10	>15	>40	>10	>10
	II	5~10	10~15	20~40	5~10	5~10
	III	<5	<10	<20	<5	<5
有效钾/(g/mg)	I	>120	>100	>150	>100	—
	II	80~120	50~100	100~150	50~100	—
	III	<80	<50	<100	<50	—
阳离子交换量/(mol/kg)	I	>20	>20	>20	>15	—
	II	15~20	15~20	15~20	5~20	—
	III	<15	<15	<15	<15	—
质地	I	轻壤、中壤	中壤、重壤	轻壤	轻壤	砂壤、中壤
	II	砂壤、重壤	砂壤、轻黏壤	砂壤、中壤	砂壤、中壤	重壤
	III	砂土、黏土	砂壤、黏土	砂土、黏土	砂土、黏土	砂土、黏土

注：土壤肥力级别 I 为优良，II 为尚可，III 为较差。

二、绿色食品生产操作规程

绿色食品的生产操作规程包括种植业、畜牧业、养殖业和食品加工业各个环节必须遵循的规范程序，以及肥料、农药、食品添加剂、兽药和饲料添加剂使用准则。下面主要介绍绿色食品生产中的肥料和农药的使用准则。

(一) 绿色食品生产中肥料使用准则

NY/T 394—2000《绿色食品　肥料使用准则》规定了 AA 级绿色食品和 A 级绿色食品生产中允许使用的肥料种类、组成及使用准则。肥料使用必须满足作物对营养元素的需要，使足够数量的有机物质返回土壤，以保持或增加土壤肥力及土壤生物活性。所有有机或无机（矿质）肥料，尤其是富含氮的肥料，应对环境和作物（营养、味道、品质和植物抗性）不产生不良后果方可使用。

1. 生产 AA 级绿色食品的肥料使用原则

① 必须选用生产 AA 级绿色食品允许使用的肥料种类，禁止使用任何化学合成肥料。

② 禁止使用城市垃圾和污泥、医院的粪便垃圾和含有害物质（如毒气、病原微生物、重金属等）的垃圾。

③ 各地可因地制宜采用秸秆还田、过腹还田、直接还田等形式。

④ 利用覆盖、翻压、堆沤等方式合理利用绿肥。绿肥应在盛花期翻压，翻埋深度为 15cm 左右，盖土要严，翻后耙匀。压青后 15～20 天才能进行播种和移苗。

⑤ 腐熟的沼气液、残渣及人畜粪便可用作追肥，严禁施用未腐熟的人粪尿。

⑥ 饼肥优先用于水果、蔬菜等，禁止施用未腐熟的饼肥。

⑦ 叶面肥料质量应符合国家标准规定或表 6-10 的技术要求，按使用说明要求稀释，在作物生长期内喷施 2～3 次。

表 6-10 腐殖酸叶面肥料技术要求

营养成分	技术指标/%	杂 质	控制指标/%
腐殖酸	≥8.0	Cd	≤0.01
微量元素	≥6.0	As	≤0.002
		Pb	≤0.002

⑧ 微生物肥料可用于拌种，也可做底肥和追肥使用。使用时应严格按照使用说明书的要求操作，微生物肥料的有效活菌数应符合农业部行业标准（NY227）的要求。

⑨ 选用无机（矿质）肥料中的煅烧磷酸盐、硫酸钾，质量应按表 6-11 的技术指标要求。

表 6-11 矿质肥料技术指标

矿质肥料与营养成分	技术指标/%	杂 质	控制指标/%
煅烧磷酸盐有效 P_2O_5（碱性柠檬酸铵提取）	≥12.0	Cd	0.004
		As	0.01
		Pb	0.002
硫酸钾，K_2O	≥50.0	As	0.004
		Cl	3.0
		H_2SO_4	0.5

2. 生产 A 级绿色食品的肥料使用原则

① 必须使用生产 A 级绿色食品允许使用的肥料种类，在 A 级绿色食品使用肥料种类不能满足需要时，可以使用按一定比例组配的有机无机混肥，但禁止使用硝态氮肥。

② 化肥必须与有机肥配合使用，有机氮与无机氮之比不超过 1：1，对叶菜最后一次追肥必须在收获前 30 天进行。

③ 化肥也可与有机肥、复合微生物肥料配合使用，厩肥 1000kg，加尿素 5～10kg 或磷酸氢二铵 20kg，复合微生物肥料 60kg。最后一次追肥必须在收获前 30 天进行。

④ 城市生活垃圾一定要经过无害化处理质量达到城市垃圾农用控制国家标准的技术要求才能使用。每年每亩农田控制用量，黏性土不超过 3000kg，砂性土壤不超过 2000kg。

⑤ 在实行秸秆还田时，允许少量氮素化肥调节碳氮比。

⑥ 其他原则与 AA 级绿色食品肥料使用原则相同。

3. 允许使用的肥料种类

① AA 级绿色食品生产允许使用的肥料种类 农家肥料，AA 级绿色食品生产资料肥料

类产品；在农家肥料和 AA 级绿色食品生产资料肥料类产品不能满足需要的情况下，允许使用商品肥料。

② A 级绿色食品生产允许使用的肥料种类 AA 级绿色食品生产允许使用所有的肥料；A 级绿色食品生产允许使用的肥料种类产品；在 AA 级和 A 级绿色食品生产允许使用的肥料种类产品不能满足 A 级绿色食品生产需要的情况下，允许使用掺和肥（有机氮与无机氮之比不超过 1：1）。

生产发色食品的农家肥料无论采用何种原料（包括人畜禽粪尿、秸秆、杂草、泥炭等）制作堆肥，必须高温发酵，以杀灭各种寄生虫卵和病原菌、杂草种子，使之达到无害化卫生标准（表 6-12）要求。

表 6-12 绿色食品肥料卫生标准要求

类别	编号	项　目	卫生标准及要求
高温堆肥	1	堆肥温度	最高温度达 50～55℃,持续 5～7 天
	2	蛔虫卵死亡率	95%～100%
	3	粪大肠菌值	10^{-2}～10^{-1}
	4	苍蝇	有效地控制苍蝇滋生,堆肥周围没有活的蛆、蛹或新羽化成的苍蝇
沼气发酵肥	1	密封储存期	30 天以上
	2	高温沼气发酵温度	53℃±2℃持续 2 天
	3	寄生虫卵沉降率	95%以上
	4	血吸虫卵和钩虫卵	在使用粪液中不得检出活的血吸虫卵和钩虫卵
	5	粪大肠菌值	普通沼气发酵 10^{-4},高温发酵 10^{-2}～10^{-1}
	6	蚊子、苍蝇	有效地控制蚊蝇滋生,粪液中无孑孓,池的周围无活的蛆蛹或新羽化的成蝇
	7	沼气池残渣	经无害化处理后方可用作农肥

农家肥料，原则上就地生产就地使用，外来农家肥料应确认符合要求后才能使用，商品肥料及新型肥料必须通过国家有关部门的登记认证及生产许可，质量指标达到国家有关标准的要求。

因施肥造成土壤污染、水源污染，或影响农作物生长、农产品达不到卫生标准时，要停止施用该肥料，并向专门管理机构报告。用其生产的食品也不能继续使用绿色食品标志。

（二）绿色食品生产中农药使用准则

NY/T393—2000《绿色食品　农药使用准则》标准规定了 AA 级绿色食品及 A 级绿色食品生产中允许使用的农药种类、毒性分级和使用准则。绿色食品生产应从作物病虫害等整个生态系统出发，综合运用各种防治措施，创造不利于病虫害、草害滋生和有利于各类天敌繁衍的环境条件，保护农业生态系统的平衡和生物多样性，从而减少各类病虫害、草害所引起的损失。绿色食品的生产应优先采用农业措施，通过选用抗虫、抗病品种，非化学农药种子处理，培育壮苗，加强栽培管理，中耕除草，秋季深翻晒土，轮作倒茬，间作套种等一系列农业生产具体措施来防治病虫害和草害。绿色食品生产还应利用物理方法如灯光、色彩诱杀害虫，利用机械方法和人工方法捕捉害虫，采用机械和人工进行除草等措施。在特殊情况下必须使用农药时，应遵循以下准则。

1. AA 级绿色食品的农药使用准则

① 应首先使用 AA 级绿色食品生产资料农药类产品。

② 在 AA 级绿色食品生产资料农药类不能满足植保各种需要的情况下，允许使用以下农药及方法。

a. 中等毒性以下植物源杀虫剂、杀菌剂、驱避剂和增效剂，如除虫菊素、鱼藤根、烟草水、大蒜素、芝麻素等。

b. 释放寄生性捕食性天敌动物，昆虫、捕食螨、蜘蛛及昆虫病原线虫等。

c. 在害虫捕捉器中允许使用昆虫信息素及植物源引诱剂。

d. 允许使用矿物油和植物油制剂。

e. 允许使用矿物源农药中的硫制剂、铜制剂。

f. 经专门机构核准，允许有限度地使用活体微生物农药，如真菌制剂、细菌制剂、病毒制剂、放线菌剂、拮抗菌剂、昆虫病原线虫、原虫等。

g. 允许有限度地使用农用抗生素，如春雷毒素、多抗毒素、井冈毒素、农抗120、中生菌素、浏阳霉素等。

③ 禁止使用有机合成的化学杀虫剂、杀螨剂、杀菌剂、杀线虫剂、除草剂和植物生长调节剂。

④ 禁止使用生物源、矿物源农药中混配有机合成农药的各种制剂。

⑤ 严禁使用基因工程品种（产品）及制剂。

2. 生产A级绿色食品的农药使用准则

① 应首先使用AA级和A级绿色食品生产资料农药类产品。

② 在AA级和A级绿色食品生产资料农药类产品不能满足植保工作需要的情况下，允许使用以下农药及方法。

a. 中等毒性以下植物源农药、动物源农药和微生物源农药。

b. 在矿质源农药中允许使用硫制剂、铜制剂。

c. 可以有限度地使用部分有机合成农药，并按GB 4285、GB 8321.1、GB 8321.2、GB 8321.3、GB 8321.4、GB 8321.5的要求执行。此外还要严格执行下述规定：一是应选用上述标准中列出的低毒农药和中等毒性农药；二是严禁使用剧毒、高毒、高残留或具有三致毒性（致癌、致畸、致突变）的农药（见表6-13）；三是每种有机合成农药（含A级绿色食品生产资料农药类的有机合成产品）在一种作物的生长期内只允许使用一次（如菊酯类农药在作物生长期只允许使用一次）。

d. 应按照上述标准的要求控制施药量与安全间隔期。

e. 有机合成农药在农产品中的最终残留应符合上述标准的最高残留限量（MRL）要求。

③ 严禁使用高毒、高残留农药防治储藏期病虫害（表6-13）。

④ 严禁使用基因工程品种（产品）制剂。

表6-13　生产A级绿色食品禁止使用的农药

种　类	农　药　名　称	禁用作物	禁用原因
有机氯杀虫剂	滴滴涕、六六六、林丹、甲氧滴滴涕、硫丹	所有作物	高残毒
有机氯杀螨剂	三氯杀螨醇	蔬菜、果树、茶叶	工业品中含有一定数量的滴滴涕
有机磷杀虫剂	甲拌磷、一拌磷、久效磷、对硫磷、甲基对硫磷、甲胺磷、甲基异硫磷、治暝磷、氧化乐果、磷胺、滴虫硫磷、灭克磷(益收宝)、水胺硫磷、氯唑磷、硫线磷、杀扑磷、特丁硫磷、克线丹、苯线磷、甲基硫环磷	所有作物	剧毒、高毒
氨基甲酸酯杀虫剂	涕灭威、克百威、灭多威、丁硫克百威、病硫克威	所用作物	剧毒、高毒或代谢物高毒
二甲基甲脒类杀虫杀螨剂	杀虫脒	所有作物	慢性毒性、致癌
拟除虫菊酯类杀虫剂	所有拟除虫菊酯类杀虫剂	水稻及其他水生作物	对水生生物毒性大

种类	农药名称	禁用作物	禁用原因
卤代烷类熏蒸杀虫剂	二溴乙烷、环氧乙烷、二溴氯丙烷、溴甲烷	所有作物	致癌、致畸、高毒
阿维菌素		蔬菜、果树	高毒
克螨特		蔬菜、果树	慢性毒性
有机砷杀菌剂	甲基胂酸锌(稻脚青)、甲基胂酸钙(稻宁)、甲基胂酸铁铵(田安)、福美甲胂、福美胂	所有作物	高残毒
有机锡杀菌剂	三苯基醋酸锡(薯瘟锡)、三苯基氯化锡、三苯基羟基锡(毒菌锡)	所有作物	高残留、慢性毒性
有机汞杀菌剂	氯化乙基汞(西力生)、醋酸苯汞(赛力散)	所有作物	剧毒、高残毒
有机磷杀菌剂	稻瘟净、异稻瘟净	水稻	异臭
取代苯类杀菌剂	五氯硝基苯、稻瘟醇(五氯苯甲醇)	所有作物	致癌、高残留
2,4-D类化合物	除草剂或植物生长调节剂	所有作物	杂质致癌
二苯醚类除草剂	除草醚、草枯醚	所有作物	慢性毒性
植物生长调节剂	有机合成的植物生长调节剂	所有作物	
除草剂	各类除草剂	蔬菜生长期(可用于土壤处理和芽前处理)	

3. 绿色食品生产允许使用的农药种类

主要包括生物源农药、矿物源农药和有机合成农药。

① 生物源农药

a. 微生物源农药 农用抗生素：灭瘟素、春雷霉素、多抗霉素（多氧霉素）、井冈霉素、农抗120、中生菌素等防治真菌病害类和浏阳霉素、华光霉素等防治螨类。

活体微生物农药：蜡蚧轮枝菌等真菌剂；苏云金杆菌、蜡质芽孢杆菌等细菌剂；拮抗菌剂；昆虫病原线虫；微孢子；核多角体病毒等病毒类。

b. 动物源农药 性信息素等昆虫信息素（或昆虫外激素）；寄生性、捕食性的天敌动物等活体制剂。

c. 植物源农药 除虫菊素、鱼藤酮、烟碱、植物油等杀虫剂；大蒜素杀菌剂；芝麻素等增效剂。

② 矿物源农药

a. 无机杀螨杀菌剂 硫悬乳剂、可湿性硫、石硫合剂等硫制剂；硫酸铜、王铜、氢氧化铜、波尔多液等铜制剂。

b. 矿质油乳剂 菜油乳剂等。

③ 有机合成农药 由人工研制合成，并由有机化学工业生产的商品化的一类农药，包括中等毒和低毒类杀虫杀螨剂、杀菌剂、除草剂。

三、绿色食品加工卫生要求

绿色食品的加工不同于普通食品的加工，要求安全、优质、营养和无污染，因此对原料和生产过程控制得更加严格，不仅考虑到产品本身，还应在绿色食品加工时尽量节约能源，要兼顾对环境的影响，要求加工过程对于环境造成的影响降到最低程度。绿色食品加工的卫生要求包括以下方面。

1. 绿色食品加工区的环境要求

绿色食品加工的环境条件是绿色食品产品质量的有力保障，特别是企业良好的位置和合理的布局构成绿色食品加工环境条件的基础。绿色食品企业在新建、扩建、改建过程中，食品厂的选址应满足食品生产的基本要求。绿色食品企业在厂址选择时，除了基本要求外，还要考虑周围环境对企业的影响和企业对周边环境的影响。

2. 绿色食品加工用水的要求

必须符合绿色食品加工用水标准。水质符合表 6-14 的要求。另外，加工用水，容器、设备的洗涤用水不必认证，但必须符合我国饮用水卫生标准。

表 6-14　加工用水各项污染物的浓度限值

序号	项　目	浓度限值	序号	项　目	浓度限值
1	pH	6.5～8.5	7	氟化物	1.0mg/L
2	总汞	0.001mg/L	8	氯化物	250mg/L
3	总镉	0.01mg/L	9	氰化物	0.05mg/L
4	总铅	0.05mg/L	10	细菌总数	100 个/L
5	总砷	0.05mg/L	11	总大肠菌群	3 个/L
6	六价铬	0.05mg/L			

3. 绿色食品企业的建筑设计与卫生要求

（1）建筑布局　根据原料和工艺的不同，食品加工厂一般设有原料预处理、加工、包装、储藏等场所，以及配套的锅炉房、化验室、清洗室、消毒室、辅助用房和生活用房等。各部分的建筑设计要有连续性，避免原料、半成品、成品和污染物交叉感染。锅炉房应建在生产车间的下风向，厕所应为便冲式并远离生产车间。

（2）卫生设施　绿色食品工厂必须具备一定的卫生设施，以保证生产达到食品清洁卫生，无交叉污染。加工车间必须具备以下卫生设备：通风换气设备，照明设备，防尘、防蝇、防鼠设备，卫生缓冲间，工具、器具清洗消毒车间。

（3）地面、墙面处理　地面应由耐水、耐热、耐腐蚀的材料铺设而成，地面还应有一定的坡度以便排水，有地漏和排水管道。

墙壁表面要涂被一层光滑、色浅、抗腐蚀的防水材料，离地面 2m 以下的部分要铺设白瓷砖或其他材料作为墙裙，生产车间四壁与屋顶交界处应呈弧形以防结垢和便于清洗。

（4）污水、垃圾和废弃物排放处理　绿色食品加工厂在设计时更要求加强废弃物的处理能力，防止对工厂的污染和对周围环境的污染。

4. 绿色食品加工的设备要求

（1）材料要求　不同食品加工对设备的要求不同，对机械设备材料的构成不能一概而论。一般，不锈钢、尼龙、玻璃、食品加工专用塑料等材料制成的设备，都可用于绿色食品的加工中，并遵照执行《不锈钢食具食品卫生标准与管理办法》。

（2）设备润滑剂　绿色食品加工设备的轴承、枢纽部分所用的润滑剂部位应进行全封闭，润滑剂应尽量使用食用油，严禁使用多氯联苯。

（3）设备布局与安装　食品机械设备布局要合理，符合工艺流程要求，便于操作，防止交叉污染。设备管道应设有观察口，并便于拆卸检修，管道拐弯处应呈弧形以便于冲洗消毒。设备要求有一定的生产效率，以利于连续作业、降低劳动强度和保证食品卫生要求和加工工艺要求。

5. 绿色食品加工原料的卫生要求

绿色食品加工的原料应有明确的原产地、生产企业或经销商的情况。固定的、良好的原料基地，能为企业提供质量和数量有保证的加工原料。现在，有些食品加工企业投资建立自己的原料基地，有利于质量的控制和企业的发展。主要原料要求应是已经认证的绿色产品。

非主要原料若尚无已认证的产品，则可以使用中国绿色食品发展中心批准、有固定来源并已检验的原料。可以使用部分普通原料，但不超过 50%。非农、牧业来源的辅料，如盐和其他调味品等，须严格管理，在符合国际标准和国家标准的条件下尽量减少用量。

6. 绿色食品加工中食品添加剂的卫生要求

NY/T 392—2000《绿色食品 食品添加剂使用准则》标准规定了生产绿色食品所允许使用的食品添加剂的种类、使用范围和最大使用量。绿色食品生产中食品添加剂和加工助剂使用的目的有三条：一是保持和提高产品的营养价值；二是提高产品的耐储性和稳定性；三是改善产品的成分、品质和感官，提高加工性能。绿色食品生产添加剂和加工助剂的使用原则有以下 7 条。

① 如果不使用添加剂或加工助剂就不能生产出类似的产品。

② AA 级绿色食品中允许使用"AA 级绿色食品生产资料"食品添加剂类产品，在此产品不能满足生产需要的情况下，允许使用天然食品添加剂。

③ A 级绿色食品中允许使用"AA 级绿色食品生产资料"食品添加剂类产品和"A 级绿色食品生产资料"食品添加剂类产品，在这两类产品均不能满足生产需要的情况下，允许使用除⑦以外的化学合成食品添加剂。

④ 所用食品添加剂的产品质量必须符合相应的行业标准和国家标准。

⑤ 允许使用食品添加剂的使用量应符合 GB 2760、GB 144880 的规定。

⑥ 不得对消费者隐瞒绿色食品中所用食品添加剂的性质、成分和使用量。

⑦ 在任何情况下，绿色食品中不得使用的食品添加剂如表 6-15 所示。

表 6-15 生产绿色食品不得使用的食品添加剂

类别	食品添加剂名称	类别	食品添加剂名称
抗结剂	亚铁氰化钾	防腐剂	乙萘酚
膨松剂	硫酸铝钾(钾明矾)		2-苯基苯酚钠盐
	硫酸铝铵(铵明矾)		联苯醚
护色剂	硝酸钠(钾)		4-苯基苯酚
	亚硝酸钠(钾)		五碳双缩醛(戊二醛)
着色剂	赤鲜红		十二烷基二甲基溴化胺(新洁而灭)
	赤鲜红铝色淀		2,4-二氯苯氧乙酸
	新红	漂白剂	硫黄
	新红铝色淀	抗氧化剂	4-己基间苯二酚
	二氧化钛	甜味剂	糖精钠
	焦糖色(亚硫酸铵法)		环己基氨基磺酸钠(甜蜜素)
	焦糖色(加氨生产)	面粉处理剂	过氧化苯甲酰
防腐剂	苯甲酸		溴酸钾
	苯甲酸钠	乳化剂	山梨醇酐单油酸酯(斯盘 80)
	乙氧基喹		山梨醇酐单棕榈酸酯(斯盘 40)
	仲丁胺		山梨醇酐单月桂酸酯(斯盘 20)
	桂醛		聚氧乙烯山梨醇酐单油酸酯(吐温 80)
	噻苯咪唑		聚氧乙烯(20)山梨醇酐单棕榈酸酯(吐温 40)
	过氧化氢(或过碳酸钠)		聚氧乙烯(20)山梨醇酐单月桂酸酯(吐温 20)

7. 绿色食品加工工艺

应采用食品加工的先进工艺，只有技术先进、工艺合理，才能最大程度地保留食品的自然属性及营养，并避免食品在加工中受二次污染，但先进工艺必须符合绿色食品的加工原则。绿色食品严禁用辐照、微波等方法处理。

四、绿色食品标准

绿色食品标准以全程质量控制为核心，由环境质量标准、生产操作规程、产品标准、包装标准、储藏和运输标准及其他相关标准六个部分构成一个完整的质量控制标准体系。

1. 绿色食品产地环境质量标准

绿色食品产地环境质量标准规定了产地的空气质量标准、农田灌溉水质标准和土壤环境质量标准的各项指标以及浓度限值、监测和方法。提出了绿色食品产地土壤肥力分级和土壤质量综合评价方法。对于一个给定的污染物在全国范围内其标准是统一的，必要时可增设项目，适用于绿色食品（AA 级和 A 级）生产的农田、菜地、果园、牧场、养殖场和加工厂。

2. 绿色食品生产技术标准

绿色食品生产技术标准是绿色食品标准体系的核心，它包括绿色食品生产资料使用准则和绿色食品生产技术操作规程两部分。绿色食品生产资料使用准则是对生产绿色食品过程中物质投入的一个原则性规定，它包括生产绿色食品的农药、肥料、食品添加剂、饲料添加剂、兽药和水产养殖药的使用准则，对允许、限量和禁止使用的生产资料及其使用方法，使用剂量、使用次数和休药期等做出了明确规定。绿色食品生产技术操作规程是以上述准则为依据，按照农作物种类、畜禽种类和不同农业区域的生产特性分别制定的，用于指导绿色食品生产活动、规范绿色食品生产技术的操作规范，包括农产品种植、畜禽饲养、水产养殖和食品加工等技术规范。

3. 绿色食品产品标准

该标准是衡量绿色食品最终产品质量的指标尺度。它虽然跟普通食品的标准一样，规定了食品的外观品质、营养品质和卫生品质等内容，但其卫生品质要求高于国家现行标准，主要表现在对农药残留和重金属的检测项目种类多、指标严；而且，使用的主要原料必须是来自绿色食品产地的、按绿色食品生产技术操作规程生产出来的产品。绿色食品产品标准反映了绿色食品生产、管理和质量控制的水平，突出了绿色食品产品无污染、安全的卫生品质。

4. 绿色食品包装标签标准

该标准规定了进行绿色食品产品包装时应遵守的原则，包装材料选用的范围、种类，包装上的标识内容等。要求产品包装从原料、产品制造、使用、回收和废弃的整个过程都应有利于食品安全和环境保护，包括包装材料的安全、牢固性，节省资源、能源，减少或避免废弃物产生，易回收循环利用，可降解等具体要求和内容。绿色食品产品标签，除要求符合 GB 7718《食品标签通用标准》外，还要求符合《中国绿色食品商标标志设计使用规范手册》规定。该手册对绿色食品的标准图形、标准字形、图形和字体的组合、标准色、广告用语以及在产品包装标签上的规范应用均做了具体规定。

5. 绿色食品储存、运输标准

该项标准对绿色食品储运的条件、方法、时间做出规定，以保证绿色食品在储运过程中不遭受污染、不改变品质，并有利于环保、节能。

6. 绿色食品其他相关标准

绿色食品其他相关标准包括"绿色食品生产资料"认定标准、"绿色食品生产基地"认定标准等，这些标准都是促进绿色食品质量控制管理的辅助标准。

以上标准对绿色食品产前、产中和产后即"从农田到餐桌"全过程质量控制技术和指标做了全面的规定，构成了一个科学、完整的绿色食品标准体系。

第五节　有机食品

一、有机食品产地生态环境要求

有机生产需要在适宜的环境条件下进行。有机生产基地应远离城区、工矿区、交通主干线、工业污染源、生活垃圾场等。基地的环境质量状况应符合 GB/T 19630—2005《有机产品》规定的要求，具体是：土壤环境质量符合 GB 15618—1995 中的二级标准；农田灌溉用水水质符合 GB 5084 的规定；环境空气质量符合 GB 3095—1996 中二级标准和 GB 9137 保护农作物的大气污染物最大允许浓度的规定。并且由常规生产向有机生产需要转换，要提供最近 3 年生产地使用状况，并达到相应的标准要求。

二、有机食品生产操作规程

应按照 GB/T 19630.1—2005《有机产品的第一部分 生产》的要求进行。该标准规定了农作物、食用菌、野生植物、畜禽、水产、蜜蜂及其未加工产品的有机生产通用规范和要求，适用于有机生产的全过程，主要包括：作物种植、食用菌栽培、野生植物采集、畜禽养殖、水产养殖、蜜蜂养殖及其产品的运输、储藏和包装。详细内容请参见标准。

三、有机食品加工卫生要求

应按照 GB/T 19630.2—2005《有机产品的第二部分 生产》的要求进行。该标准规定了有机加工的通用规范和要求，适用于以符合 GB/T 19630.1 生产的未加工产品为原料进行加工及包装、储藏和运输的全过程。具体要求如下。

1. 加工厂环境的卫生要求

① 周围不得有粉尘、有害气体、放射性物质和其他扩散性污染源；不得有垃圾堆、粪场、露天厕所和传染病医院；不得有昆虫大量滋生的潜在场所。

② 生产区建筑物与外缘公路或道路应有防护地带。

③ 应制订文件化的卫生管理计划，并提供以下几方面的卫生保障：a. 外部设施（垃圾堆放场、旧设备存放场地、停车场等）；b. 内部设施（加工、包装和库区）；c. 加工和包装设备（防止酵母菌、霉菌和细菌污染）；d. 职工的卫生（餐厅、工间休息场所和厕所）。

2. 配料、添加剂和加工助剂的卫生要求

① 加工所用的配料必须是经过认证的有机原料、天然的或认证机构许可使用的。这些有机配料在终产品中所占的质量比或体积比不得少于配料总量的 95%。

② 当有机配料无法满足需求时，允许使用非人工合成的常规配料，但不得超过所有配料总量的 5%。一旦有条件获得有机配料时，应立即用有机配料替换。使用了非有机配料的加工厂都应提交将其配料转换为 100% 有机配料的计划。

③ 同一种配料禁止同时含有有机、常规或转换成分。

④ 作为配料的水和食用盐，必须符合国家食品卫生标准，并且不计入所要求的有机配料中。

⑤ 允许使用附录中的添加剂和加工助剂，使用条件应符合 GB 2760 的规定。GB 2760 中的天然添加剂也可使用。需使用其他物质时，应事先按照附录中的程序对该物质进行评估。

⑥ 禁止使用矿物质（包括微量元素）、维生素、氨基酸和其他从动植物中分离的纯物质，法律规定必须使用或可证明食物或营养成分中严重缺乏的例外。

⑦ 禁止使用来自转基因的配料、添加剂和加工助剂。

3. 加工的卫生要求

① 有机加工应配备专用设备，如果必须与常规加工共用设备，则在常规加工结束后必须进行彻底清洗，并不得有清洗剂残留。也可在有机转换或常规产品加工结束、有机产品加工开始前，先用少量有机原料进行加工将残存在设备里的前期加工物质清理出去（即冲顶加工）。冲顶加工的产品不能作为有机产品销售。冲顶加工应保留记录。

② 加工工艺应不破坏食品的主要营养成分，可以使用机械、冷冻、加热、微波、烟熏等处理方法及微生物发酵工艺；可以采用提取、浓缩、沉淀和过滤工艺，但提取溶剂仅限于符合国家食品卫生标准的水、乙醇、动植物油、醋、二氧化碳、氮或羧酸，在提取和浓缩工艺中不得添加其他化学试剂。

③ 加工用水水质必须符合 GB 5749 的规定。

④ 禁止在食品加工和储藏过程中采用离子辐照处理。

⑤ 禁止在食品加工中使用石棉过滤材料或可能被有害物质渗透的过滤材料。

⑥ 加工中有害生物防治。a. 应优先采取以下管理措施来预防有害生物的发生：消除有害生物的滋生条件；防止有害生物接触加工和处理设备；通过对温度、湿度、光照、空气等环境因素的控制，防止有害生物的繁殖。b. 允许使用机械类的、信息素类的、气味类的、黏着性的捕害工具，物理障碍、硅藻土、声光电器具，作为防治有害生物的设施或材料。c. 允许使用以维生素 D 为基本有效成分的杀鼠剂。d. 允许使用 GB/T 19630.1—2005 附录中的物质。e. 在加工或储藏场所遭受有害生物严重侵袭的紧急情况下，提倡使用中草药进行喷雾和熏蒸处理；限制使用硫黄。如果应使用常规熏蒸剂对加工设备或储藏场所实施熏蒸，则应先将有机产品移出熏蒸场所，熏蒸后至少经过 5 天才可将有机产品移回经过熏蒸的场所。禁止使用持久性和致癌性的消毒剂和熏蒸剂。

⑦ 包装的卫生要求。提倡使用由木、竹、植物茎叶和纸制成的包装材料，允许使用符合卫生要求的其他包装材料；包装应简单、实用，避免过度包装，并应考虑包装材料的回收利用；允许使用二氧化碳和氮作为包装填充剂；禁止使用含有合成杀菌剂、防腐剂和熏蒸剂的包装材料；禁止使用接触过禁用物质的包装袋或容器盛装有机产品。

⑧ 储藏的卫生要求。经过认证的产品在储存过程中不得受到其他物质的污染；储藏产品的仓库必须干净、无虫害，无有害物质残留，在最近 5 天内未经任何禁用物质处理过；除常温储藏外，还允许储藏室空气调控、温度控制、干燥、湿度调节方法；有机产品应单独存放，如果不得不与常规产品共同存放，必须在仓库内划出特定区域，采取必要的包装、标签等措施确保有机产品不与非认证产品混放；产品出入库和库存量必须有完整的档案记录，并保留相应的单据。

⑨ 运输的卫生要求。运输工具在装载有机产品前应清洗干净；有机产品在运输过程中应避免与常规产品混杂或受到污染；在运输和装卸过程中，外包装上的有机认证标志及有关说明不得被玷污或损毁；运输和装卸过程必须有完整的档案记录，并保留相应的单据。

⑩ 对环境影响的要求。废弃物的净化和排放设施或储存设施应远离生产区，且不得位于生产区上风向。储存设施应密闭或封盖，便于清洗、消毒；排放的废弃物必须达到相应标准。

总之，在食品加工中应采用先进的生产工艺，只有先进、科学、合理的工艺，才能最大限度地保留食品的自然属性及营养，并避免食品在加工中的二次污染和食品加工污染环境。

四、有机食品标准

我国在有机食品生产中主要有以下标准：最重要的是 GB/T 19630.1～19630.4—2005《有机产品》国家标准。该标准对有机产品的各个操作过程都做了具体的规定。其中，第一部分为有机产品的生产，第二部分为有机产品的加工，第三部分为有机产品的标识和销售，第四部分为有机生产中的管理体系。另外，还有由我国国家环境保护总局有机食品发展中心制定的 HJ/T 80—2001《有机食品技术规范》，国家认证认可监督管理委员会发布的 CNCA-OG-001：2005《有机产品认证实施规则》等标准。

参 考 文 献

[1] 张妍. 食品安全认证 [M]. 北京：化学工业出版社，2008.

[2] 李正明，吕林，李秋. 安全食品的开发与质量管理 [M]. 北京：中国轻工业出版社，2004.

[3] 张名位. 农产品 GAP 生产技术 [M]. 北京：化学工业出版社，2005.

[4] 陈志成. 食品法规与管理 [M]. 北京：化学工业出版社，2005.

[5] 陈绍军. 食品进出口贸易与质量控制 [M]. 北京：科学出版社，2002.

[6] 孟凡乔. 食品安全性 [M]. 北京：中国农业大学出版社，2005.

[7] GB/T 20014. 1～20014. 11—2005 良好农业规范.

[8] 中华人民共和国国家认证认可监督管理委员会. 良好农业规范认证实施规则（试行）. 2006.

[9] GB/T 18407—2001 农产品安全质量.

[10] NY 或 NY/T 无公害农产品（农产品）系列标准.

[11] NY/T 绿色食品系列标准.

[12] GB/T 19630. 1～19630. 4—2005 有机产品.

[13] HJ/T 80—2001 有机食品技术标准.

[14] 中华人民共和国国家认证认可监督管理委员会. CNCA-OG-001：2005 有机产品认证实施规则. 2005.

第七章　食品加工过程的安全质量保证

第一节　企业质量管理体系

　　企业的管理体系涉及诸多方面，其中最重要的是质量管理。此外，在人类赖以生存和发展的环境遭受严重破坏后，环境管理也成为企业管理体系的一个重要组成部分。质量是反映实体满足规定和隐含需要能力的特性总和，是一组固有特性满足要求的程度。环境是组织运行活动的外部存在，包括空气、水、土地、自然资源、植物、动物、人以及它们之间的相互关系。它们都是当今社会生产和生活的永恒话题，也是 21 世纪全球经济发展关注的主题之一。因此，如何加强质量和环境管理，确保产品质量安全以及在发展经济的同时有效地保护环境就成了企业、各国政府和一些国际组织共同面临且必须切实解决的主要问题之一。

　　20 世纪 50 年代后，为了加强质量管理，一些欧美发达国家先后制定了一系列有关产品质量管理的标准，并逐渐建立起本国的质量管理体系。如美国国防部 1959 年发布了军用《质量保证大纲》，美国机械工程师协会和美国国家标准协会 1971 年分别发布了《锅炉与压力容器质量保证标准》和《核电站质量保证大纲要求》，英国标准协会 1979 年发布了《质量保证体系》，加拿大 1979 年发布《质量大纲标准的选用指南》和《质量保证大纲》等。

　　20 世纪 70 年代后，为了加强环境管理与保护，联合国等国际组织多次召开了专门的环境管理与保护国际会议，通过并签署了一系列的宣言和文件，如《人类环境宣言》、《人类环境行动计划》、《关于环境与发展宣言》、《21 世纪议程》等。80 年代后，一些欧美发达国家和地区陆续发布了一系列有关环境保护与管理的法规和标准，用以规范本国企业的环境行为。如 1985 年荷兰率先提出建立企业环境管理体系的概念，1992 年英国颁布了《环境管理体系规范》，1993 年欧盟颁布了《生态管理与审核法案（EMAS）》等。

　　这些质量和环境管理标准发布后，不仅提高了标准制定国及其企业的产品质量和环境的管理水平，而且对其他国家及其企业的产品质量和环境管理也起到了巨大的促进作用。这既保障了消费者和用户的利益，又促进了全球经济的可持续发展，保护了环境。然而，由于各国、各地区和各组织采用的质量和环境管理手段、工具及标准要求不一致，可能会为一些国家制造新的"保护主义"和技术壁垒提供条件，影响国际贸易。因此，国际社会普遍认识到，制定一个国际化、系统化、规范化的质量和环境管理标准势在必行。

　　为此，1979 年 ISO 正式成立了 ISO 第 176 个技术委员会（ISO/TC176）（即质量保证技术委员会，1987 年更名为质量管理和质量保证技术委员会），专门负责质量管理和质量保证国际标准的制定工作，并于 1986～1987 年发布了第一版 ISO9000 族标准。1993 年 ISO 正式成立了第 207 个技术委员会（ISO/TC207）（即环境管理技术委员会），专门负责环境管理标准的制定工作，并于 1996 年发布了第一版 ISO14000 族标准。

　　这两套国际标准正式发布后，立即得到了全球的广泛响应。各国纷纷等效或等同转化为本国的国家标准，并逐渐开展了认证工作。一些企业也按照这两套标准的要求，建立并有效实施了本企业的质量和环境管理体系。

　　随着社会经济的发展，国际贸易日益频繁，人们生活水平不断提高，公众质量安全意识的增强和对身体健康的高度重视以及食品安全事件层出不穷，迫使各国政府、食品加工企业不得不采用一些新技术、新方法来加强食品加工过程的管理以确保食品质量安全，保障消费者的身体健康。因此，20 世纪 60 年代以来，在总结传统方法不足及实施过程中经验教训的基础上，美国和国际标准化组织（ISO）相继提出了用于食品质量安全控制的一系列新方法和新体系，如良好操作规范（GMP）、危害分析与关键控制点（HACCP）体系、ISO9000 族标准、ISO14000 族标准等。这些规范、体系或国际标准的建立及有效实施显著提高了发达国家的食品质量安全管理水平，产生了明显的经济效益和社会效益。基于此，其他国家和国际组织也在参照美国 GMP 和 HACCP 的基础上，制定了本国和本组织的食品 GMP 和 HACCP，同时也等效或等同采用了 ISO9000 族标准和 ISO14000 族标准以加强本国和本组织的食品质量安全控制与监管，并取得了显著成效。

第二节　良好操作规范

一、概述

1. GMP 与食品 GMP 的概念

GMP 是"良好操作规范（good manufacturing practice）"的英文缩写。它是一套为了保障药品、食品等产品质量与安全卫生而制定的，贯穿于产品生产全过程的措施、方法和技术要求，是一种具有专业特性和含义的质量保证与卫生安全管理体系。它要求企业从原辅料、人员、设施设备、生产加工、包装、储藏、运输、销售和消费等产品生产全过程必须达到有关法律法规的卫生质量要求，防止产品在不卫生条件或可能引起污染及变质的环境下生产，确保产品质量稳定和安全卫生。

GMP 用于食品工业管理时，就称作食品 GMP。食品 GMP 是发达国家食品质量管理先进方法和成功经验的总结，是全面质量管理在食品加工中的具体化，是一种保证食品质量安全卫生的管理体系。其本质和特点是"预防为主"的质量管理，即从以"事后的检验把关"为主转变为以"预防、改进"为主，从管"结果"变为管"因素"。其基本精神和目标是降低食品加工过程中人为的错误，防止食品在加工过程中遭受污染或质量劣变，以及促进食品加工企业建立健全自主性的质量保证体系。

2. 食品 GMP 的产生、发展与完善

第二次世界大战后，人类经历了数次大规模的药物灾难，尤其是 1961 年的"反应停事件"，使人们进一步认识到以"成品抽样检验"为中心的传统质量控制方法存在诸多缺陷，它无法保证生产的药品都安全并符合质量要求。在此背景下，1962 年美国修改了《联邦食品药品化妆品法》，把药品质量管理和质量保证的概念引入其中。随后，美国 FDA 根据该法的规定，组织坦普尔大学的 6 名教授编写并于 1963 年经国会颁布了世界上第一部药品 GMP。

基于药品 GMP 在规范药品生产、提高药品质量、保证药品安全等方面的明显效果，以及食品与药品生产在卫生和质量管理等方面的诸多共同点，FDA 将药品 GMP 的观点引入到食品生产中，制定并经国会于 1969 年颁布了世界上第一部食品 GMP——《食品制造、加工、包装、储存的现行良好操作规范（CGMP）》(21 CFR part 128)。

CGMP 的发布并强制实施，对规范食品生产加工、确保食品质量与安全卫生起到了重要作用。食品 GMP 已被包括美国在内的许多国家/地区以及一些国际组织和区域组织采纳并逐渐完善和推广实施，受到了消费者和食品加工企业的普遍欢迎。如美国，在 CGMP 颁布后，FDA 除了对其进行修订完善外，还相继制定了 21 CFR part 113（适用于低酸性罐头食品）等多个食品 GMP 并要求本国食品加工企业强制性执行。国际食品法典委员会

（CAC）在参照 CGMP 的基础上于 1969 年发布了《食品卫生通则》（CAC/RCP1—1969），此后除了对该通则进行修订完善外，还相继发布了《水果蔬菜罐头的卫生操作规程》（CAC/RCP8—1969）等 40 多个食品 GMP 并推荐给各成员国使用。欧共体理事会和欧盟委员会对食品 GMP 都非常重视，发布了 91/493/EEC 欧共体理事会指令《水产品生产和投放市场的卫生条件》、93/43/EEC 欧共体理事会指令《食品卫生》等一系列类似食品 GMP 的卫生规范和要求。此外，加拿大、日本、英国、新加坡等其他一些国家也积极采纳并制定了本国的食品 GMP，同时大力推广实施。目前，GMP 已逐渐成为国际上食品生产和质量卫生管理的基本准则。

我国也从 20 世纪 80 年代中期开始相继发布了一系列类似食品 GMP 的卫生规范和食品 GMP。其中，1994 年卫生部制定的《食品企业通用卫生规范》（GB 14881—1994）是我国制定各类食品卫生规范的依据和准则，适用于我国所有的食品加工企业。1998 年以来，卫生部共颁布了 20 个强制性国际 GMP。其中 1 个是通用 GMP，19 个是专用 GMP。根据 2003 年卫生部《食品安全行动计划》要求，2005 年在罐头食品、乳制品、饮料、低温肉制品、水产品加工等食品生产加工企业实施卫生部制定的 GMP 要求。2006 年所有餐饮业、快餐供应企业、食品储藏运输企业实施卫生部制定的 GMP 要求。

3. 食品 GMP 的分类

食品 GMP 可依据多种方式如地理区域、适用范围、性质（即法律效力/权威性）、发布机构等进行分类。如按区域可将食品 GMP 分为国际性、地区性和国家性三类，按适用范围可将食品 GMP 分为通则和专则两类，按性质（即法律效力/权威性）可将食品 GMP 分为强制性和推荐性（或指导性）两类，按发布机构可将食品 GMP 分为国家政府机构颁布、行业组织制定和食品生产企业自行制定三类。

二、GMP 的内容

食品 GMP 是对食品加工过程各个环节实行全面质量控制的具体技术要求，是保证食品质量与安全卫生的措施和准则。其内容可概括为硬件和软件两个方面。所谓硬件指对食品企业提出的厂房、设备、卫生设施等方面的要求，而软件则指对人员及先进的生产工艺、规范的生产行为、完善的管理组织和严格的管理制度等的规定和措施。但由于食品种类繁多，加工工艺差异较大且复杂，同时各国的国情不尽一致，因此，这里仅简要介绍 CAC 的《食品卫生通则》、美国的《CGMP》和我国的《食品企业通用卫生规范》三个通用食品 GMP 的主要内容。

1.《食品卫生通则》

CAC 的《食品卫生通则》[CAC/RCP1—1969，第三版（1997），1999 年修订] 适用于所有食品加工的卫生要求。它规定了从最初生产至最终消费整个食品链每个环节的质量安全控制措施，为保证食品卫生奠定了坚实基础，是保证食品食用安全性和适宜性的国际公认方法，是 CAC 推荐给各成员国使用的国际通用食品卫生规范。尽管它是推荐性的标准，但它已成为国际食品贸易的准则，是解决国际贸易争端的重要参考依据，对消除非关税壁垒、促进国际贸易发挥了重要作用，受到各国政府的高度重视并已成为各国政府制定本国食品相关法规的重要依据。其内容主要包括以下 6 个方面。

（1）初级生产的要求　主要包括环境卫生，食物源的卫生生产、搬运、储存和运输，以及初级生产中的清洁、养护和个人卫生等内容。

（2）加工厂的要求　主要包括设计与设施、养护与卫生以及个人卫生等内容。其中，对设计与设施的要求主要针对选址、厂房与车间、设备及设施；对养护与卫生的要求主要有养护和清洁、清洁计划、害虫控制体系、废弃物管理和必须保持储存处的清洁；对个人卫生的要求主要有健康状况、疾病或受伤、个人清洁、个人行为举止及对参观者的要求。

（3）生产控制的要求　主要包括食品危害控制（采用 HACCP 体系）、卫生控制体系关键（时间和温度）、外购材料的要求、包装、水、管理与监督、文件与记录及召回产品程序等内容。

（4）运输的要求　主要包括运输工具的设计与制造及其使用和养护两方面内容。

（5）产品信息与消费者的意识　主要包括不同批产品的标识、产品信息、标识及对消费者的教育等内容。

（6）培训　主要包括意识与责任、培训计划、指导与监督及回顾性培训等内容。

2.《CGMP》

《CGMP》（21 CFR part 110）是美国食品生产、包装、储存卫生质量管理体系的技术基础，适用于美国一切食品的加工和储存，作为食品法规，要求美国所有食品加工企业强制执行。其内容主要包括以下 7 个方面。

（1）人员的要求　主要包括疾病控制、清洁卫生、教育与培训以及监管等内容。

（2）场地与厂房的要求　主要包括场地及厂房结构与设计两方面内容。

（3）卫生操作的要求　主要包括一般保养、用于清洁和消毒的物质以及有毒物质的存放、虫害控制以及食品接触面的卫生等内容。

（4）卫生设施与控制的要求　主要包括供水、输水设施，污水处理、卫生间设施，洗手设施以及垃圾和废料处理等内容。

（5）设备与工器具的要求　主要涉及各种设备和用具的材质、设计、结构、安装、维修与养护及状态等内容。

（6）加工与控制的要求　主要包括原料和配料以及加工作业两方面内容。食品的进料、检查、运输、分选、预制、加工、包装和储存等所有作业都须严格按照卫生要求进行，并采用适当的质量管理方法确保食品适合人们食用。

（7）仓储与分销　成品食品的储藏与运输必须有一定的条件，防止食品受污染及食品和容器的腐败变质。

3.《食品企业通用卫生规范》

《食品企业通用卫生规范》（GB 14881—1994）规定了食品企业食品加工过程、原料采购、运输、储存、工厂设计与设施的基本卫生要求及管理准则，适用于我国所有的食品生产经营企业和工厂，并作为制定各类食品厂专业卫生规范的依据。其内容主要包括以下 7 个方面。

（1）原材料采购、运输与储存的卫生要求　主要包括采购、运输和储存三方面的内容和要求。

（2）工厂设计与设施的卫生要求　主要包括设计，选址，总平面布置（布局），设备、工具和管道，建筑物和施工及卫生设施等方面的内容和要求。

（3）工厂的卫生管理　主要包括：机构及其职责（任务）；设施的维修、保养、清洗、消毒工作；除虫、灭害工作；有毒有害物、饲养动物、污水、污物、副产品、卫生设施、工作服及个人卫生与健康等管理方面的内容和要求。

（4）生产过程的卫生要求　主要包括管理制度、原材料及生产过程的卫生要求等方面的内容和要求。

（5）卫生和质量检验的管理　主要包括卫生和质量检验的设施、设备、人员，检验制度和方法，检验程序及检验结果的处置等内容和要求。

（6）成品储存、运输的卫生要求　主要包括成品的包装、储存，成品库的设施设备条件及其管理及运输工具等方面的内容和要求。

(7) 个人卫生与健康的要求 主要包括从业人员应接受健康检查，合格者方可参加食品生产；上岗前，应接受卫生培训教育，并做好个人卫生。

不难看出，各国 GMP 的内容基本相似。主要涉及了食品生产全过程的 4 个"M"管理要素，即选择适合的人员（Man）来生产管理，以及选用良好的原料（Material）、采用合适的厂房和机器设备（Machine）和适当的方法（工艺）（Method）来生产食品。也就是，要求食品生产企业应具备完整的厂房设施、良好的生产设备、合理的生产过程、先进科学的生产规程、完善的质量管理体系、严格的操作程序和检测系统及高素质的从业人员，以确保最终产品的质量与安全卫生符合法规要求。但值得注意的是，GMP 所规定的内容仅仅是要求食品生产企业必须达到的最基本条件而不是最高标准。

三、食品 GMP 的实施例

肉类加工食品工厂良好作业规范专则（中国台湾）

1. 目的

本规范为肉类加工食品工厂在制造、包装及储运等过程中，有关人员、建筑、设施、设备之设置以及卫生、制程及品质等管理均符合良好条件之专业指引，并借适当运用危害分析与关键控制点（HACCP）系统之原则，以防范在不卫生条件、可能引起污染或品质劣化之环境下作业，并减少作业错误发生及建立健全的品保体系，以确保肉类加工食品之安全卫生及稳定产品品质。

2. 适用范围

本规范适用于从事产制供人类消费，并经适当包装之肉类加工食品制造工厂。

3. 专门用词定义

4. 厂区环境

5. 厂房及设施

规范内容包括：厂房配置与空间；厂房区隔；厂房结构；安全设施；地面与排水；屋顶及天花板；墙壁与门窗；照明设施；通风设施；供水设施；洗手设施；洗手消毒室；更衣室；仓库；厕所。

6. 机器设备

规范内容包括：设计；材质；生产设备（包括对设备布置、计量仪表准确度、与食品接触的空气净度、与食品接触之部分的设备材质、构造等方面的要求等）；品管设备。

7. 组织与人事

规范内容包括：组织与职称；人员与资格；教育与训练。

8. 卫生管理

规范内容包括：卫生管理标准书之制定与执行；环境卫生管理；厂房设施卫生管理；机器设备卫生管理；人员卫生管理；清洁及消毒用品之管理。

9. 制程管理

规范内容包括：制造作业标准书之制定与执行；原料处理；制造作业。

10. 品质管制

规范内容包括：品质管制标准书之制定与执行；合约管理；原材料之品质管制；加工中之品质管制；成品之品质管制；检验状况。

11. 仓储与运输管制

规范内容包括：储运作业与卫生管制；仓储及运输记录。

12. 标示

规范内容包括：标示之项目及内容应符合《食品卫生管理法》；该法未规定者，适用其他中央主管机关相关之法令规章之规定；零售成品应以中文及通用符号显著标示下列事项并宜加框集中标示（包括标示顺序）；外包装容器宜标示有关批号，以利仓储管理及成品回收作业。

13. 客诉处理与成品回收

规范内容包括：应建立客诉处理制度，对顾客提出之书面或口头抱怨与建议，品质管制负责人（必要时，应协调其他有关部门）应即追查原因，妥予改善，同时由公司派人向提出抱怨或建议之顾客说明原因（或道歉）与致意；应建立成品回收制度，以迅速回收出厂成品；顾客提出之书面或口头抱怨与建议及回收成品均应做成记录，并注明产品名称、批号、数量、理由、处理日期及最终处置方式。该记录宜定期统计检讨分送有关部门参考改进。

14. 记录处理

规范内容包括：记录；记录核对；记录保存。

15. 管理制度之建立与稽核

规范内容包括：工厂应建立整体有效之食品 GMP 管理制度，对组织及推动制度之设计及管理应具有整体性与协调性；管理制度之稽核；管理制度之订定、修正及废止。

肉类加工食品工厂 GMP 现场评核表见表 7-1。

表 7-1 肉类加工食品工厂 GMP 现场评核表（部分）

严重缺点	主要缺点	次要缺点	轻微缺失	评 核 项 目	备 注
				1 厂区环境	
☐	☐	☐	☐	1.1 工厂不得设置于易遭受污染之区域，邻近及厂内道路应铺设柏油等防尘土飞扬，否则应有有效的食品污染防治措施	
	☐	☐	☐	1.2 四周环境应保持清洁，空地应铺设混凝土、柏油或绿化等，并保持良好维修，定期修剪草木。地面不得有严重积水、泥泞、污秽等，以避免成为污染源	
				……	
				2 厂房及设施	
☐	☐	☐	☐	2.1 厂房应依作业流程有序而整齐地配置，以避免交叉污染	
☐	☐	☐	☐	2.2 应有足够空间，以利设备安置、卫生设施、食品储存、物料储存及人员作息等	
				……	
				3 机器设备	
☐	☐	☐	☐	3.1 加工用机器设备应能防止危害食品卫生（并应易于清洗、消毒、检查）的污染物及避免润滑油等混入，并应定期清洗（或消毒），但要注意防止污染食品、食品接触面及内包装材料	
	☐	☐	☐	3.2 食品接触面应平滑、无凹陷或裂缝，设计应简单、易排水、易保持干燥，并尽可能时常予清洗、消毒，注意无消毒剂之污染	
	☐	☐	☐	3.3 储存、运送及制造系统应能维持适当卫生状况，其他不与食品接触之设备与用具亦应保持清洁状态	
				……	
				4 组织与人事	
☐	☐	☐	☐	4.1 品管部门应独立于生产部门，并应有充分权限。负责人应有适当学识和经验	
	☐	☐	☐	4.2 应有食品卫生管理（专责）人员，其资格应符合有关规定	
	☐	☐	☐	4.3 应订定年度教育训练计划（厂内及厂外），据以执行，并做成记录	
		☐	☐	4.4 不得有其他有关组织人事违反 GMP 目的者	
				5 卫生管理制度及人员卫生管理	
☐	☐	☐	☐	5.1 应制订卫生检查计划，规定检查时间、项目，确实执行，并做成记录	
	☐	☐	☐	5.2 厂房及其固定物等外侧保持卫生、良好维护	
				……	

续表

严重缺点	主要缺点	次要缺点	轻微缺失	评 核 项 目	备　　注
				6　制程管理	
	☐	☐	☐	6.1　应教育、训练员工依照制造作业标准书执行作业,使能符合生产、卫生及品质管理之要求	
☐	☐	☐	☐	6.2　所有原材料需经检查合格后方可进厂使用,而经正常处理仍未能达到可接受卫生标准之原料不可使用。不合格者应分别储放,明确标识	
				……	
				7　品质管制	
	☐	☐	☐	7.1　工厂应建立并维持合约审查及其业务协调之各项书面程序	
				……	
				8　其他	
	☐	☐	☐	8.1　储运应避免日光直射、雨淋、激烈温度变动和撞击等	
	☐	☐	☐	8.2　应定期查看,包装破坏或长时间储存时应重新检查,成品应经严格之检验,确实符合产品品质卫生标准后始可出货	
	☐	☐	☐	8.3　仓库出货宜遵守先进先出之原则,并有存量及出货记录(包括批号、出货时间、地点、对象、数量等)	
				……	

注：1. 三项"次要缺点"相当于一项"主要缺点"；三项"主要缺点"相当于一项"严重缺点"；轻微缺失不计入缺点评分。

2. 本评核表系供作为肉类加工食品工厂 GMP 现场评核时判定缺点条文之参考依据。

3. 本评核表亦供作为本认证体系对食品 GMP 认证工厂执行追踪查验时判定缺点条文之参考依据。

第二节　HACCP

一、概述

1. HACCP 的概念

HACCP 是"危害分析与关键控制点 (hazard analysis critical control point)"的英文缩写。它由危害分析和关键控制点 (CCP) 两部分组成,主要是通过科学、系统的方法,分析和鉴别食品生产全过程 (从原材料至消费等) 各个环节中可能发生的各种危害 (包括生物的、化学的和物理的危害),评估危害的严重性 (即是否是显著危害),确定具体的预防控制措施和 CCP 并实施有效的监控,从而达到消除或减少危害,或将危害降低到可接受水平的目的。因此,HACCP 是一种保证食品安全的预防性管理体系,也是目前国际上公认的最有效的食品安全卫生质量保证体系。

2. HACCP 的产生、发展与完善

由于传统质量控制方法的不足及消费者对食品质量与安全卫生的普遍关注,各国政府和食品生产企业不得不采取更积极、有效的控制方法来确保食品的安全性和适宜性。在此背景下,1959 年美国食品企业 Pillsbury 公司、国家宇航局 (NASA)、陆军 Natick 研究所以及空军实验室四家单位在联合开发美国航天食品时,由 NASA 率先提出了"零缺陷"计划,其目的是为了制造百分之百安全的太空食品。1960 年 Pillsbury 公司在研究"零缺陷"计划

时发现，该计划虽然符合太空计划的研究目的，但不适用于食品，不能提供充分的安全措施以防止食品生产中的污染。于是，Pillsbury 公司率先提出了一种基于全面分析普遍情况、能使食品生产最大限度地趋于"零缺陷"的预防战略——HACCP 概念，并于 1971 年在美国国家食品保护会议上首次提出了 HACCP 的三个原理。

HACCP 的概念和原理提出后，立即得到了包括美国在内的不少国家、地区和国际组织的响应和认可，并对 HACCP 体系的完善与发展以及推广应用做了大量工作。如 1973 年美国 FDA 首次将 HACCP 概念应用于低酸性罐头食品（21 CFR part 113）。1988 年国际食品微生物标准委员会（ICMSF）发布了其第 4 卷，将 HACCP 涵盖在食品安全和质量内，这是对 HACCP 国际化的巨大贡献。1989 年美国国家食品微生物标准建议委员会（NACM-CF）发布了《用于食品生产的 HACCP 原理的基本准则》，对 HACCP 原理进行了修订完善，由原来的 3 项增至 7 项，首次建立了现代 HACCP 的基本体系。1993 年 CAC 在《食品卫生通则》的附录中发布了《HACCP 体系应用准则》，这对促进 HACCP 体系普遍应用和更好解决食品生产中存在的问题起了重要作用。1997 年 CAC 通过并采纳了新版《HACCP 体系及其应用准则》作为《食品法典——食品卫生基础文件》的 3 个文件之一，并收录入食品法典第 1B 卷中，第一次在国际上统一了 HACCP 概念，形成了目前世界通用的 HACCP 体系，使 HACCP 真正成为国际性的食品生产体系标准。1997 年后，HACCP 在包括我国在内的全球食品工业中得到进一步的推广应用，对确保食品质量与安全卫生，防止食品安全事故发生发挥了重要作用。2006 年，我国在乳制品、果蔬汁饮料、碳酸饮料、含乳饮料、罐头食品、低温肉制品、水产品加工企业、学生集中供餐企业实施 HACCP 管理。

二、HACCP 的内容

HACCP 的内容主要体现在其原理上。在 CAC 的《食品卫生通则》[CAC/RCP1—1969，第三版（1997），1999 年修订] 的附录《HACCP 体系及其应用准则》中，将 HACCP 体系的原理归纳为 7 个方面，具体内容如下。

1. 原理 1：进行危害分析

这是 HACCP 体系 7 个原理的基础，是 HACCP 体系的核心之一。所谓危害分析是通过以往资料分析、现场实地观测、实验采样检测等方法，对食品生产全过程各个环节中可能发生的危害及危害的严重性进行科学、客观、全面的分析和评估，以判断危害的性质、程度和对人体健康的潜在影响，从而确定哪些危害对食品安全是重要的，应被列入 HACCP 计划中并制定相应的预防控制措施。其中，危害指食品中可能影响人体健康的生物性、化学性和物理性因素或状态，尤以生物性危害（特别是微生物危害）最为严重，也最易发生。可能发生的危害属于危害的风险性范围，而危害的风险性与严重性是区分危害和显著危害的重要依据。所谓显著危害是指极有可能发生，如不加以控制就有可能导致消费者不可接受的健康或安全风险的危害。HACCP 体系中的危害分析主要针对显著危害。

2. 原理 2：确定关键控制点

控制点（CP）是指食品生产加工过程中，能用生物的、化学的、物理的因素加以控制的任何一个点、步骤或工序。而关键控制点（CCP）是指若采取有效措施加以控制就可预防、消除或降低食品安全危害至可接受水平的一个点、步骤或程序。CP 与 CCP 之间是一种包含与被包含的关系，CPP 包含于 CP。在食品加工过程中，许多点、步骤或工序都可以作为 CP，而 CCP 主要是那些能控制显著危害的点、步骤或工序。与危害分析一样，确定关键控制点也是 HACCP 体系的核心之一，其目的是使一个潜在的食品危害被预防、消除或减少到可以接受的水平。

3. 原理 3：建立关键限值

关键限值（CL）是指为确保各 CCP 处于控制之下以防止显著危害发生的预防性措施，必须达到的、能将可接受水平与不可接受水平区分开的判断指标、安全目标水平或极限，是确保食品安全的界限。值得注意的是，CL 是一个数值，而不是一个数值范围；每个 CCP 必须要有一个或多个 CL，且 CL 应合理、适宜，可操作性强，符合实际和实用。

4. 原理 4：建立 CCP 的监控体系

监控是指对已确定的 CCP 进行一系列有计划、有顺序的观察、检查或测试，准确及时地记录所有观察或测试结果，并将结果与已确定的 CL 进行比较，以确保 CCP 处于控制之下或 CL 完全符合规定要求。从某种意义上讲，监控体系就是为了保证产品在符合 HACCP 计划要求下生产的一个记录，即一个加工控制系统的支持性文件，是验证尤其是官方审核时最重要的资料。建立 CCP 监控体系是 CCP 控制成败与否的关键。

5. 原理 5：建立纠偏行动或措施

纠偏行动或措施是指当监测结果显示 CCP 失控即 CL 发生偏离或不符合规定时，所应采取的行动或措施。在食品生产过程中，任何 CCP 的 CL 即使是在建立完善的 CPP 监控程序后不发生偏离是几乎不可能的。因此，为了使监控到的失控 CCP 或发生偏离的 CL 得以恢复正常并处于控制之下，必须建立相应的纠偏行动或措施以确保 CCP 再次处于控制之下。

6. 原理 6：建立验证程序

验证是指核定 HACCP 体系是否按 HACCP 计划进行的所有有关方法、程序和测试，包括应用监控以外的审核、确认、监视、测量、检验和其他评价手段，通过提供客观证据，对 HACCP 体系运行的符合性和有效性进行的认定。

7. 原理 7：建立文件和记录保持程序

HACCP 体系建立实施过程中有大量的技术文件和各种日常工作监测记录，而完整准确的记录和妥善保存这些资料是成功建立实施 HACCP 体系的关键之一。因此，在建立实施 HACCP 体系过程中，所有记录必须文件化，所有文件和记录必须妥善保存且保存应符合操作特性和规范。

这 7 个原理中，原理 1~5 是环环相扣的步骤，显示了 HACCP 体系极强的科学性、逻辑性，而原理 6 和 7 哪一个在前都可以，显示了 HACCP 体系的灵活性。这 7 个原理中，危害分析是基础，CCP 及其 CL 的确定是根本，监控程序、纠偏行动、验证程序以及科学完整的记录及其保持程序是关键。

三、HACCP 体系的建立

HACCP 体系在不同国家、不同的食品生产企业有不同的模式，即便是同一国家，不同的管理部门对不同的食品生产推行的 HACCP 体系也不尽相同，同一食品生产企业针对不同的食品生产所建立实施的 HACCP 体系也有差异。如 CAC 和美国 NACMCF 推荐用 12 个步骤来建立 HACCP 体系，而美国 FDA 推荐用 18 个步骤来建立（水产品）HACCP 体系。但在 HACPP 体系的建立实施过程中，仅具备这些步骤是不够的，还应做一些前期准备和后期回顾工作。归纳起来，食品生产企业根据 HACCP 的 7 个原理建立实施 HACCP 体系一般要经历三个阶段，即准备阶段、建立实施阶段和回顾阶段。本节以袋装巴氏牛奶生产过程中 HACCP 建立为例介绍 HACCP 体系的建立。

（一）准备阶段

该阶段包括管理承诺及制订前提计划两个步骤。

1. 管理承诺

管理者承诺实施 HACCP 体系并关注其利益和成本是成功实施 HACCP 体系的最终目标。最高管理者的决策和支持不仅是企业启动 HACCP 体系的前提和动力，也是动员全体员工投入 HACCP 体系建立的重要保证。因此，最高管理者应制定本企业的食品安全方针并做出承诺，在企业内大力宣传食品安全的重要性，同时还要给予人、物、财、时间和技术的支持。

2. 制订前提计划

HACCP 是一种确保食品安全的预防性体系，但它不是一个孤立的体系。因此，HAC-CP 体系必须建立在一系列坚实的前提计划之上，且前提计划必须文件化并定期审核，否则将失去作用。食品生产企业建立实施 HACCP 体系的前提计划至少应包括以下内容：GMP，卫生标准操作程序（SSOP），加工设备与设施的维修保养计划，原/辅料供应的安全控制计划，产品的标识、追溯和回收计划，教育与培训计划以及其他一些前提计划，如实验室的管理、文件资料控制、加工工艺控制、产品质量控制等。尤其是 GMP 和 SSOP 是建立实施 HACCP 体系的先决条件和基础。

（二）建立实施阶段

该阶段包括 5 个预备步骤和 7 个正式步骤。

1. 5 个预备步骤

没有适当地预先步骤可能会导致 HACCP 计划的设计、实施和管理失效。因此，在有了上述准备工作后，还不能马上开始建立实施 HACCP 计划，还需要完成以下几个预备步骤。

（1）组建 HACCP 小组 组建 HACCP 小组是建立实施 HACCP 体系的重要步骤，它能减少风险，避免 CCP 被错过或某些操作过程被误解。该小组的主要职责是负责 GMP、SSOP 等前提计划以及 HACCP 计划、作业指导书、记录表格等文件的编写与制定。因此，HACCP 小组成员应尽可能涉及食品生产相关部门的人员，如质量管理人员、控制人员、生产部门人员、实验室人员、销售人员、维修保养人员等，有时还要外聘专家。一般而言，HACCP 小组至少应由 5～6 人组成，其中包括 1 名组长、1 名秘书、1～2 名起草人及 1～2 名其他人员。HACCP 小组所有成员必须接受 HACCP 相关知识的培训。

（2）产品描述 HACCP 小组的最终目标是为生产中的每个产品及其生产线制订一个 HACCP 计划。因此，HACCP 小组建立后，首先应对产品（包括原料和半成品）及其特性、规格、储藏等做全面描述，尤其是产品名称（包括商品名和最终产品的形式）、食品成分（即主要配料）、加工方法（包括主要参数）、包装形式以及储存与销售方式等。

（3）识别预期用途 HACCP 小组确定产品的预期用途，包括产品的预期消费者如一般公众、婴儿、老年人、体质虚弱者、免疫系统受损者等，以及如何食用该产品，如是即食还是需进一步加工（如加热、蒸煮后食用）等。产品的预期用途将直接影响到后面的危害分析结果。因此，在制订 HACCP 计划时，必须要确定产品的预期用途并将其内容填入 HACCP 计划表表头的相应位置。如袋装巴氏杀菌奶是一种低温保存的即食型液态奶，消费群体为一般公众。

（4）绘制流程图 流程图是生产或制作特定食品所用操作顺序的系统表达，是用简单的方框或符号，清晰、简明地描述从原料接收到产品储运的整个加工过程以及有关配料等辅助加工的各个步骤和环节。完整、准确的流程图可给 HACCP 小组和审核员提供一个重要的视觉工具，可为 HACCP 小组识别加工过程中的潜在危害、全面分析相关危害奠定基础，是危害分析的关键。因此，绘制流程图对建立实施 HACCP 体系具有重要意义。但流程图没有统一的模式。

袋装巴氏奶生产工艺流程为：

原料奶验收→净乳→冷却→标准化→均质→巴氏杀菌→冷却→灌装→装箱→入库储存→销售

工艺流程说明如下。

① 原料奶验收　原料奶必须符合国家规定的生鲜牛乳收购标准（GB/T 6914—1986）的各项要求，严格进行感官检验、理化检验和微生物检验。

② 净乳　生鲜牛奶在各奶站只经过简单的滤网或者纱布过滤，因此在加工前需要尽快使用离心机进行净化处理。净化不仅可以分离生乳中无法以过滤方法去除的细小污物，还可以除去乳腺体细胞和部分微生物。

③ 冷却　用板式冷却器将经净化的牛乳冷却到 4℃储存。

④ 标准化处理　标准化是在加工前将牛乳中脂肪和非脂肪固体成分含量恒定化。可采用离心脱脂，再定量加入的方法使产品中脂肪含量达到标准要求。

⑤ 均质　采用板式加热器将预热温度提升至 60～70℃，均质压力调至 18～20MPa。均质后使脂肪球变小，从而有效防止脂肪上浮。

⑥ 巴氏杀菌　采用 80℃/15s 的巴氏杀菌工艺。

⑦ 冷却　杀菌后通过板式热交换器的冷却段，将杀菌牛乳冷却到 6℃以下。

⑧ 灌装　灌装前要对灌装间进行消毒处理，避免二次污染；灌装机采用 CIP 系统进行清洗消毒；包装用的薄膜用紫外线杀菌消毒。

⑨ 装箱　包装箱用 60℃碱液，60℃热水进行清洗。

⑩ 储存　产品储存温度控制在 2～6℃。

（5）验证流程图　流程图的精确性对危害分析的准确性和完整性是非常关键的。如果流程图中的某一步骤被疏忽，将有可能导致显著危害被遗漏。因此，HACCP 小组必须在所有操作阶段和时间内，通过现场观察操作对流程图中所列的各个步骤与实际操作过程进行比较，以确定流程图与实际操作步骤是否一致。如果不一致，HACCP 小组应将原流程图偏离的地方加以修改调整和纠正，以确保流程图的准确性、实用性和完整性。

2. 7 个正式步骤

完成了上述准备工作和预备措施后，HACCP 小组就可以根据 HACCP 的基本原理建立 HACCP 计划了。HACCP 计划的建立实施包括以下 7 个步骤，即 HACCP 的 7 个原理。

（1）进行危害分析，提出控制措施　HACCP 体系是鉴别特定危害并规定控制危害措施的体系。因此，危害分析和预防控制措施既是 HACCP 原理的基础，也是建立实施 HACCP 计划的第一个重要环节。该步骤又可分为以下 4 个小步骤。

① 首先，制定危害分析表。为了便于危害分析，在进行危害分析前，一般应制定危害分析表。危害分析表对确定和记录危害及 CCP 非常有用。危害分析表制定好后，HACCP 小组就可以根据流程图，将流程图中的每个步骤填入第一列，然后进行危害分析。

② 接着，进行危害分析。危害分析是分析某一产品或某一加工过程实际存在哪些危害，是否是显著危害。首先，HACCP 小组应对危害进行分类，识别并确定所有可能发生的潜在危害，如生物的、化学的和物理的危害。然后，HACCP 小组在查阅各种相关文献的基础上，通过自由讨论、综合分析等形式详细了解这些危害是如何产生的，并根据工作经验、流行病学数据及技术资料等信息评估出危害发生的可能性，依据现有的指导材料并听取专家们的意见确定出危害的严重性，识别并确定出显著危害。

巴氏奶生产过程中的危害分为物理性危害、化学性危害和生物性危害。物理性危害主要包括杂质，如金属碎屑、干草、灰尘、砂土等；化学性危害主要包括天然毒素、食品清洗剂和消毒剂、农药残留、抗生素残留、化学药品污染等；生物性危害主要包括细菌和病毒，如沙门菌、志贺菌、大肠杆菌、金黄色葡萄球菌、布氏杆菌及结核杆菌等的污染。以上这些危害主要由饲料、环境或不洁奶源、人为污染等原因引起。结合上述工艺流程，对影响袋装巴氏鲜牛奶的各种危害因素进行分析，结果见表7-2。

表 7-2 危害分析与关键控制点确定

危害分析表					
工厂名称：＿＿＿＿＿ 工厂地址：＿＿＿＿＿ 签名：＿＿＿＿＿ 日期：＿＿＿＿＿			产品名称：＿＿＿＿＿ 储存和销售方法：＿＿＿＿＿ 预期用途和消费者：＿＿＿＿＿		
1. 配料/加工步骤	2. 确定本步骤引入的、控制的或增加的潜在危害	3. 潜在的食品安全危害是显著的吗(是/否)	4. 对第三栏的判断提出依据	5. 应用什么预防措施来防止显著危害	6. 这步骤是CCP吗(是/否)
原料乳验收	生物性:致病菌	是	挤奶及运输过程中细菌的污染	①遵守良好饲养规范,剔除乳房炎奶 ②头三把奶报废 ③管道式挤奶,每次挤奶前对挤奶设备清洗和消毒 ④原料奶运输车辆为封闭式冷藏车,奶柜车使用前后清洗和消毒 ⑤抽样检验,不合格拒收或报废 ⑥后道巴氏杀菌	否
	化学性:农药、兽药残留,蛋白质变质(腐败),黄曲霉毒素M1、重金属、亚硝酸盐、硝酸盐等	是	奶牛在饲养过程中由于饲料及水的污染致使污染物在原料奶中残留;挤奶及运输过程中储存不当造成蛋白质变质	①遵守良好饲养规范,选用不同农药的或农药残留少的饲料,公司所属的牧草种植园不使用农药 ②休药期后挤奶,头三把奶报废 ③抗生素检测、酒精试验,酸度、相对密度、掺假试验、重金属检验 ④不合格拒收	是 CCP1
	物理性:杂质、碎片	否	收奶时过滤网破损	对过滤网定期检查,破损的及时更换	否
净乳	生物性:无 化学性:无 物理性:无				
冷却储存	生物性:致病菌繁殖、细菌繁殖	是	是不适当的储存时间、温度造成细菌增殖;不适当的清洗造成设备、管道中的细菌残留	①控制储存时间和温度 ②储奶缸CIP清洗消毒 ③后道巴氏消毒	否
	化学性:清洗剂残留	否	不当的清洗操作会导致清洗剂残留	CIP清洗严格执行作业指导书	
	物理性:无				

续表

1. 配料/加工步骤	2. 确定本步骤引入的、控制的或增加的潜在危害	3. 潜在的食品安全危害是显著的吗(是/否)	4. 对第三栏的判断提出依据	5. 应用什么预防措施来防止显著危害	6. 这步骤是 CCP 吗(是/否)
标准化	生物性:致病菌繁殖	是	预处理温度和时间的不当造成细菌残留以及之后繁殖	① 控制预处理时间 ② 后道巴氏杀菌	是
	化学性:清洗和消毒剂残留	否	不当的清洗操作会导致清洗剂残留	CIP 清洗严格执行作业指导书	否
	物理性:无				
均质、巴氏杀菌	生物性:致病菌残留	是	杀菌温度和时间控制不当	控制杀菌温度和时间,每30min 记录一次	是 CCP2
	化学性:清洗和消毒剂残留	否	CIP 清洗严格执行作业指导书		
	物理性:无				
冷却	生物性:无				
	化学性:清洗剂残留	否	不当的清洗操作会导致清洗剂残留	CIP 清洗严格执行作业指导书	否
	物理性:无				
包材验收	生物性:致病菌	是	生产、加工、储存运输不当	① 选择合格供应商 ② 每批验收检测报告 ③ 不合格拒收 ④ 使用前紫外线杀菌	否
	化学性:砷、铅、荧光物质	是	原料材质污染	① 选择合格供应商 ② 每批验收监测报告 ③ 不合格拒收	否
	物理性:无				
包材储存	生物性:致病菌污染和增殖	是	储存不当受污染和繁殖	① 控制储存温度和湿度 ② 使用前紫外线杀菌	否
	化学性:无				
	物理性:无				
包材消毒	生物性:致病菌残留	是	不适当的消毒方式造成致病菌残留	入包材消毒室前清洁脱包;紫外线灯照射	否
	化学性:无				
	物理性:无				
灌装	生物性:细菌、致病菌	是	灌装机清洗消毒控制不严格,包装人员的手和工农污染产品	通过 SSOP 控制箱装机和人员的清洗消毒	是 CCP3
	化学性:无				
	物理性:无				
装箱、入库	生物性:无				
	化学性:无				
	物理性:无				
冷藏	生物性:细菌繁殖	是	冷藏过程中温度过高、时间过长会造成细菌增殖	控制冷藏温度和时间	是 CCP4
	化学性:无				
	物理性:无				

③ 然后，提出危害控制措施。危害分析后，还要制定出所有危害尤其是显著危害的控制措施和方法，以消除或减少危害发生，确保食品质量与卫生安全。对于生物性危害中的微生物危害，原辅料、半成品可采用无害化生产，加工过程可采用调 pH 与控制水分活度，并辅以其他方法进行处理；昆虫、寄生虫等可采用加热、冷冻、辐射等处理。对于化学性危害，应严格控制产品原辅料的卫生，防止重金属污染和农药残留，不添加人工合成色素和有害添加剂，防止储藏过程中有毒化学成分产生。对于物理性危害，可采用原料严格检测、提供质量保证证书、避光、去杂、加抗氧化剂等，用金属检测器（如磁铁等）检查金属碎片，用 SSOP 控制一般危害。由于 HACCP 体系具有产品、工序或工厂特异性，因此在制定危害预防措施时应结合工艺特点对食品进行详细的危害分析，同时还应根据经验、流行病学调查、客户投诉等一切消息，以及大量查阅有关资料，必要时请专家咨询的基础上，制定科学、合理和可操作的危害控制措施。

④ 最后，填写危害分析表与 HACCP 计划表。上述工作完成后，接下来就是将相关内容认真、准确地填入危害分析表和 HACCP 计划表（表 7-3）中，并妥善保管。

表 7-3 袋装巴氏鲜牛奶 HACCP 计划表

HACCP 计划表									
工厂名称：_____ 工厂地址：_____ 签名：_____ 日期：_____					产品名称：_____ 储存和销售方法：_____ 预期用途和消费者：_____				
1 CCP	2 危害	3 CL	监控				8 纠偏行动	9 记录	10 验证
			4 对象	5 方法	6 频率	7 人员			
CCP1 原料验收	原料乳验收 重金属残留、蛋白质变性、黄曲霉毒素 M1、农药残留、兽药残留等	酯度 12～16°T 酒精实验：阴性 铅(Pb)≤0.5mg/kg 无机砷≤0.5mg/kg 黄曲霉毒素 M1≤0.5μg/kg 六六六≤0.02mg/kg 滴滴涕≤0.02mg/kg 致病菌不得检出,兽药残留符合国家有关标准	检测报告	审阅	重金属残留、黄曲霉毒素 M1、农药残留等每年一次进行检测加以控制	收奶化验员	① 报废处理 ② 停止从该牧场进奶	① 由质检部每年安排重金属、黄曲霉毒素 M1 等项目检测 ② 监控记录的复查	原料牛奶检验记录、检测报告、纠偏记录
	包材验收	重金属含量≤1mg/kg	检测报告	审阅	每年	每年检测员、仓库管理员	① 拒收 ② 停止从供方进货	① 供方每年提供一次权威机构的检测报告 ② 监控记录的复查	包材检验记录、纠偏记录、供方检验报告
CCP2 杀菌（预热、均质、杀菌、冷却）	细菌残留	杀菌温度 80～90℃ 杀菌时间≥15s	湿度显示仪	观察	30min 观察一次（小投量产品除外）	杀菌工序操作人员	① 暂停生产,对在偏高期间的产品进行隔离保存 ② 对已加工产品进行评价,采取相对措施 ③ 查找原因	① 质检部每天对成品微生物进行检测 ② 定期检定温度显示仪 ③ 复查监控记录 ④ 监督检查检测	巴氏杀菌剂运行记录,消毒后物料检验记录监督,检验记录、成品质量检验报告、动物饲喂记录纠偏记录

续表

1 CCP	2 危害	3 CL	监控				8 纠偏行动	9 记录	10 验证
			4 对象	5 方法	6 频率	7 人员			
CCP3 灌装	细菌、致病菌	CIP 清洗要求：碱液 pH13～14，温度 70～80℃，酸液 pH1～2，温度 60～70℃，时间 20min	酸碱浓度显示仪、温度计	CIP 清洗消毒记录	每班 2 次	操作员、检验员	清洗消毒时间、温度、酸碱液浓度发生偏离，重新清洗消毒	每年审核 1 次	CIP 清洗消毒记录，检验原始记录
CCP4 冷藏	细菌增殖、产毒	冷藏温度 2～6℃	温度显示仪	观察	30min 巡查一次，2h 记录一次	成品库人员	① 暂停生产，对在偏高期间的产品进行隔离保存 ② 对已加工产品进行评价采取相应措施 ③ 查找原因	① 质检部每天对成品微生物进行检测 ② 定期检定温度显示仪 ③ 复查监控记录 ④ 监督检查检测	巴氏杀菌机运行记录、消毒后物料检验记录、监督检验记录、成品质量检验报告、动物饲喂记录纠偏记录

（2）确定 CCP　确定 CCP 是建立实施 HACCP 体系的根本和主要步骤。CCP 设置是否正确，对 HACCP 计划的科学性和完整性具有十分重要的意义。因此，需要对食品生产全过程各个环节中的每个显著危害确定适当的 CCP，以便采取相应的预防控制措施进行监测。但确定食品加工的某工序或步骤是否是 CCP，整个加工过程到底设多少个 CCP，并不是一件易事。目前，国际上一般推荐采用"CCP 判定树"的逻辑推理法来确定 CCP。该法通过回答一系列逻辑连贯的问题来完成 CCP 的判定。这里仅简要介绍 CAC 推荐的 CCP 判定树法确定 CCP 的大致步骤（图 7-1）。

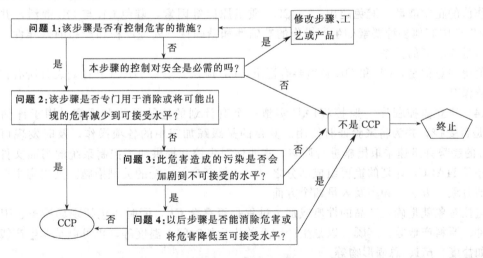

图 7-1　CAC 推荐的判断树

由图 7-1 可知，该方法中提出了 4 个问题，确定 CCP 的步骤就是回答这 4 个问题的过程。对问题 1，如果回答"是"，则继续问题 2；如果回答"否"，则要继续回答是否有必要在该控制点采取措施控制食品安全危害？如果回答"否"，则说明该点不是 CCP，应予以终止，如果回答"是"，则表示该点必须要加以控制，但应修改或调整此工艺步骤或重新改进产品设计包括预防措施。对问题2，如果回答"是"，则说明该点是CCP；如果回答"否"，则继续问题3。对问题3，如果回答"否"，则说明该点不是CCP，应予以终止；如果回答"是"，则继续问题4。对问题4，如果回答"否"，则说明该点是CCP；如回答"是"，则说明该点不是CCP，应予以终止。上述4个问题中，问题4对确定CCP很重要，它允许前面的某个工序存在某种程度的危害，只要该危害在后续步骤能被消除或被降低至可接受水平，则前面工序可不作为CCP来考虑。

此外，在确定时应特别注意CCP的特异性、适宜性和充分性。不应把CCP与生产过程的其他质量控制点相混淆，应避免设点太多，一般设3~5个CCP为宜，否则就会失去控制的重点。CCP确定后，还应将相关内容填入危害分析表和HACCP计划表中。

通过对袋装巴氏鲜牛奶生产过程的危害分析，采用关键控制点决定树图来确定生产过程中的关键控制点为：原料奶验收、巴氏杀菌、灌装、产品储存。

（3）确定各CCP的关键限值和操作限值 确定了CCP就知道在该点的危害程度与性质，知道需要控制什么。但这还不够，还应明确将其控制到什么程度才能确保食品安全。因此，HACCP小组还应根据实际情况确定每个CCP的关键限值（CL）和操作限值（OL）用于控制每个显著危害。

CL的选择和设置非常重要。应在大量收集资料并充分考虑被加工产品的内在因素和外部加工工序的基础上，科学、合理地确定CL。一般选择快速、准确、方便且可操作性强的指标作为CL。实际操作中，常采用直观、可连续监测的物理指标（如时间、温度等）和化学指标（如pH、水分活度、盐度等）作为CL，而尽量少用微生物学指标。

OL是具体操作时CL的限定值，是供操作人员使用的、用来减少偏离CL风险的参数，是比CL更严格的限度和控制标准。由于只设立CL不利于生产控制，因此在CL确定后还必须为CCP设立一个OL，以便更加紧密地控制生产流程或简单地将生产控制在设定的正常范围内。在食品加工中，很多参数如温度、压力、时间等都有规定的限值范围。如鱼饼油炸的油温在正常操作时有2℃的波动值，则OL≥CL+2℃。在建立OL时，应考虑如设备操作中操作值的正常波动、避免超出一个CL、质量原因等因素，避免CL与OL混淆，并注意OL与生产中其他多种要素如生产操作的准确性和精确性、处理流程和产品的差异性、需达到的质量要求等的关系。

值得注意的是，CL和OL必须要有记录，CL应认真填写HACCP计划表且所有记录必须妥善保存。

（4）建立监控程序 监控程序是实施一个有计划的连续监测和观察，用于评估一个CCP是否受控，并为将来验证时使用。其目的是跟踪加工中的各项操作，及时发现可能偏离CL的趋势并迅速采取措施进行调整，查明何时失控并提供加工控制系统的书面文件。监控程序是HACCP计划的重要组成部分之一，是保证食品安全的关键措施。其内容主要涉及监控的对象、方法、频率及人员四个方面。

监控对象就是确定产品的性质或加工过程是否符合CL，同时还包括现场检查、卫生环境条件、原料产地等。其既可以是生产线上的指标如时间、温度等，也可以是非生产线上的指标如盐度、pH、总固形物等。

监控方法，即如何对CL进行监控以及预防措施如何。监控方法应尽可能简便易行，必须要能监测CCP是否失控，且首要问题是能否及时提供信息，以便做出调整，确保加工控制，防止超出CL。监控的方法及监控仪器/表有多种，且与监控的类型有关。常采用的监控方法有目测、品评、物性测量、化学分析、微生物快速检测等，但理化方法一般优于微生物检测。常采用的监控仪器/表有温度计、钟表、pH 计、水活度计、盐量计等。

监控频率的大小取决于 CCP 的性质以及监测过程的类型，可以是连续的如温度、压力等，也可以是非连续的如固形物含量、重金属含量等，以前者为好。

监控人员可以是生产线上的操作人员、设备操作者、监督人员、质量控制保证人员、维修人员等。但不论是谁进行监控，都应明确责任。

值得注意的是，监控要在最接近控制目标的地方进行。所有监控程序必须文件化，监控结果必须要有记录并填入 HACCP 计划表，所有记录必须妥善保存。

(5) 建立纠偏行动或措施　在食品生产过程中，无论 HACCP 计划设计和落实得多么好，都不可能完全避免偏离发生，也就是说 HACCP 计划中的每一个 CCP 的 CL 都可能发生偏离。因此，为了使失控的 CCP 或偏离的 CL 回到再控制或正常状态，还必须建立文件化的纠偏行动或措施，以便发现某一特定 CCP 超出控制范围时采取措施进行纠偏。纠偏行动一般可分为以下三个步骤。

首先，确认偏差发生的原因并纠正或消除该原因。通常采用"根源分析法"来确认偏差产生的原因。确认了偏差产生的原因后，应立即报告并采取相应的纠正措施来纠正或消除。

其次，确认不合格产品的处理方式。决定如何处理 CCP 失控时生产的食品时，首先应对这些产品进行隔离和扣留，然后由专家或授权人员通过实验对这些产品的安全性进行评估，确定这些产品是否存在安全危害。如果没有危害，则可以继续上市销售；如有危害，可通过返工或重新加工处理，如果经返工或重新加工处理后可消除危害，则可上市销售或改作他用，如果经返工或重新加工后仍存在危害，则要进行彻底销毁。

最后，重新评估 HACCP 计划。这一步是多数企业在采取纠偏行动时常遗漏但又是最重要的一步。重新评估 HACCP 计划可用来：确认实施的 HACCP 计划与生产实际的差距；确认在初始阶段可能忽视掉的危害；决定所采取的纠偏行动是否能有效地修正偏差；确认制定的 CL 是否恰当以及采取监控活动是否适当；确认是否存在可应用的新技术来尽可能地降低危害的发生；决定新的危害是否必须在 HACCP 计划中得到确认。

值得注意的是，在 CCP 失控或 CL 偏离时应立即采取纠偏措施；纠偏行动必须要有记录，并填入 HACCP 计划表，所有记录必须妥善保存。

(6) 建立验证程序　验证程序的正确制定和执行是 HACCP 计划成功实施的重要步骤之一。"验证才足以置信"，验证的目的是提高置信水平。验证程序主要包括 HACCP 计划的确认、CCP 的验证、对 HACCP 体系的验证、执法机构强制性验证等内容。

HACCP 计划的确认是验证的必要内容。确认是为了获取能表明包括产品说明、工艺流程图、危害分析、CCP 确定、关键限值、监控程序、纠正措施程序、记录保存程序等诸要素行之有效的证据。因此，在 HACCP 计划正式实施前或在一些因素如原料、产品、加工等发生变化时，HACCP 小组应结合基本的科学原则，运用科学的数据，依靠专家的意见以及生产中进行观察或检测等方法，对 HACCP 计划的每一环节从危害分析到验证对策做出科学的确认。

对 CCP 制定验证活动是必要的。它能确保所应用的控制程序调校在适当的范围内操作，正确地发挥作用以控制食品安全。CCP 的验证主要包括监控记录的审核、纠偏行动记录的审核、验证记录的审核、仪器设备的校验、测试和分析以及观察和审核。

对整个 HACCP 体系也应制定程序进行定期的验证。一般要求定期执行，至少 1 次/年；当产品或工艺过程发生显著改变，或体系发生故障时应随时进行。可通过包括随机抽样和分析在内的审核、程序和检测等方法对 HACCP 体系进行验证，以确定 HACCP 体系的适宜性、可操作性以及有效性，从而达到持续改进的目的。

执法机构强制性验证是相关政府部门或有资质的第三方用相应的法律法规责任来审核和批准企业 HACCP 计划的过程。内容包括：对 HACCP 计划及其执行和修改情况以及执行 HACCP 计划的记录保存情况的复查；记录和文件的审核；操作现场的检查；观察和测量的指导；产品的抽样分析等。

值得注意的是，验证中最重要的问题是验证的频率、手段和方法的可靠性以及验证结果的合法性和适宜性；验证结果必须要有记录，并填入 HACCP 计划，所有记录必须妥善保存。

（7）建立记录保存和文件归档程序 "没有记录的事件等于没有发生"，完整准确的过程记录，有助于及时发现、分析和解决问题。因此，实施 HACCP 计划必须要建立有效的记录保存和文件归档程序，以提供 HACCP 体系符合相关法律法规和标准的要求和有效运行的证据。HACCP 体系要求的记录可分 SSOP 监控记录和 HACCP 计划要求的记录两大部分，涉及内容非常广泛。所有这些数据资料都必须通过手工和/或计算机方式完整、准确、及时地记录，记录的内容应全面、严谨且记录必须妥善保存至一定期限，但记录表格无统一格式。

3. HACCP 计划的回顾与总结

回顾与总结是 HACCP 体系要求建立的制度之一。一方面，HACCP 计划经一段时间运行后，哪怕已做了完整的验证，都有必要对整个实施过程进行回顾和总结。另一方面，在对整个或个别 HACCP 计划进行调整前，也应对 HACCP 的过去进行回顾和总结。特别是在原料、产品配方发生变化时，加工体系发生变化时，工厂布局和环境发生变化时，加工设备改进时，清洁和消毒方案发生变化时，重复出现偏差/出现新危害/有新的控制方法时，包装、储存和销售体系发生变化时，人员等级和/或职责发生变化时，假设消费者使用发生变化时，从市场供应上获得的信息表明有关产品的卫生或腐败风险时。

对 HACCP 计划所做的回顾与总结所形成的资料和数据，应形成文件并作为 HACCP 记录档案的一部分，且应将回顾工作所形成的一些正确的改进措施编入 HACCP 计划中。

四、HACCP 的作用

HACCP 体系克服了传统食品安全控制方法的缺陷，能鉴别现有危害、预见潜在危害和控制显著危害。它是目前世界上公认的最有经济效益的食品安全管理体系，是一种控制食品危害的科学手段，是一种系统、全面和有针对性的食品质量安全卫生保证方法，是一种动态和可操作性很强的非反应性、非零风险和非孤立的食品安全危害预防性体系，在确保食品质量安全卫生方面具有重要作用。因此，建立实施 HACCP 体系对企业、政府、消费者均有广泛而深远的现实意义。对于企业而言，可以提高企业管理水平和产品质量安全，树立企业及其产品的良好形象，降低成本，提高企业及其产品的竞争力，增加市场份额，提高经济效益；对于政府而言，不仅有助于政府执法人员开展调查工作，提高政府监督管理工作的效率，而且有助于树立公众和政府对食品安全的信心，维护社会的稳定；对于消费者而言，不仅可提供满足或超出他们需要的产品，而且可提供消费方面的安全保证，同时有助于树立他们对食品安全的信心，提高他们的健康水平，减少不必要的医疗费用支出。

第三节 ISO9000 标准

一、ISO9000 族标准的概念

ISO9000 标准是 ISO/TC176 制定的所有质量管理和质量保证国际标准的统称，而并非指一个标准，因此又常称为 ISO9000 系列标准或 ISO9000 族标准。该标准遵循管理科学的

基本原则，应用系统管理理论，强调自我完善与持续改进，识别组织产品/服务质量的有关影响因素，提出管理与控制要求，可帮助组织实施并有效运行质量管理体系。该标准作为国际通用的质量管理标准，适用于所有行业/经济领域的组织。

二、ISO9000 族标准的产生、发展与完善

ISO/TC176 参照工业发达国家的质量管理和质量保证标准，尤其是英国的《质量保证体系》及加拿大的《质量大纲标准的选用指南》和《质量保证大纲》，并在总结这些标准实践经验的基础上，经各国标准化机构协商一致后起草制定，于 1986 年经 ISO 正式发布了第一个质量管理和质量保证国际标准——ISO8402：1986《质量—术语》。次年，又正式发布了 ISO9000：1987《质量管理和质量保证标准》、ISO9001：1987《质量体系—设计、开发、生产、安装和服务的质量保证模式》、ISO9002：1987《质量体系—生产和安装的质量保证模式》、ISO9003：1987《质量体系—最终检验和试验的质量保证模式》和 ISO9004：1987《质量管理和质量体系要求》五个标准。以上六个标准合称为"ISO9000 系列标准"，即第一版（1987 年版）ISO9000 族标准。为了适应不同行业、不同产品的质量管理需要，ISO/TC176 又陆续发布了 18 个新标准，同时还对 1987 年版 ISO9000 族标准以及其他相关标准进行了修订，发布了 1994 年版 ISO9000 族标准、2000 年版 ISO9000 族标准、ISO19011：2002 和 ISO9000：2005，ISO9001：2008 也将于 2008 年第三季度正式发布。其中，2000 年版标准从总体结构和原则到具体的技术内容上对旧版（1987 年版和 1994 年版）做了全面修改，包括标准的名称、构成（表 7-4）、结构、内容等方面都发生了重大变化，使得标准的语言更简单，逻辑性更强，使用更方便、灵活，通用性更强，适用面更广，与其他管理体系更兼容、更一致，并强调了持续改进和顾客满意是质量管理体系的动力。基于 2000 年版 ISO9000 族标准的特点和优点，目前该版标准仍被全球广泛应用。

表 7-4　2000 年版 ISO9000 族标准的构成

构　成	标准名称与编号
核心标准	ISO9000：2000《基本原理和术语》
	ISO9001：2000《质量管理体系——要求》
	ISO9004：2000《质量管理体系——业绩改进指南》
其他标准	ISO19011《质量和环境审核指南》
	ISO10012《测量设备质量保证要求》
技术报告	ISO/TR10006《项目管理指南》
	ISO/TR10007《技术状态管理指南》
	ISO/TR100013《质量经济性指南》
	ISO/TR100014《项目管理指南》
	ISO/TR100015《教育和培训指南》
	ISO/TR100017《统计技术在 ISO9001 中的应用》
小册子	《质量管理原理》
	《选择和使用指南》
	《ISO9001 在小型企业的应用》

注：ISO9000：2000 替代了 ISO8402：1994 和 ISO9000—1：1994；ISO9001：2000 是认证注册的唯一标准，由 ISO9001：1994、ISO9002：1994 和 ISO9003：1994 合并产生。

三、ISO9000：2000 质量管理体系的主要内容

1. 质量管理体系的基本原则

2000 年版 ISO9000 族标准提出了质量管理的八项基本原则，这八项基本原则是全球质量管理工作成功经验的科学总结和高度概括，是当代质量管理的理论基础。它不仅可以指导

组织按照 ISO9001 建立质量管理体系并按照 ISO9004 完善质量管理体系，同时也是实施全面质量管理必须遵从的基本原则。

(1) 原则 1：以顾客为关注焦点　ISO9000：2000 把"以顾客为中心"作为质量管理八项基本原则之首，亦即"组织依存于顾客"。这充分体现了"顾客是上帝，顾客满意是企业的追求和赖以生存与发展的基础"的真谛。"以顾客为中心"就是以"市场为中心"，而市场是一个企业的生存基础。对任何企业来说，离开了顾客，企业就失去了生存的意义。因此，组织应理解顾客当前和未来的需求，满足顾客要求并争取超越顾客期望。

(2) 原则 2：领导作用　领导指组织的最高管理层，领导者确立本组织统一的宗旨和方向，并营造和保持使员工能充分参与实现组织目标的内部环境。领导在组织的质量管理中起着决定性作用，是组织实现管理最重要的基础。实践证明，对一个组织来说，合格的领导者比合格的员工更重要。只有领导重视，各项质量活动才能有效开展。

(3) 原则 3：全员参与　各级人员都是组织之本，只有他们充分参与，才能使他们的才干为组织带来收益。因此，组织的质量管理不仅需要最高管理者的正确领导，还有赖于全员参与。全员参与是指发动全体员工参与质量管理体系的各项活动，即员工通过参与组织内部沟通，发表自己对质量管理的看法，实现每个员工参与组织管理的愿望。全员参与是组织管理体系行之有效的基础，也是保障组织实现不断改进的条件之一。

(4) 原则 4：过程方法　过程方法是指系统地识别和管理组织所应用的过程，特别是这些过程之间的相互作用。它是正确识别组织所有活动的唯一科学方法，其目的是获得持续改进的动态循环，并使组织的总体业绩得到显著提高。将相关的资源和活动作为过程进行管理，可以更高效地得到期望的结果。因此，2000 版 ISO9000 族标准中引入了"过程方法"，建立了一个"以过程为基础的质量管理体系模式"，将质量管理分为管理职责，资源管理，产品实现，以及测量、分析和改进四个主要过程，同时描述了它们间的相互关系。

(5) 原则 5：管理的系统方法　管理的系统方法是将相互关联的过程作为系统加以识别、理解和管理，是从系统管理的角度，把组织内各项活动作为相互关联的过程进行系统管理，使各个相互关联的过程能够相互协调、有机地构成一个整体。其目的是为了提高质量管理体系的有效性和效率，达到设定的质量方针和质量目标，使顾客满意，使组织获得效益。

(6) 原则 6：持续改进　持续改进是增强满足要求的能力的循环活动，是注重通过不断地提高企业管理的效率和有效性以实现其质量方针和目标的方法，是进行质量管理的一个重要原则。它是构筑在质量和质量管理永无止境的基础上的，其目的是为了满足顾客和其他相关方日益增长的需求和期望，并确保质量管理体系的不断进步。持续改进总体业绩应当是组织的永恒目标。只有坚持持续改进，组织才能不断进步。持续改进的前提是市场需求，内容是企业的核心能力。

(7) 原则 7：基于事实的决策方法　决策是针对预定目标，在一定约束条件下，从诸多方案中选出最佳的一个付诸实施的过程，是组织中各级领导的职责之一。有效的决策是建立在对数据和信息进行符合逻辑分析或直觉判断的基础之上的。以事实为依据做决策，可防止决策失误。

(8) 原则 8：与供方互利的关系　ISO9000：2000 提出：组织与其供方是相互依存的，与供方互利的关系能增强双方创造价值的能力。这种与供方互利的关系体现了规模生产和产品全球化的思想。应用这一原则，能够促进供应链的协调，提高供方自我改进的动力和能力，以及为建立互利、和谐和共同发展的供需关系提供双赢机会。

2. 质量管理体系的要求

ISO9001：2000 在引入全面质量管理的基本思想——PDCA 循环的基础上，将质量管理分为管理职责、资源管理、产品实现以及测量、分析和改进四个主要过程，其基本目标是使一个组织"证实其有能力稳定地提供满足顾客和符合法律法规要求的产品"。这四个过程模式即为质量管理体系的四个基本要求和要素。它既可用于建立组织内部质量体系管理，又能用于质量保证活动。

（1）管理职责　管理职责包括管理承诺，以顾客为中心，质量方针，策划，职责、权限和沟通，以及管理评审。

① 管理承诺　最高管理者应向组织传达满足顾客和法律法规要求的重要性，制定质量方针和质量目标，进行管理评审并确保各种资源有效供给等活动，此外还应提供组织建立、实施质量管理体系并持续改进其有效性的承诺证据。

② 以顾客为中心　最高管理者应以增进顾客满意度为目的，确保顾客的要求得到确定并予以满足。

③ 质量方针　最高管理者应确保质量方针与组织的宗旨相适应，包括对满足要求和持续改进质量管理体系有效性的承诺，提供制定和评审质量目标的框架，在组织内得到沟通和理解，以及在持续适宜性方面得到评审。

④ 策划　策划包括质量目标策划和质量管理体系策划。最高管理者应确保在组织的相关职能和层次上建立质量目标，并对质量管理体系进行策划，以满足质量目标的要求和质量管理体系的总要求，并且在对质量管理体系的变更进行策划和实施时，要保持质量管理体系的完整性。

⑤ 职责、权限和沟通　最高管理者要确保组织内的职责、权限得到规定和沟通，应指定一名称职的管理者代表，同时应确保在组织内建立适当的沟通过程，并确保对质量管理体系的有效性进行沟通。

⑥ 管理评审　最高管理者应按策划的时间间隔评审质量管理体系，以确保其持续的适宜性、充分性和有效性。

（2）资源管理　组织应明确实施和实现质量管理体系的战略和目标所必需的资源，并及时配备这些资源，以便实施和改进质量管理体系的过程，使顾客满意。这些资源包括人力资源、基础设施和工作环境。

① 人力资源　组织应确定从事影响产品质量工作的人员所必要的能力，提供培训或采取其他措施以满足这些需求，并评价所采取措施的有效性，确保员工认识到所从事活动的相关性和重要性以及如何为实现质量目标做出贡献。

② 基础设施　组织应确定、提供并维护为达到产品符合要求所需的基础设施，包括建筑物、工作场所和相关设施，过程设备（硬件和软件），支持性服务（运输或通信）等。

③ 工作环境　组织应确定并管理为达到产品符合要求所需的工作环境。

（3）产品实现　产品实现包括产品实现的策划、与顾客有关的过程、产品的设计与开发、采购、产品生产与服务提供以及监视与测量装置的控制。

① 产品实现的策划　组织应策划和开发产品实现所需的过程，并且产品实现的策划应与质量管理体系其他过程的要求相一致，策划的输出形式应适于组织的运作方式。

② 与顾客有关的过程　包括产品相关要求的确定、评审及与顾客沟通。组织应确定顾客规定的要求；应评审与产品有关的要求；此外，还应对产品信息、问询、合同或订单的处理（包括对其的修改），顾客反馈（包括顾客投诉）等有关方面确定并实施与顾客沟通的有效安排。

③ 产品的设计与开发　包括设计和开发的策划、输入、输出、评审、验证、确认以及更改的控制。组织应对产品的设计和开发进行策划和控制；应确定与产品要求有关的输入；

应确保所提出的设计和开发的输出能够针对设计和开发的输入进行验证，并要在实施前得到批准；在适宜的阶段，应对依据所策划的安排设计和开发进行系统的评审，以便评价设计和开发的结果满足要求的能力以及识别任何问题并提出必要的措施；为确保设计和开发输出满足输入的要求，应对依据所策划的安排设计和开发进行验证；为确保产品能够满足规定的使用要求或已知预期用途的要求，应依据所策划的安排对设计和开发进行确认；组织应识别设计和开发的更改，在适当时，应对设计和开发的更改进行评审、验证和确认，并在实施前得到批准。

④ 采购　采购品直接影响产品的质量，所以应对全部采购活动包括采购过程、采购信息和采购品的验证进行管理。组织应确保采购品符合规定的采购要求，对供方及采购品控制的类型和程度应取决于采购品对随后的产品实现或最终产品的影响。组织应根据供方按组织的要求提供产品的能力评价和选择供方，应制定选择、评价和重新评价的准则。采购信息应反映拟采购品，包括产品、程序、过程和设备批准的要求；人员资格的要求；质量管理体系的要求。在与供方沟通前，组织应确保规定的采购要求是充分且适宜的。组织应确定并实施检验或其他必要活动，以确保采购品满足规定的采购要求。当组织或其顾客拟在供方的现场实施验证时，组织应在采购信息中对拟验证的安排和产品放行的方法做出规定。

⑤ 产品生产与服务提供　生产和服务过程直接影响向顾客提供的产品的符合性，所以应对全部生产和服务提供活动，包括生产和服务提供的控制、生产和服务提供过程的确认、标识和可追溯性、顾客财产以及产品防护进行管理。组织应策划并在受控条件下进行生产和服务提供。当生产和服务提供过程的输出不能由后续的监视或测量加以验证时，组织应对任何这样的过程实施确认。适当时，组织应在产品实现的全过程中使用适宜的方法识别产品，以及针对监视和测量要求识别产品的状态。在有可追溯性要求的场合，组织应控制并记录产品的唯一性标识。组织应爱护在组织控制下或组织使用的顾客财产，应识别、验证、保护和维护供其使用或构成产品一部分的顾客财产。在内部处理和交付到预定的地点期间，组织应针对产品的符合性提供防护且防护应适用于产品的组成部分。

⑥ 监视和测量装置的控制　组织应确定需实施的监视和测量及其所需的监视和测量装置，提供证据，确保产品符合规定的要求。

（4）测量、分析与改进　组织应策划并实施证实产品的符合性，确保质量管理体系的符合性，以及持续改进质量管理体系有效性所需的监视、测量、分析和改进过程。具体包括监视和测量、不合格品控制、数据分析和改进。

① 监视和测量　包括顾客满意、内部审核、过程及产品的监视和测量。作为对质量管理体系业绩的一种测量，组织应监视顾客关于组织是否满足其要求的相关信息，并确定获取和利用这种信息的方法。组织应按策划的时间间隔进行内部审核，以确定质量管理体系是否符合策划的安排、本标准规定的要求以及组织所确定的质量管理体系要求，是否得到有效实施与保持。组织应采用适宜的方法对质量管理体系过程进行监视，并在适时进行测量。此外，组织还应对产品的特性进行监视和测量，以验证产品要求是否得到满足。

② 不合格品控制　组织应确保不符合产品要求的产品得到识别和控制，以防止其非预期的使用或交付。不合格品控制及不合格品处置的有关职责和权限应在形成文件的程序中做出规定。组织应通过一种或多种途径处置不合格品，应保持不合格性质以及随后所采取的任何措施的记录，应对纠正后的产品再次进行验证，以证实其是否符合要求。当在交付或开始使用后发现产品不合格时，组织应采取与不合格的影响或潜在影响程度相适应的措施。

③ 数据分析　组织应确定、收集和分析来自监视和测量的结果及其他有关来源的数据，以证实质量管理体系的适宜性和有效性，并评价在何处可以持续改进质量管理体系的有

效性。

④ 改进　包括持续改进、预防措施和纠正措施。组织应利用质量方针、质量目标、审核结果、数据分析、纠正和预防措施以及管理评审，持续改进质量管理体系的有效性；应采取措施消除不合格的和潜在不合格的因素，防止不合格的发生和再发生。预防措施应与潜在问题的影响程度相适应，纠正措施应与所遇到的不合格的影响程度相适应。

值得注意的是，上述所有活动及其结果必要要有记录并形成文件化的程序。所有记录和程序必须妥善保存。

3. 质量管理体系文件的编写

质量管理的中心任务是建立并实施文件化的质量体系。ISO9000 族标准认为，质量体系是有影响的系统，具有很强的操作性和检查性。因此，要求一个组织所建立的质量体系应形成文件并加以保持。质量体系文件一般由质量手册、质量体系程序文件和其他质量文件三个部分构成。

(1) 质量手册　质量手册是"规定组织质量体系的文件"。它根据组织的质量方针，规定质量体系的基本结构，对质量体系及其各要素做出系统、具体、充分而又纲领性的阐述。质量手册是建立实施质量体系的主要依据，是实施和保持质量体系应长期遵循的最根本文件。因此，一个组织的质量手册要反映出组织质量体系的全貌。

(2) 质量体系程序文件　质量体系程序文件是根据质量手册的要求编写的，是为了控制每个过程质量，对如何进行各项质量活动规定有效的措施和方法，是有关职能部门使用的文件。ISO9001：2000 要求建立的质量体系程序文件有文件控制程序、记录控制程序、内部审核程序、不合格品控制程序、纠正措施程序和预防措施程序。质量体系程序文件有一定的格式，其格式包括：文件编号和标题、目的和适用范围、引用文件和术语、职责、工作流程、质量记录。

(3) 其他质量文件　其他质量文件是工作者使用的更加详细的作业文件，包括作业指导书、质量计划、质量记录、报告、表格等。作业指导书是程序文件的进一步延伸和具体化，通常是一些专业性文件，用于细化具体的作业过程和作业要求。质量计划是规定用于特定情况的质量体系要素和资源的文件。它由一系列文件所组成，且内容涵盖质量活动各个阶段直接的质量职能活动。ISO9001：2000 标准规定了为证明产品符合要求和质量体系有效运行所必需的质量记录，包括面向产品的质量记录和面向质量体系的质量记录两大类。所有质量记录的设计应与程序文件的编制同步进行，并妥善保存。

总体而言，对质量体系文件内容的基本要求是"该做的要写到，写到的要做到，做的结果要有记录，即写所需，做所写，记所做。"

四、ISO9000 族标准的作用

ISO9000 族标准的主要宗旨是：通过提高组织经营的效果与效率，使所有相关方受益；促进质量管理在全球范围的开展与提高；建立组织间交流与合作的"共同语言"；消除非关税壁垒，促进国际贸易的开展。这不难看出 ISO9000 族标准的重要作用所在。对组织而言，组织贯彻实施 ISO9000 族标准，不仅可以提高组织的质量管理和整体管理水平，提高产品质量，降低成本，增强组织及其产品的竞争能力，突破贸易壁垒，扩大出口，增加市场份额，提高经济效益，而且还可以为组织实施全面的科学管理奠定基础。对消费者、需方和政府而言，组织贯彻实施 ISO9000 族标准，建立质量管理体系并通过认证后，可向社会各界表明本组织能生产符合相关法律法规要求的产品（包括服务）。这不仅可以满足顾客的需求，增强消费信心，而且还可以减少需方审核的费用支出，同时可以方便政府相关职能部门有效开展产品质量安全监管工作，防止安全事故的发生。

五、ISO9000、GMP 和 HACCP 的关系

总的来讲，ISO9000、GMP 和 HACCP 三种管理体系间，既有共性又有差异，既相互独立又相互联系，既有各自的优点又有一定的缺陷，是一种互为补充的"点-线-面"关系。

1. 共性

归纳起来，三种管理体系的相似之处主要有以下几个方面（表7-5）。

① 从理论基础看，都源于系统论、信息论和控制论（简称"三论"）；都强调全面、全员、全过程；都重视信息的有效获取（即输入）、传递、分析整理、反馈（即输出）等；都突出以目标为导向，对组织/企业的相关过程实行控制，实现过程的增值。

② 从体系性质看，都是预防性体系。在系统分析的基础上，确定合理的过程，依靠管理层全面承诺和全员参与，对过程加以有效控制，从而确保持续生产出质量、卫生和安全合格的产品，而不是依赖于对最终产品的检验。

③ 从体系结构看，都是采取过程方法，识别组织内的各过程及其相互关系。通过管理职责、资源管理、产品实现与测量、分析和改进等要素形成 PDCA 循环，进而促进企业生产、管理的持续改进。

④ 从体系方法看，都采用了产品标识保证可追溯性、体系内审或验证和管理评审、过程的监视、测量、不合格品控制、纠正和预防措施、人员培训、数据统计、分析和信息管理等方法和要求建立文件化体系。

⑤ 从体系认证角度看，都可纳入合格评定程序，都有客观的评定依据（国际标准或认证规范文件规定），都需要得到消费者、社会或政府管理部门的认同。

表 7-5 ISO9000、GMP 和 HACCP 三种体系的比较

项 目	ISO9000	GMP	HACCP
基本依据	ISO9001:2000	《食品卫生通则》(CAC)；法律法规	《HACCP 体系及其应用准则》(CAC)
应用范围	适用于所有行业的质量管理，应用于 ISO9000 认证	适用于所有食品生产企业，用于官方的卫生注册或 GMP 认证	适用于所有食品生产企业，应用于官方的 HACCP 验证或认证
控制范围与主控对象	质量(主控)、卫生、安全	卫生(主控)、安全	安全(主控)
原理	8 项原理(以顾客为关注焦点；领导作用；全员参与；过程方法；管理的系统方法；持续改进；基于事实的决策方法；与供方互利的关系)	无	7 项原理(危害分析；关键控制点；关键限制；CCP 监控；纠偏；记录控制；验证)
方法	过程方法	无具体方法	应用逻辑顺序，CCP 判定树
基本内容	4 个方面(管理职责；资源管理；产品实现；测量、分析和改进)	8 个方面(初级生产；工厂设计和设施；生产控制；工厂养护和卫生；个人卫生；运输；产品信息；培训)	7 个方面(危害分析；关键控制点；关键限制；CCP 监控；纠偏控制；验证)
文件要求	质量手册；程序文件；作业指导书；记录表格	企业 GMP 文件；记录表格	工艺流程图；危害分析单；HACCP 计划书；记录表格

2. 差异

表 7-5 还反映出了三种管理体系间的不同之处，主要有以下几个方面。

① 从内容看，ISO9000 族标准的内容最广泛，GMP 其次，HACCP 的内容最狭窄。

② 从使用范围看，ISO9000 族标准适用于所有行业，而 GMP 和 HACCP 仅适用于食品

行业。

③ 从控制范围与主控对象看，ISO9000 族标准在主要控制产品质量的同时，还能对产品的卫生和安全进行有效控制；GMP 在主要控制产品卫生的同时，还能对产品的安全进行有效控制；而 HACCP 主要是控制产品的卫生。因此，ISO9000 是质量管理体系，GMP 是卫生管理体系，而 HACCP 则是安全控制体系。

④ 从原理和方法看，ISO9000 族标准提出了 8 项原理，采用过程方法；HACCP 提出了 7 项原理，采用 CCP 判定树逻辑顺序法；而 GMP 既无明确原理也无具体方法。

3. 关系

ISO9000 所覆盖的范围比 GMP 和 HACCP 广泛得多，几乎涉及组织/企业质量管理的方方面面，是建立一个较为科学、完整的管理体系的结构模式。但它只提出了管理要求，不涉及具体的管理方法和手段，是基础性管理体系，是食品生产管理的"面"，可为食品企业建立其他管理体系提供平台。而 GMP 紧扣食品生产实际，以食品卫生管理为主线，针对食品加工的具体过程提出了许多食品卫生管理的方法和手段，适用于所有食品企业并为 HAC-CP 体系的建立和有效实施提供基础和前提条件，是食品生产管理的"线"。而 HACCP 体系则直接涉及食品生产管理与控制的核心——安全，对 CCP 提供科学、系统的控制方法，能充分发挥其控制食品安全的高效性和经济性，是食品生产管理的"点"。

第四节　ISO14000 族标准

一、ISO14000 族标准的概念

ISO14000 标准是由 ISO/TC207 制定的，内容涉及环境管理体系、环境审核、环境标志、环境行为评价、生命周期评估、产品标准中的环境指标、术语和定义以及其他八个方面的，标准号共 100 个（14001～14100）的环境管理国际标准。该标准由多个标准构成，因此常称为 ISO14000 系列标准或 ISO14000 族标准。

二、ISO14000 族标准的产生、发展与完善

为了支持联合国环境与发展大会提出的"可持续发展"目标，对实施和改善环境管理体系的组织提供帮助，向组织提供一套有效地建立、改善并保持环境管理体系的方法，使组织具备适应未来环境工作及国家和国际社会不断发展需要的能力，ISO/TC207 借鉴其成功推行 ISO9000 族标准的经验，并总结各国环境管理标准化的成果，尤其是在参照英国《环境管理体系规范》和欧盟《生态管理与审核法案》的基础上，于 1996 年分两批正式发布了第一版 ISO14000 族标准。该版标准由 5 个独立的标准构成，它们是 ISO14001《环境管理体系——规范及使用指南》、ISO14004《环境管理体系——原则、体系和支撑技术通用指南》、ISO14010《环境审核指南——通用原则》、ISO14011《环境审核指南——审核程序——环境管理体系审核》和 ISO14012《环境审核指南——环境审核员资格准则》。其中，ISO14001 是最重要、最基础的一项标准，也是唯一可用于第三方认证的标准，它规定了组织建立环境管理体系的基本要求，是组织建立并实施环境管理体系和开展认证的准则与依据。其他标准则是其技术支撑文件，以保证环境体系审核。ISO14000 族标准发布后，立即在全球产生了反响，各国纷纷等同或等效转化为本国的国家标准，并在各组织广泛实施运用。

为适应经济社会发展和环境管理与保护的需要，第一版 ISO14000 族标准发布后，ISO/TC207 又相继制定并通过 ISO 正式发布了 6 个独立的环境管理国际标准，同时还对已发布的一些标准进行了修订完善。如 1997 年发布了 ISO14040《生命周期评估——原则和框

架》，1998 年发布了 ISO14050《环境管理——术语》，2004 年对 ISO14001 进行了修订并将名称改为《环境管理——环境管理体系要求及使用指南》。迄今为止，ISO/TC207 已制定并通过 ISO 正式发布了 11 个标准，正在制定的标准超过 10 个。

三、ISO14000 族标准的主要内容

ISO14000 族标准的内容非常丰富，涉及环境管理体系、环境审核、环境行为评价等国际环境管理领域的诸多焦点问题。由于 ISO14001 规定了组织建立实施环境管理体系的基本要求，是组织建立实施环境管理体系和开展认证的准则与依据，已得到全球的普遍认同。因此，这里仅简要介绍 ISO14001：2004 的主要内容。ISO14001 规定的组织建立实施环境管理体系的基本要求包括 5 个部分共 17 个要素，它们在逻辑上连贯一致，步骤上相辅相成，有机结合，紧密联系，形成了 PDCA 循环的管理体系，共同保证组织内部环境管理体系的有效建立和实施，并持续改进，不断完善和提高。具体内容如下。

1. 环境方针

环境方针仅包括环境方针一个要素。环境方针指由最高管理者就组织的环境行为所正式表述的总体意图和方向。它为采取措施以及建立环境目标和环境指标提供了一个框架。最高管理者应确定本组织的环境方针，并确保它在环境管理体系的覆盖范围内，适合于组织活动、产品和服务的性质、规模与环境影响；包括对持续改进和污染预防的承诺以及对遵守与其环境因素有关的适用法律法规要求和其他要求的承诺；提供建立和评审环境目标和指标的框架；形成文件，付诸实施，并予以保持；传达到所有为组织工作或代表它工作的人员；可为公众所获取。

2. 规划（策划）

规划（策划）中包括环境因素，法律、法规与其他要求以及目标、指标和方案 3 个要素。

（1）环境因素　组织应建立、实施并保持一个或多个程序，用来识别其环境管理体系覆盖范围内的活动、产品和服务中它能够控制或能够施加影响的环境因素以及确定对环境具有或可能具有重大影响的因素（即重要环境因素）。同时，还应将这些信息形成文件并及时更新；应确保在建立、实施和保持环境管理体系时，对重要环境因素予以考虑。

（2）法律、法规与其他要求　组织应建立、实施并保持一个或多个程序，用来识别适用于其活动、产品和服务中环境因素的法律法规要求和其他应遵守的要求，并建立获取这些要求的渠道以及确定这些要求如何应用于它的环境因素。此外，还应确保在建立、实施和保持环境管理体系时，对这些适用的法律法规要求和其他环境要求予以考虑。

（3）目标、指标和方案　组织应针对其内部有关职能和层次，建立、实施并保持形成文件的环境目标和指标，且目标和指标应可测量，应与环境方针相一致，并包括对污染预防、持续改进和遵守适用的法律法规要求及其他要求的承诺。在建立和评审环境目标时，应考虑法律法规要求和其他要求，以及它自身的重要环境因素。此外，还应考虑可选的技术方案、财务、运行和经营要求以及相关方的观点，并制定、实施和保持一个或多个旨在实现环境目标和指标的方案。

3. 实施与运行

实施与运行中包括资源、作用职责和权限，能力、培训和意识，信息交流，文件，文件控制，运行控制以及应急准备和响应 7 个要素。

（1）资源、作用职责和权限　管理者应确保为环境管理体系的建立、实施、保持和改进控制提供必要的资源。为了便于环境管理工作的有效开展，管理者应对作用、职责和权限做

出明确规定，形成文件，并予以传达。同时，最高管理者应专门指定管理者代表，并明确规定其作用、职责和权限。

（2）能力、培训和意识 组织应确保所有为它或代表它从事组织所确定的可能具有重大环境影响工作的人员都具备相应的能力，该能力基于必要的教育、培训或经历。因此，组织应确定与它的环境因素和环境管理体系有关的培训需求并提供培训，或采取其他措施来满足这些需求。同时，组织还应建立、实施并保持一个或多个程序，使为它或代表它工作的人员都意识到：符合环境方针与程序及环境管理体系要求的重要性；他们工作中的重要环境因素和实际的或潜在的环境影响及个人工作的改进所能带来的环境效益；他们在实现环境管理体系要求方面的作用与职责；偏离规定的运行程序的潜在后果。

（3）信息交流 组织应建立、实施并保持一个或多个程序用于有关其环境因素和环境管理体系的组织内各层次和职能间的信息交流以及与外部相关方联络的接收、形成文件和答复。同时，还应决定是否与外界交流其重要环境因素，并将决定形成文件。

（4）文件 环境管理体系文件应包括：环境方针、目标和指标，环境管理体系覆盖范围的描述，环境管理体系主要要素及其相互作用的描述及相关文件的查询途径，本标准要求的文件包括记录，以及确保对涉及重要环境因素的过程进行有效策划、运行和控制所需的文件。

（5）文件控制 组织应建立、实施并保持一个或多个程序对环境管理体系所要求的文件进行控制。以便：在文件发布前进行审批，确保其适宜性；在必要时对文件进行评审和修订，并重新审批；确保对文件的修改和现行修订状态做出标识；确保适用文件的有关版本发放到需要它们的岗位；确保文件字迹清楚，标识明确；确保对策划和运行环境管理体系所需的外部文件做出标识，并对其发放予以控制；防止过期文件的误用。

（6）运行控制 组织应根据其环境方针、目标和指标，识别和策划与所确定的重要环境因素有关的运行，以确保它们通过下列方式在规定的条件下进行：对于缺乏书面程序指导可能导致偏离环境方针、目标和指标的运行，应建立、实施并保持一个或多个书面程序予以控制；在程序中对运行标准予以规定；对于组织所使用的产品和服务中所确定的重要环境因素，应建立、实施并保持一套程序，并将适用的程序和要求通报供方和合同方。

（7）应急准备和响应 组织应建立、实施并保持一个或多个程序，用于确定可能对环境造成影响的潜在紧急情况和事故并制定响应措施，应对实际发生的紧急情况和事故做出响应并预防或减少伴随的有害环境影响。此外，还应定期评审应急准备和响应程序。

4. 检查

检查中包括监视和测量，合规性评价，不符合、纠正与预防措施，记录控制及内部审核5个要素。

（1）监视和测量 组织应建立、实施并保持一个或多个程序，对可能具有重大环境影响的运行的关键特性进行例行监视和测量，确保所使用的监测和测量设备经过校准和检验并予以妥善维护。

（2）合规性评价 为了履行对合规性的承诺，组织应建立、实施并保持一个或多个程序，以定期评价对适用环境法律法规以及对其他要求的遵循情况。

（3）不符合、纠正与预防措施 组织应建立、实施并保持一个或多个程序，用来处理实际的或潜在的不符合，采取纠正与预防措施且所采取的措施应与问题和环境影响的严重性相适应。此外，应确保对环境管理体系文件进行必要的更改。

（4）记录控制 组织应根据情况需要，建立并保持必要的记录，用来证实符合其环境管理体系和本标准的要求以及所取得的结果；同时，还应建立、实施并保持一个或多个程序，用于记录的标识、存放、保护、检索、留存和处置。环境记录应字迹清楚、标识明确并具有可追溯性。

（5）内部审核　组织应确保按照计划的时间间隔对环境管理体系进行内部审核，应策划、制定、实施和保持一个或多个审核方案和审核程序，用来规定策划和实施审核及报告审核结果、保存相关记录的职责和要求，以及审核准则、范围、频率和方法。

5. 管理评审

管理评审仅包括管理评审一个要素。最高管理者应按规定的时间间隔，对组织的环境管理体系进行评审，以确保它的持续适用性、充分性和有效性。

值得注意的是，上述所有活动及其结果都必须要有记录和形成文件化的程序，且所有记录必须妥善保存。

四、ISO14000 族标准的作用

ISO14000 族标准的作用主要体现在以下几个方面。对组织而言，组织贯彻实施 ISO14000 族标准，可以提高员工的环保素质，增强环保意识；提高组织的环境管理水平，改善整体管理水平；通过信息交流，提高企业形象；推行清洁生产，实现污染预防，降低环境风险和成本；以及提高组织及其产品的竞争力，促进国际贸易，提高经济效益。对政府和社会而言，组织贯彻实施 ISO14000 族标准，可以提高全民环保意识，树立科学的自然观和发展观；加强政府对组织环境管理的指导；实现经济增长方式从粗放型向集约型的转变；促进环境与经济协调发展，组织和社会可持续发展。此外，组织贯彻实施 ISO14000 族标准，有助于"无污染"、"绿色"等产品的生产，这对确保消费者的消费安全和身体健康有重要意义。

参 考 文 献

[1] 包大跃. 食品安全危害与控制 [M]. 北京：化学工业出版社，2006.
[2] 陈宗道，刘金福，陈绍军. 食品质量管理 [M]. 北京：中国农业大学出版社，2003.
[3] 姜南，张欣，贺国铭等. 危害分析和关键控制点（HACCP）及在食品生产中的应用 [M]. 北京：化学工业出版社，2003.
[4] 陆兆新. 食品质量管理学 [M]. 北京：中国农业出版社，2004.
[5] 唐晓芬. HACCP 食品安全管理体系的建立与实施中小企业使用指南 [M]. 北京：中国计量出版社，2003.
[6] 吴永宁. 现代食品安全学 [M]. 北京：化学工业出版社，2003.
[7] 曾庆孝，许喜林. 食品生产的危害分析与关键控制点（HACCP）原理与应用 [M]. 广州：华南理工大学出版社，2001.
[8] 钱和. HACCP 原理与实施 [M]. 北京：中国轻工业出版社，2004.
[9] 全国质量管理和质量保证标准化技术委员会秘书处，中国质量体系认证国家认可委员会秘书处编著. 2000 版 ISO9000 国际标准理解与实施 [M]. 北京：中国标准出版社，2002.
[10] 陈鸿章. 2000 版 ISO9000 族质量管理体系国际标准应用指南 [M]. 北京：国防工业出版社，2001.
[11] 曲径. 食品卫生与安全控制学 [M]. 北京：化学工业出版社，2006.
[12] 张进. 现代企业推行 ISO14001 环境管理体系标准实务 [M]. 北京：中国标准出版社，2007.
[13] 季任天，丁俊嵘. 食品行业 ISO14001：2004 标准理解与实施 [M]. 北京：中国计量出版社，2006.

第八章 食品流通和服务环节的安全质量控制

食品流通是整个食品链重要且不可或缺的环节之一。由于食品本身的特性、食品链前端（如生产环节和加工环节）的影响以及食品异地生产、加工或消费的趋势等诸多因素，导致食品在流通消费领域影响质量安全的因素增多。因此，严格控制与管理流通环节的食品安全，对于确保人类健康、社会稳定和经济发展具有重要的意义。

近年来，我国食品流通市场全面开放，食品市场日益繁荣。但随之而来的由于食品流通渠道增多而造成的食品安全隐患、经营秩序混乱以及各种假冒伪劣食品等问题时有出现，不仅严重扰乱了正常的市场竞争秩序，而且威胁着广大消费者的身心健康。全面而深入分析我国流通消费领域食品安全的现状，借鉴发达国家的成功经验和做法，从系统、科学和合理的角度提出我国加强流通消费领域食品安全的对策，已是我国当前一项极为紧迫的任务。

第一节 农产品批发市场（农贸市场）

一、概述

我国的农贸市场是 20 世纪 80 年代国家放开对粮棉油等农产品的管制而实行市场购销制度之后逐步发展起来的，这些农贸市场遍布城乡各地，以其商品丰富，经营活跃，成为居民购买生鲜食品的主要市场。经过二十多年的发展，中国农产品批发市场已经有了很大发展。农产品物流总值由 1978 年的 578 亿元增至 2006 年的 13546 亿元，已经建成了一些现代化的农产品物流市场。目前全国约有 4300 家批发市场，年交易额 3600 亿元，但是这些批发市场的规模、经营管理水平，硬件设施差异很大。但应当承认，农贸市场作为农产品主分销渠道在满足城乡居民生活食品需求、促进农产品流通、繁荣城乡经济中发挥过重要作用。我国目前农产品流通的主体仍然是传统的农产品批发市场和农贸市场，搞活农产品流通，更好地解决农业生产和市场需求之间的有效衔接，满足城乡居民日益增长的消费需求，是目前发展农村经济面临的共同任务。因此，商务部 2006 年启动了"双百市场工程"，即重点改造 100 家大型农产品批发市场，着力培育 100 家大型农产品流通企业。

二、农产品批发市场常见的食品安全问题

1. 农产品批发市场的食品质量安全管理功能缺乏

由于农产品批发市场在农产品流通过程中的重要性，许多人指望通过对农产品批发市场的环节管理，来保证农产品的质量安全问题，但是在目前情况下还很难达到满意的程度。在调查的农产品批发市场中，基本上都有农产品质量检测机构，包括自己建立的，或者是有关部门派驻的。但是，在农产品质量安全控制上仍然存在如下问题：①由于检测的设备与技术等问题，检测结果很难在农产品交易完成之前得到，所以根据检测结果所能控制的往往只能是相同来源的农产品而已，而不能直接控制检测对象农产品；②由于检测成本很高和检测人员的数量很少，随机抽样检测的比例很小，所能控制的农产品只能是交易对象中的很小一部分；③由于农产品批发市场本身不具有执法职能，对检测发现问题的农产品的处理也很难实现非常好的效果。而且，在农产品批发市场外交易仍然存在的情况下，严格的检测往往会使

得农产品转向市场外流通，就某一个地区而言，有可能出现批发市场控制越严格，但是社会的农产品质量安全问题反而越严峻的"悖论"困境。

2. 信息缺失

在农产品市场交易中，有关质量安全的信息无法直接显示给消费者，消费者也很难通过检测等手段判断农产品质量是否安全，只能凭观感获得农产品的质量信息。为此，必须着力解决农产品质量信息缺失与质量安全问题，减少因食用有害产品而中毒事件的发生。专家指出，造成农产品质量安全问题频频发生的重要原因是消费者信息缺失。近年来农产品外观大大改善，可供选择范围也不断扩展。而我国农产品的生产与消费都以家庭为主，批发商、零售商也以个体经营为主，这使得消费者在获取质量安全信息时存在障碍。在市场交易中，质量安全的信息没有直接提供给消费者，政府质检部门的抽检也很难使他们确信市场上的农产品绝对安全，消费者往往只能凭观感获得和判断农产品质量信息，容易忽略影响质量安全的有毒有害物质的含量。专家指出，消费者对农产品质量安全信息的缺失是农产品质量安全问题的根源。因此，必须先解决消费者对农产品质量安全信息缺失的问题，重塑市场机制有效运行的条件。

3. 规范化、标准化程度低

随着人民的生活水平不断提高，世界农产品市场竞争加剧，人们对农产品的要求也越来越高。要求有更多新的、高质量的农产品来提供给市场，这就要求批发市场不断标准化和规范化。我国在这方面的缺陷主要体现在以下5个方面：①露天市场还很多；②对农产品的农药含量进行规范检测的市场不是很多；③在现行批发市场中，零售现象大量存在；④批发市场主体繁杂，很不明确；⑤废物回收状况不是很理想。

4. 设施简陋

据有关资料统计，目前全国共拥有4245个农产品批发市场，由于地区发展不平衡，绝大多数农产品批发市场还一直沿用着20世纪80年代初的交易方式，95%的批发市场基本上还是以传统的现货、对手交易为主，许多批发市场长期停留在出租摊位的简单的物业管理层面上；至于代理制、拍卖、期货等，仅局限在推广和理论研讨中。规模小、服务差、经营设施简陋几乎成了大多数农产品批发市场的代名词，简单甚至简陋的交易环境和方式，严重制约了批发市场向现代化管理迈进的步伐。

在所有农产品批发市场，已出现了经营规模较大、基础设施比较健全、管理比较规范、辐射带动能力强的农产品批发市场，其中绝大部分称为农业部定点批发市场，是全国农产品大流通的骨干力量，在农产品市场体系建设中具有示范和引导作用。但相对数量较少，截至2007年7月，农业部定点批发市场只有615家，其中：北京13家、天津11家、河北34家、山西23家、内蒙古22家、辽宁25家、吉林20家、黑龙江19家、上海5家、江苏26家、浙江29家、安徽24家、福建24家、江西18家、山东48家、河南31家、湖北21家、广东8家、广西18家、海南5家、四川22家、重庆9家、贵州14家、云南16家、陕西21家、甘肃20家、宁夏20家、新疆27家。

5. 法律、规范、标准的执行力度太小

商务部2003年6月23日发布，2003年10月1日实施代号为GB/T 19220—2003的《农副产品绿色批发市场国家标准》。另外，GB 18406.1—2001《农产品安全质量　无公害蔬菜安全要求》、GB 18406.2—2001《农产品安全质量　无公害水果安全要求》、GB 1840 6.3—2001《农产品安全质量　无公害畜禽肉安全要求》、GB 18406.4—2001《农产品安全质量　无公害水产品安全要求》等系列要求，为确保农产品安全质量提供了移动的法律保障。但这些法律法规在我国农贸市场的实用效率很低，也就导致了传统农贸市场（或集市）食品安全一直存在重大隐患。因此，为确保农产品批发市场的产品质量安全，要突出解决以下两个方面的制度问题。

首先，必须健全农产品质量市场准入制度。要健全政府抽检和市场、企业自检的农产品质量多级自检体系，将抽检对象落实到农产品及生产使用的饲料、农药及其他药品的检测，将抽检范围落实到生产、加工、批发、零售等各个环节。在农产品批发市场、零售市场强制实施配备质量检测站（包括配备必要的速检仪器及检测人员），或委托有资格的质量检测单位进行自检，建立日常自检的记录并公布检测结果，将农产品质量自检的主体由生产者自检为主转变到批发市场、零售市场双重检测为主上来。建议完善现行有关法规，加大对有质量安全问题的农产品及在种养过程中违法使用农药、不合格饲料与药品行为的打击力度。

其次，要健全农产品质量认证、标识、公布制度，鼓励规模化生产。对"公司＋农户"的规模化生产及大型批发商、零售商的发展进行政策上的引导。大力发展以集中配送为纽带、以超市为依托、以企业品牌为保证的企业化销售模式，包括肉菜市场和农贸市场培育农产品专卖连锁店，逐步实施肉菜市场超市化等。同时，在条件许可时，政府对农产品质量保险、质量保证金按一定比例给予财政补助，以鼓励卖方设立质量保证金与质量保险。

三、农产品批发市场的食品安全质量控制

按照中华人民共和国商务部 2008 年 4 月发布的《农产品批发市场食品安全操作规范（试行）》规定，农产品批发市场的食品安全质量控制主要从以下方面进行。对质量控制的基本要求是市场应设立食品安全管理部门，配备专业管理人员；市场应建立健全包括入场要求、索证索票、检验检测、商品存储、交易管理、加工配送等食品安全管理制度，形成工作手册，并有效运行；市场卫生管理应符合国家相关法律法规和标准的要求。

1. 入场要求

经销商进入市场经营应具备合法的经营资质。市场管理方应查验入市经销商的营业执照、税务登记证、卫生许可证、销售授权书等必要的资质证明文件，全部资质证明文件应合法有效并有正本或加盖公章的正本复印件，并留存其正本复印件备档。市场管理方应与入市经销商签订食品安全保证协议（表 8-1），协议内容中应明确规定对经销商经营农产品的索证索票、抽样检测、质量巡查等管理方式，明确经销商对产品安全的责任，对不合格产品应立即实施下架、退市、召回、销毁、公示等处理办法，并明确处理程序及相关事项。

市场应明确农产品入场销售要求，并予以公示，准许入市交易的农产品应符合相关国家、行业或地方卫生质量安全标准要求。市场应查验其经营产品的质量安全，留存其产品名录和相关产品质量安全证明文件备案。

经销商出现食品质量事故或违反市场食品安全保证协议约定退市的，市场应根据协议取消其交易资格，并按表 8-2 进行详细记录并予以公示。

2. 索证索票

市场应对不同商品的进货，向经销商索取相应的质量证明票证。

① 需要获得 QS 标志的食用农产品应当出具地方质检主管部门提供的 QS 生产许可证、该产品质量检验合格证或由具有法定资质的检测机构出具的检验结果报告单。

② 无公害产品、绿色食品和有机产品应出具相应的认证证书和具有法定资质的检测机构出具的检验结果报告单。

表 8-1　进场交易农产品质量安全保障合同书

进场交易农产品质量安全保障合同书

甲方(农产品批发市场)：

乙方(批发商、经营户)：

为保证进入市场交易的农产品质量安全,根据有关法律法规,甲、乙双方经协商一致,达成如下协议。

第一条　甲方有权依照国家和地方政府所颁布的法律、法规和规章的规定对乙方的经营活动进行管理。

第二条　甲方实行销售准入制度,乙方进场交易应当向甲方进行登记,办理销售准入证,并交纳农产品质量保证金。

农产品质量保证金应当在本合同签订之日起____日内交纳。农产品保证金达不到约定金额的,乙方应当在____日内补足差额。

甲、乙一方或双方不再经营,甲方应当在 30 日内退还乙方名下农产品质量保证金的余额。

第三条　乙方对每批进入市场交易的农产品应当具有原产地证明文件及合法机构出具的合法质量检测报告,经甲方核对无误的,可直接进场交易。

不能提交农产品原产地证明文件及合法机构出具的合法的质量检测报告、乙方坚持要在甲方市场内交易的,甲方有权指定合法检测机构对乙方的农产品取样检测,样品由乙方无偿提供,检测费用由乙方承担,乙方应当予以配合。

(一)若抽检合格的,准予进场交易。

(二)若抽检乙方销售农产品有害物残留异常,甲方有权制止乙方出售与转移,并先行封存。

(三)若复检后,确认乙方销售农产品有害物残留超标,由甲方监督乙方自行将其销毁,所有销毁费用由乙方自己负责。

(四)乙方销售的农产品检测出有害物残留超标,发现首次,甲方将予以警告并公示(在场内电子显示屏上显示);发现第二次,甲方有权要求乙方休业整顿,一月内连续发现三次,甲方有权取消乙方场内经营资格并责成退市,由此给乙方造成的损失由乙方自行承担。

(五)乙方若对市场检测报告及处理有异议,可以向甲方上级管理部门投诉。

第四条　乙方有义务对被检出有毒有害物的农产品进行追根溯源,及时与产地通报检测结果,必要时应立即停止经销该产地的货源。

第五条　在政府有关部门例行检测中,一个月内连续两次被查出不合格的,甲方有权取消乙方在甲方市场内经营资格,由此产生的损失由乙方自行承担。同时,甲方有权对每一超标品种罚款叁仟元。

第六条　例行抽检的费用及罚款从农产品质量保证金中支付,农产品质量保证金不足以支付的,由乙方另行支付。

第七条　乙方经销农产品有下列情形之一的,甲方有权取消乙方在甲方市场内的经营资格,并予以退场处理。

(一)农产品不具有原产地证明或检测报告,乙方不让检测的。

(二)不交纳农产品质量保证金的或连续____日未交纳保证金差额的。

第八条　国家农产品有害物检测标准修订后,甲方有权修改或增补本合同书的内容,并以书面形式公布或通知乙方。

第九条　甲方有权将乙方经营信息记入档案并对外公布。

乙方有权向甲方索取被记录的信息。

第十条　本合同一式两份,双方各执一份,自签订之日起生效。

甲方代表签字(加盖公章)：　　　　　　　　　乙方代表签字(加盖公章)：

联系电话：　　　　　　　　　　　　　　　　联系电话：

　年　　月　　日　　　　　　　　　　　　　年　　月　　日

表 8-2　问题产品退市记录表

商户姓名		产品名称		进货日期		进货数量	
产　　地		抽检部门		抽检时间		抽检人员	
退出原因							
处理结果							

市场负责人签字：　　　　经销商签字：　　　　退市日期：　　　年　　月　　日

③ 主要农产品，生鲜畜禽肉应当出具动物检疫合格证和车辆消毒证，猪肉还应出具生产厂家定点屠宰许可证、肉品品质检验合格证；水产品应向市场提供质量检验合格证明和产地证明；熟肉和豆制品、奶制品应向市场提交生产厂家出库单（即进货单），标明日期、摊位号、品名、数量，并要加盖单位公章。应定期到市场检测中心送交当地产品质量监督所提供的商品检验报告；果蔬产品应向市场提供产地证明、该产品质量检验合格证或由具有法定资质的检测机构出具的检验结果报告单；粮油产品应当出具该产品质量检验合格证或由具有法定资质的检测机构出具的检验结果报告单、生产厂家销售授权书或产地证明；茶叶应当出具产地证明、该产品质量检验合格证或由具有法定资质的检测机构出具的检验结果报告单；调味品应当出具质量检验合格证明或由具有法定资质的检测机构出具的检验结果报告单、食品卫生许可证或产地证明。

④ 进口商品应出具进口许可证、报关单及商检证明等；在国内未进行商标注册的，经销商要出示进口商的商标使用授权书。

经销商进货时，市场应索取其每批每类产品相应的质量证明文件，并就有关证明文件的合法性、有效性进行核实，并做详细记录（表 8-3）。索票索证工作应设专人管理，留存相关票证文件的复印件，并及时归档，证件变更应及时更新。

表 8-3　索证索票记录表

经营户姓名＿＿＿＿　摊位号＿＿＿＿　联系电话＿＿＿＿

日期	来源地/证书/检测复印件及货单凭证号	商品名称	规格	数量	感官评判	抽检结果	记录人

验证人：

3. 检验检测

农产品批发市场应对食用农产品的质量安全进行检测，检测项目要求如下。

（1）蔬菜、水果的检测　蔬菜、水果检测应至少配备有机磷和氨基甲酸酯类农药残留含量的快速检测仪器。食用菌检测还应配备荧光增白剂的检测设备。其他检测项目可以根据市场质量管理的需要委托具有法定资质的检测机构进行检测。

（2）肉、禽蛋的检测　肉类产品检测应至少配备快速检测肉内水分含量和盐酸克伦特罗的检测仪器。其他检测项目可以根据市场质量管理的需要委托具有法定资质的检测机构进行检测。

（3）水产品　鲜活水产品、冰鲜水产品检测应至少配备快速检测抗生素、甲醛、双氧水、孔雀石绿的检测仪器。对于农兽药残留市场应定期或不定期进行检测。其他检测项目可以根据市场质量管理的需要委托具有法定资质的检测机构进行检测。

（4）粮油产品　粮油等产品检测应配备快速检测黄曲霉毒素、有机磷类农药残留、酸价、过氧化氢、甲醛、次硫酸氢钠等的速测仪器。各类初加工的产品（如粉丝）应至少配备快速检测吊白块或二氧化硫的试剂设备。其他检测项目可以根据市场质量管理的需要委托具有法定资质的检测机构进行检测。

（5）调味品　调味品检测应至少配备检测有机磷类农药残留、苏丹红等的速测仪。其他检测项目可以根据市场质量管理的需要委托具有法定资质的检测机构进行检测。

（6）茶叶　茶叶检测应至少配备检测有机磷类农药残留的速测仪。其他检测项目可以根据市场质量管理的需要委托具有法定资质的检测机构进行检测。

其他产品的检测项目应符合相关的法律法规或标准的要求。

市场对食用农产品的检验检测应根据国家或行业相应强制性或推荐性标准提出的抽样方案、检验方法和判定规则进行，每次检验应备案记录检测产品品名、数量、进货时间、产地（来源）、检测时间、检测结果和检验人员等信息（表8-4）。市场应及时公示检测产品的经销商、产地、产品数量、检测结果等信息，检测记录应至少保留两年。检测发现不合格产品时，应及时通知有关经销商，做好标示、记录，并按相关规定及食品安全保证协议处理。

表8-4　检测中心检验记录表

委托人信息	委托人名称		联系电话	
验货产品信息	产品名称		产品等级	
	产　　地		进货日期	
	检验数量		进货数量	
验货要求				
验货依据				
检验结果				
序号	检验项目	技术要求	检验结果	单项判定
1				
2				
检验结论				

说明：本证书仅对该批次商品（以报验数量为准）有效。

检验员：　　　　　　　　　　　　　审核员：

日　期：　年　月　日　　　　　　　日　期：　年　月　日（章）

4. 商品存储

市场应按食用农产品与非食用农产品划分经营区。食用农产品经营区内应按农产品大类、保鲜和卫生要求进行再分区，如蔬果、肉类、水产品、蛋、粮油、茶叶、调味品等，冷冻农产品和非冷冻农产品、生鲜农产品和熟食品、有包装食品和无包装食品应分区。

不同类别的产品应分库或分区存放，植物性产品、动物性产品和菌类产品等分类摆放。产品之间保鲜、储藏条件差异较大的或容易交叉污染的不得在同一库内存放；同一仓库或存储区域内存放的不同产品间应有适当物理分隔。库内产品存储应遵循先进先出的原则。

需冷藏（冻）农产品应在适宜条件下储藏、陈列，根据产品特性设定相应的温湿度参数。新鲜的蔬菜、水果应根据产品自身的生理特性选择适宜的温湿度和存储方法，生鲜畜禽肉应储藏于温度0～4℃，相对湿度75％～85％的冷藏柜（库）内，冷冻畜禽肉、水产品应储藏于温度-18℃以下，相对湿度大于95％的冷冻柜（库）内。为确保农产品中心温度达到冷藏或冷冻的温度要求，不得将食品堆积、挤压存放。

粮油等常温存放的产品应根据不同产品的具体存储要求储存在温湿度适宜的库区，避免阳光照射。使用保鲜剂等添加剂应符合GB 2760的有关要求。

市场对产品的存放应有系统的管理，详细记录产品的品名、产地、产品质量、存储条件、出入库数量、出入库时间等信息，定期或不定期进行核查，在产品出入库时，质检人员应对产品进行检验或检测，确认合格后方可交易。

5. 交易管理

市场应要求经销商建立购销台账，并妥善保管以备检查，台账要如实记录，不得随意涂改或损毁。经销商在进货时，要建立进货台账，记录供货商的有关情况、进货时间、产品来源、名称、规格、数量、产品等级和索证种类等内容。在销货时要建立销货台账，记录商品采购对象、销售时间及所售产品的名称、规格、数量等内容。市场应定期检查经销商台账记录是否准确、完整，索取相关交易单据及凭证对比核查，并公示相关情况。市场应要求经销商就一段时间的台账分类汇总成册，做好统计工作。

市场应对商品的质量承担管理责任，公开承诺按照国家有关法规、标准及本规范的要求管理商品交易行为，及时处理客户对质量问题的投诉。市场应建有经销商信用记录，如实记录其经营行为。市场应建立经销商的奖惩制度，对诚信经营行为要积极鼓励，对台账作假、销售假冒伪劣产品等不良行为要及时处理。

6. 加工配送

不得在交易区域内进行加工配送活动。加工操作卫生管理应符合 GB 14881 及相关食品加工卫生标准的有关要求。应根据产品的特性选择适宜的包装，产品装入量应与包装容器规格相适应。产品包装上应明确标示产品的品名、生产日期、生产厂家、联系方式、保质期、质量等级、保存条件以及其他需要标示的内容。

产品装车时应轻拿轻放、堆码整齐，防止碰伤、压伤和擦伤产品。产品应在适宜的条件下进行运输，运输过程中不得与其他对产品安全和卫生有影响的货物混载，并应翔实记录配送产品的品名、规格、数量、时间、配送对象及其联系方式、运输条件等信息。

7. 问题产品处理

顾客投诉、市场检验检测及协助有关部门进行食品安全事故调查中发现的问题产品应立即停止销售，市场应根据相关法律法规或强制性标准的规定，明确问题产品的判定方法，对问题产品进行判定。市场对农药残留超标产品、假冒伪劣产品等问题产品应及时隔离封存，通报当地相关行政主管部门，并按有关规定或双方协议进行处理。

市场应建立对问题产品的追溯和处理的通报机制，应尽快配合控制流通渠道，避免问题产品扩散，调动相关资源尽快查清问题的根源并采取必要的控制及反应手段，尽最大努力把问题产品可能或已经造成的危害降至最低。市场应根据问题产品的可溯源程度、不安全指标、危害程度等因素，对每次处理进行全面分析，制订并完善相应的应急预案。

市场对问题产品及处理办法应详细记录（表 8-5），各项记录应清晰完整，易于识别和检索，应有执行人员和检查人员的签名，以提供符合要求的证据。市场应对问题产品存档、公示并记入相关档案。档案记录应至少保存两年。

表 8-5　市场协议销毁问题产品备案表

市场名称					
商户名称		联系电话			
品名		产地			
商标		数量		声明价值	
抽样人员		检测人员			
检测方法		检测结果			
市场主管人员签字： 200　年　月　日		对检测不合格（产品）我自愿选择： 封存，由有关单位重新检测后处理。 由市场主办单位销毁。 经销户： 200　年　月　日			
备注： 1. 对检测不合格的产品，由经销户自愿选择封存或销毁。 2. 如果经销户选择封存，则由市场主办单位进行封存。并报告市质检中心重测后处理。 3. 如经销户选择销毁，并在本案表上签字后，由市场主办单位实施销毁。 4. 本表一式两份，市场主办单位和经销户各存一份。					

第二节 超市食品安全质量控制

一、概述

近年来，随着我国居民生活水平和质量的提高，消费者越来越重视和关注食品安全，这就促成了生鲜农产品流通渠道的终端形成了农贸市场和连锁超市生鲜区并存竞争的局面，一些大中型城市的大型综合超市生鲜经营占据了相当的市场份额。自从家乐福进入中国率先引入"超市卖菜"的新概念之后，超市作为一种现代营销业态正逐步被生产者和消费者认可。当前，我国农产品的营销业态正悄然进行着一场变革，即传统的农贸市场将大量被现代销售形式的超市所代替。生鲜超市是以超市形式来经营生鲜农副食品，实现农贸市场经营主体的组织化、经营方式的超市化、产品的标准化和服务的规范化。超市已成为消费者购买食品的主要渠道。近年来，我国超市食品安全状况明显好转，超市已逐步成为城市消费者购买食品的第一选择，也逐步被广大农村消费者认可和信赖。据中华人民共和国商务部和中国连锁经营协会 2005 年共同发布的《中国超市食品安全状况调查报告》，消费者对超市所销售的各类食品的安全性认同平均程度为 27％，远高于农贸市场食品安全的平均认同程度 3％。同时超市对食品安全管理越来越重视，调查显示，有 70％以上超市制订了相应的食品安全管理制度，包括进货验收制度、购销台账制度、食品质量承诺制度等，有近 30％的超市设立了独立的食品安全管理部门，大型超市基本配备了检测设施设备，90％以上的超市配备了冷冻冷藏设备，86％的超市配有加热保温设备。同时，超市对其经营的商品在每个环节都进行检查和监控，这种全过程检验可有效保证食品品质。但是，超市食品经营也存在一些问题，如一些中小型超市对食品安全管理认识有待提高，散装食品、熟食制品仍存在一定安全隐患，市场检验检测仍需进一步加强。据调查，连锁超市与其他食品销售渠道尤其是与农贸市场相比，是食品零售环节最安全的渠道。

二、超市常见的食品安全问题

虽然超市仍是食品流通最安全的通道，但目前超市在食品安全的管理上也存在以下需加以重视和亟待解决的问题。

1. 超市中食品安全职能部门地位不突出

超市组织框架设计与食品安全管理效果存在密切的关系。大部分超市都设计了自己的食品安全管理制度，但在具体落实上，实际效果却有很大的差异性，原因在于是否有独立的质量控制部门，在不受其他部门掣肘的情况下行使食品安全管理职责。

超市若设置独立的、不受制于其他部门的品质部门，品质部在产品采购、食品接收验收上具有很大的权限，能够对他认为不合格的食品或不合格的食品经销商一票否决。这就从食品安全方面对追求利润或效益的商品部、营运部等部门起到了很好的约束作用。如沃尔玛在总部设立防损部，同时在门店也分别设立属门店编制的防损部。麦德龙则在总部设立了独立的质量部，质量部向生鲜配送中心和门店派驻人员，在对供应商的选择和配送中心及门店收货时，行使一票否决权，即一旦食品供应商资质或生产状况不符合公司的规定，或收货时检查到食品存在问题，质量部可以对此直接否决。这种体制也有效地排除了其他部门的不必要的干扰。相比之下，有许多超市企业把质量管理部门设置在商品部或营运部下面。这种情况下，出于部门利益的考虑，这些部门必然会限制质量管理部门职权的行使，使质量管理部门的作用受到限制或形同虚设，导致食品安全控制制度得不到有效的执行，不利于质量管理部门发挥应有的作用。据统计，投诉和曝光最多的超市都集中在采用质量管理部门从属于其他管理部门的超市公司。

2. 超市配送中心和门店食品安全相关设施投入不足

超市食品安全设施投入的大小对食品质量的影响成正比关系。一般外资超市由于具有海外市场成熟的经验，设施投入相当完善。国内超市公司对商品进入自己的配送中心或门店后食品安全的维护意识普遍不强，在门店食品安全设备的投入上严重不足。这些设施主要包括冷链设施（配送中心冷藏设施、配送中心向门店分拨过程中的运输设施以及门店冷藏设施）。

3. 第三方检测功能发挥不足

许多国外超市，包括一些进入中国市场的外资超市往往会选择第三方检测公司对供应商提供的食品或其他商品进行检测，以市场化的手段让外部服务提供者从更加独立公正的立场对超市食品的安全进行监督，同时也可弥补自身检测手段的不足和检测设备投入的不足。许多国内超市还不习惯于让市场化的外部监督者参与自己的食品安全控制体系，认识不到独立的第三方检测公司能够更好地从制度上保证超市自身的食品安全体系，同时减少超市自身食品安全方面的投入。沃尔玛公司将在中国的门店列入其委托庄臣公司所实施的《全球食品安全审核计划》，这一计划比第三方检测更前进了一步，对食品安全的企业内部管理体系进行监控。

4. 连锁超市管理体系中对加盟店的食品安全控制薄弱

连锁超市管理体系中对加盟店的管理不同于对直营店的管理。一般直营店的商品进货和商品质量控制都由连锁超市总部直接完成或控制。但加盟店的自营采购部分的食品安全几乎是处于一种无控制状态，自营采购部分食品的进货环节是在连锁超市总部的监控之外的。出于自身利益的考虑，加盟店对食品安全的控制并不一定完全能够按照连锁超市的规定执行。这就需要连锁超市加强对加盟店自营采购部分食品进货渠道的控制，同时也要确保加盟店对食品安全设施的投入及加强对食品安全制度的执行力度。调查中了解到，在已经进行过的全国食品安全大检查中，一些超市公司的加盟店尤其是处在农村市场的加盟店都被查出有毒食品、过期食品和假冒伪劣食品。

5. 联营和招商部分的食品安全管理存在重大问题

超市企业出于经营的考虑，往往通过联营和招商的形式让一些供应商进驻商场，如一些水果、熟食和面点的供应商，往往在商场内直接销售其产品。这些供应商在经营上相对独立于超市，有很大的经营自主权。这就给超市带来了对这些供货商提供的食品进行安全管理的难度。如虽然大部分超市都规定只能销售当天的熟食，但供应商往往会把当天没有销售完的熟食带出超市，经过再次加工后在第二天带入超市再次销售。所以超市应设定相应的制度，对联营或招商形式驻店供应商提供的食品加强安全控制。

6. 供应商向门店直送食品的质量监控存在缺陷

供应商向门店直接送货和向配送中心送货时，往往对供应的食品采用不同的卫生安全标准。由于连锁超市的配送中心一般都有较完善的检测手段和检测程序，更加注重产品的质量，而门店检测力量相对薄弱，有时出于经营方面的考虑对食品安全检测没有配送中心来得严格。所以供应商对向配送中心送货和向门店直接送货区别对待，一般向配送中心送货都能符合超市的质量要求，而向门店送货的质量标准相对降低。而直送商品往往是卫生要求比较高的日配食品。因此，超市应加强门店食品安全的检测手段，加强食品安全制度的执行力度。

7. 食品品质控制中的管理执行未常态化

在超市食品安全管理过程中，存在这样一种现象，当出现外部监督检测压力时，如政府行政部门对超市食品安全检查时，或食品存在质量问题遭媒体曝光，或存在消费者投诉现象时，超市会强调食品安全管理制度的执行，食品品质控制的总体情况比较好。而在平时则不大注意相关制度的执行，食品品质控制的总体情况比较差。就是说食品安全管理制度的执行存在时紧时松、时好时坏的问题，食品品质控制中的管理执行力度存在巨大的弹性空间，这样很不利于食品安全质量控制。调查中发现采取食品质量管理部门独立设置机构的公司，在食品品质控制中的管理执行力度就是强。超市应加强食品安全管理制度的执行力度，在任何时候应一贯坚持把食品安全控制放在首位。

8. 过期或变质食品的销售仍然比较严重

按照我国现行的法律，食品进了超市就由超市承担食品安全的责任。调查发现在一些超市中对食品的保质期控制存在问题：一是超过保质期的商品仍在销售；二是在保质期内的食品发生变质后产品未及时下架。

三、超市的食品安全控制方法

依据中华人民共和国商务部 2006 年 12 月发布的《超市食品安全操作规范（试行）》，超市食品安全主要从以下方面进行全面控制。

1. 从业人员卫生控制

从业人员应每年至少进行一次健康检查，必要时接受临时检查。新参加或临时参加工作的人员，应经健康检查和培训，取得健康合格证明和食品卫生培训合格证明后方可上岗操作。凡患有痢疾、伤寒、病毒性肝炎等消化道传染病（包括病原携带者），活动性肺结核，化脓性或者渗出性皮肤病以及其他有碍食品卫生疾病的人员，不得从事接触直接入口食品的工作。从业人员有发热、腹泻、手外伤、皮肤湿疹、长疖子、呕吐、流眼泪、流口水、咽喉痛、皮肤伤口或感染、咽部炎症等有碍食品卫生病症的，应立即脱离工作岗位，待查明原因、排除有碍食品卫生的病症或治愈后，方可重新上岗。应随时进行自我医学观察，不得带病工作。企业应建立从业人员健康档案。

从业人员应保持良好的个人卫生，做到勤洗手、勤剪指甲、勤换衣服、勤理发、勤洗澡。工作时应穿戴清洁的工作服，不留长指甲、不涂指甲油、不化妆、不抹香水、不戴耳环、戒指等外露饰物。接触直接入口的食品时，手部应进行清洁并消毒，并使用经消毒的专用工具。

企业应对新入职及临时参加工作的从业人员进行相关知识的培训，了解企业相关规定和工作流程，掌握各个环节过程中保证食品安全的要点，考核合格后方能上岗。应定期对从业人员进行培训和考核，记录并存档培训和考核的情况。

2. 采购环节控制

企业应有明确的供应商引进标准。在选择供应商时应对其进行资质审核、评估、供应商品审核、索证索票。商品采购过程要有完整、明确的采购流程要求。

供应商资质审核的主要目的是了解供应商的企业资质信用情况。主要审核的资质材料包括供应商营业执照副本、税务登记证、一般纳税人证书、组织机构代码、卫生许可证、企业执行标准以及生产许可证。进口商品在国内未进行商标注册的，进口商要出示承诺书，注明该类商品今后涉及的一切侵权、冒用商标等行为均由进口商承担。供应商为进出口贸易公司时，要审核其是否具有中华人民共和国外商投资企业批准证书或对外贸易经营者备案登记表和生产商生产许可证；自有品牌需提供全国工业产品生产许可证委托加工备案申请书。全部资质材料应查看正本或清晰的正本复印件，同时留存企业盖章复印件。供应商经营范围应在资质材料中限定的有效范围内。商标注册人应与营业执照注册人一致，如不一致则需核准转让注册商标证明。

对供应商的评估审核，一般为采购人员在供应商自评的基础上，依据同行业标准或企业执行标准，通过照片、图片、其他资料，进行考评。食品安全管理部门对上报材料进行复评，并有一定比例的抽检，对供应商进行实地考察。

供应商品审核方面，首先是商品资质的审核。要审核加盖供应商公章的有效资信材料（复印件）、商品条码系统成员证书、属专利性质商品的专利证书、商品进入该地区销售的许可证、商品检验报告、保健食品批准证书、绿色食品证书、原产地域专用标志证明、酒类批发许可证、国产酒类专卖许可证、酒类流通备案登记表、动物防疫合格证、有机农产品证书、无公害农产品产地认定证书以及农业转基因生物标识审查认可批准文件等。对于进口商品，应审核进口保健食品批准证、进口保健食品卫生证书、进口食品标签审核证书，进口动植物需提供中华人民共和国出入境检验检疫入境货物检验检疫证明、中华人民共和国出入境检验检疫入境货物通关单。在商品资质审核符合的情况下，进行商品实物审核和生产标准审核。商品实物审核包括对样品包装的审核、食品品质的直观判定、包装内合格商品的质量应达到规定质量以及每批商品应配有商品批次合格证明。对商品生产标准的审核应从产品分类、感官、理化指标、微生物指标、净含量、检验规则、出厂检、标志、包装、运输、储存等方面进行全面评定。

采购过程要有标准的索证索票流程和制度。采购人员要对生鲜商品，如禽、肉、水产等商品实行按进货批次索要检疫证明和进货票据，并详细记录进货来源、品名、数量、日销售量。一般商品，应索取商品的质检报告，该报告必须是经省、地（市）局以上政府部门授权认可的计量认证/审查认可的检测部门出具的质检报告，检测项目必须是按照商品的执行标准进行全项检测。索证索票应严格、细致、全面、完整，应存档每一种商品的样品或图片资料。

企业应有明确的采购工作流程，采购人员应认真执行流程。应对高风险商品、自有品牌商品供应商进行实地考察；企业应设立与采购部门对应的食品安全管理部门；应对采购人员的个人行为进行规范和考核，并签订承诺保证书。

3. 验收环节控制

企业应有保证食品安全的完整的进退货工作流程。验收环节一般包括卸货前检查、商品包装检查、商品质量的基本检查等环节。

① 卸货前检查　主要包括供应商的送货车辆是否保持清洁、商品堆放是否科学合理，是否能避免造成食品的交叉污染，以及送货车辆温度是否满足要求等条件。食品运输必须采用符合卫生标准的外包装和运载工具，并且要保持清洁和定期消毒。运输车厢的内仓，包括地面、墙面和顶，应使用抗腐蚀、防潮、易清洁消毒的材料。车厢内无不良气味、异味。独立包装的杂货类食品应该具备符合安全卫生和运输要求的独立外包装，装车后应有严格全面的覆盖，避免风吹雨淋和阳光直晒；运输过程中不得和其他对食品安全和卫生有影响的货物混载。有条件的单位推荐使用箱式车辆运输。直接食用的熟食产品必须采用定型包装或符合卫生要求的专用密闭容器包装，并采用专用车辆运输，严格禁止和其他商品、人员混载。推荐使用专用冷藏车运输。冷藏、冷冻食品必须用专用冷藏、冷冻载具运输，应当有必要的保温设备，并在整个运输过程中保持安全的冷藏、冷冻温度。有条件的单位推荐使用温度跟踪器进行记录，特别是对于长途运输的食品，保证食品在运输全过程处于合适的温度范围。食品在运输过程中，冷藏车要全程开机制冷，冷藏温度应在 $-2 \sim 5{}^\circ\!C$，冷冻温度应低于 $-18{}^\circ\!C$，以防变质。不得将有冷藏、冷冻要求的食品在无冷藏、冷冻的条件下运输。

② 商品包装检查　包括核对订货汇总单，所送商品是否和所定商品一致；纸箱标示是否和商品一致，包装有无损坏和受潮；外包装应清洁、形状完整，无严重破损；内包装应无

破损，商品的形状完好无损；外包装名称和包装内商品名称一致。

③ 商品质量的基本检查　包括商品应清洁，并符合企业相关验收标准；商品应无损伤、腐烂现象，无寄生虫或已受虫害现象；对温度有要求的商品应确定商品的温度与包装上指示温度一致，冷冻商品没有曾经解冻痕迹。检查商品的剩余保值期，确保在允收期限内。对保质期较短的生鲜产品须根据实际情况提高允收期要求。确保包装和运输条件（如温度、湿度、卫生状况等）符合法定要求，无交叉污染危险，数量、批次和送货单一致。检查食品的相关质量指标，包括但不局限于外观、颜色、气味、新鲜度、中心温度等指标。对高风险产品建议根据产品特点进行定期的理化及微生物检验。建议有条件的超市建立区域性配送中心，统一食品的验收、存储和配送。

④ 对定型包装食品的验收　门店收货时，对定型包装的熟食卤味、豆制品等食品应索取产品检验合格证和专用送货单；对运输工具、包装日期和产品进行检查、验收，同时做好记录；检查食品的保质期，确保其在允收期限范围内；确保包装完好并符合相关要求，数量、批次和送货单一致。

⑤ 对非定型包装食品（包括生鲜食品）的验收　门店收货时，非定型包装产品应根据需要索取产品检验合格证明，专用送货单据，国家或地方执法机构规定的相关证明文件，如屠宰、加工、检疫、销售的许可证明，相关载具的清洁消毒证明等。对运输工具、加工日期和产品进行验收，同时做好记录。

⑥ 对预包装商品标示检查　国产商品标示检查应至少具有以下独立信息（对于最小销售包装表面积小于 $10cm^2$ 的产品，可以仅标注产品名称、生产者名称和生产日期）：食品名称、配料表、净含量及固形物含量（固液两项产品），制造者、生产者和经销者的名称和地址，日期标志和储藏指南（产品保质期与储藏条件有关的产品），质量/品质等级（国家、行业标准中明确规定质量/品质的产品），产品的标准号。进口商品标示检查应至少具有以下独立信息：食品名称、配料表、净含量及固形物含量，进口食品必须表明原产国和地区名、总经销者的名称和地址，日期标志和储藏指南（产品保质期与储藏条件有关的产品），以及进口商品应有中文标识，中文标识应大于外文标识。

⑦ 对于环境要求方面　食品验收的场所、设备应当保持清洁，定期清扫，无积尘、无食品残渣、无霉斑、鼠迹、苍蝇、蟑螂，不得存放有毒、有害物品（如杀鼠剂、杀虫剂、洗涤剂、消毒剂等）及个人生活用品。食品验收时应当注意按生产单位、品种分别放置于食品专用栈板上，保证商品分类、分架。做到生熟食品分开，避免交叉污染。在本环节中应保证冷藏食品脱离冷链时间不得超过 20min，冷冻食品脱离冷链时间不得超过 30min。

4. 食品存储控制

储存食品的场所、设备应当保持清洁，定期清扫，无积尘、无食品残渣，无霉斑、鼠迹、苍蝇、蟑螂，不得存放有毒、有害物品（如杀鼠剂、杀虫剂、洗涤剂、消毒剂等）及个人生活用品。食品应当分类、分架存放，距离墙壁、地面均在 10cm 以上，并定期检查，使用应遵循先进先出的原则，变质和过期食品应及时清除。

食品冷藏、冷冻储藏的温度应分别符合冷藏和冷冻的温度范围要求。食品冷藏、冷冻储藏应做到原料、半成品、成品严格分开存放。冷藏、冷冻柜（库）应有明显区分标志，外显式温度（指示）计便于对冷藏、冷冻柜（库）内部温度的监测。食品在冷藏、冷冻柜（库）内储藏时，应做到植物源性食品、动物源性食品和水产品分类摆放。食品在冷藏、冷冻柜（库）内储藏时，为确保食品中心温度达到冷藏或冷冻的温度要求，不得将食品堆积、挤压存放。冷藏、冷冻柜（库）应由专人负责检查，定期除霜、清洁和维修，保持霜薄气足，无异味、臭味，以确保冷藏、冷冻温度达到要求并保持卫生。

在食品专用独立仓库或存储区域，和其他食品有适当物理分隔避免受到污染。按常温、冷藏和冷冻等不同存储要求相应存放食品。食品存储仓库和货架的设计应满足食品卫生要求和先进先出的操作原则。与食品直接接触的内包装应使用合法安全的食品级包装材料；外包装要满足相关运输和存储安全及质量要求。散装食品入库前应转移进带盖的食品专用周转箱存放。在冷库存放的食品应分类、分架，按生产单位、品种分别放置于食品货架上或食品级的专用栈板上，做到生熟食品分开存放于不同的冷库内，避免交叉污染。不同类别的商品应分库或分架存放，库房内备有相应的货架和货垫。食品外包装应完整，无积尘，码放整齐，隔墙离地，要便于检查清点，便于先进先出。

常温存放的食品应储存在温度适宜（按不同产品的具体要求）、干燥的库区，避免阳光照射。冷藏存放的食品应储存在温度湿度适宜的冷藏库中。新鲜蔬菜、水果的存放温度应控制在 5～15℃。要求冷冻存放的食品应储存在温度－18℃以下冷冻库中。冷库要定期检查、记录温度，定期进行除霜、清洁保养和维护。库房内安装温度表、湿度表。冷藏库（柜）温度为－2～5℃以下。冷冻库（柜）温度低于－18℃。热柜的温度达到 60℃以上。不得将有冷藏、冷冻要求的食品在无冷藏、冷冻的条件下储存。根据商品储藏要求进行相应的湿度控制。

在食品存储管理方面，超市应建立食品储存、报废和出入库台账，详细记录所采购食品特别是熟食卤味品的品名、生产厂家、生产日期（批号）、进货日期、保质期、进货数量、运输包装、产品质量等信息，确保食品从采购、运输、储存到销售环节的可追溯性。库内储存商品应有明确直观的标识信息。标识信息至少包括货号、品名、数量等。超市配送中心或门店仓库应按"先进先出"原则发货给销售部门。认真执行食品入库出库检验登记制度，做到登记清楚、日清月结、账物相符。对库存商品应定期盘点检查，确保无过期报废食品，并做好相关台账记录。冷冻和冷藏食品在装卸和出入库时必须保证冷链的持续有效，任何环节中商品脱离冷链的时间不得超过 30min。对货物验收相关单据的整理应科学有效，不应有遗漏。

商品在入库时，必须经过验收通道由收货部人员负责验收，并按进货日期分类编号，按类别存档备查。对库存商品定期进行保质期和质量检查，发现将过期或腐败变质商品应及时处理。对货物的存放应有系统的管理，将货物放置在规定的区域范围内，以提高工作效率。

5. 食品现场制作质量控制

食品现场制作质量控制主要通过食品现场制作人员卫生控制、加工环境控制、加工设施控制以及加工工艺控制等环节实现。

（1）**食品现场制作人员卫生控制**　对食品现场制作人员其基本卫生要求参见超市从业人员卫生控制，并且要求在有下列情形时应用清水清洁消毒双手：开始工作前、处理食物前、上厕所后、处理生食物后、处理弄污的设备或饮食用具后、咳嗽、打喷嚏或擤鼻子后、处理动物或废物后、触摸耳朵、鼻子、头发、口腔或身体其他部位后以及从事任何可能会污染双手活动（如处理货项、执行清洁任务）后。

操作人员进入操作间时宜再次更换操作间内专用工作衣帽并佩戴口罩，操作前应用流水严格进行双手清洗消毒，操作中应适时消毒双手。不得穿戴操作间工作衣帽从事与操作间内操作无关的工作。个人衣物及私人物品不得带入食品处理区。食品处理区内不得有抽烟、饮食及其他可能污染食品的行为。进入食品处理区的非加工操作人员，应符合现场操作人员卫生要求。

从业人员工作服管理方面，工作服（包括衣、帽、口罩）宜用白色（或浅色）布料制作，也可按其工作的场所从颜色或式样上进行区分。工作服应有清洗保洁制度，定期进行更换，保持清洁。接触直接入口食品人员的工作服应每天更换。从业人员上厕所前应在食品处理区内脱去工作服；待清洗的工作服应放在远离食品处理区；每名从业人员应有两套或两套以上工作服。食品从业人员要穿工作服、工作帽进入工作区域，加工、销售直接入口食品的人员操作时要戴口罩，进行工序时要戴一次性手套。离开工作区必须换下工作服，重回工作区时必须洗手、更衣，消毒完毕才能回到工作区域。工作服、工作帽、口罩要保持干净、本色。操作生食品后要洗手、消毒，更换干净的工作服以后才能进行接触熟食的操作。进入熟食切配间、糕点裱花间等操作间要洗手、消毒，更换干净的工作服以后才能进行食品加工操作。由专人加工制作的操作间内，非操作人员不得擅自进入。不得在操作间内从事与加工无关的活动。

（2）加工环境控制　加工环境应备有标准的三水消毒池。食品加工场所周围环境应整洁，保持适当温度湿度，配备合适的温度、湿度，防蝇虫及灰尘控制设施和设备，具备独立的排水、排污设施。食品加工场所周围直线距离应在 10m 内不得有粉尘、有害气体、放射性物质和其他扩散性污染源，不得有倒粪站、化粪池、垃圾站、公共厕所和其他有碍食品卫生的场所。法律、法规、规章以及技术标准、规范另有规定的从其规定。

食品生产加工场所外卫生状况良好；加工间卫生良好，采光、通风良好，空气质量符合要求，并要设置灭鼠、灭蟑、防虫设施。现场制作必须有足够的用房面积，生产过程、所用设备、设施、公用器具、容器符合食品卫生标准和要求。食品加工区应设有与加工产品品种、数量相适应的原料储存、整理、清洗、加工的专用场地，如粗加工间、精加工间、熟食切配间、糕点裱花间等，设备布局和工艺流程合理，不同阶段的加工制作必须在核定区域内进行，不得擅自搬离核定场所，防止交叉污染。各食品加工区域应设有独立的冷藏（保温）、防蝇、防尘、加工用具和容器清洗消毒、废弃物暂存容器等卫生设施，配备符合卫生要求的流动水源、洗涤水池和下水道。

食品处理区应按照原料进入、原料处理、半成品加工、成品供应的流程合理布局，食品加工处理流程宜为生进熟出的单一流向，并应防止在存放、操作中产生交叉污染。成品通道、出口与原料通道、入口，成品通道、出口与使用后的餐饮具回收通道、入口均宜分开设置。熟食切配间和糕点裱花间的墙面和地面应当使用便于清洗的材料制成，操作间内应当配备空调、紫外线灭菌灯、流动水（净水）装置、冰箱、防蝇防尘设施、清洗消毒设施和温度计等。操作间每天应当定时进行空气消毒，操作间内温度应当低于 25℃。

在食品加工区暂存的食品原材料、半成品和成品应严格分开一定的安全距离，分别使用易于识别的专用容器，使用明确的标签识别。原材料和其他生食要和熟食分别使用专用冷柜或冷库存放，避免生熟交叉污染。粗加工操作场所内应至少分别设置动物源性食品和植物源性食品的清洗水池，水产品的清洗水池宜独立设置，水池数量或容量应与加工食品的数量相适应。食品处理区内应设专用于拖把等清洁工具的清洗水池，其位置应不会污染食品及其加工操作过程。食品加工区的地面、食品接触面、加工用具、容器等要保持清洁，定期进行消毒。由专门人员负责配制有关加工用具、容器和人员的安全消毒液。

（3）加工设施控制　熟食、凉菜切配间和裱花间前应设有预进间，避免交叉污染。预进间内应安装紫外线消毒灯。加工用器具应生熟分开、定位存放、保持清洁防尘防菌，避免交叉污染；在每道加工程序完成后严格清理、消毒。刀具用后应置于专用刀架之上；砧板应立放、干燥，以抑制微生物繁殖，并做到"三面"（砧板面、砧板底、砧板边）光洁。

机器设备表面均不得有积土、积水、油污、面垢、杂物等污渍；机器设备内部应定期清扫，避免有害菌滋生。冷冻、冷藏及保鲜设备内外部均应保持清洁卫生。

每日营业结束后，对各种加工用器具按消毒程序进行消毒，使用的消毒方法或药物，必须经当地卫生监管部门认可才能使用，并掌握好消毒时间、药物浓度及使用方法。消毒后的加工用器具应放入防尘、防蝇、防污染的专用密闭保洁柜内，已消毒器具与未消毒器具应分开存放，并有"已消毒"、"未消毒"标记。

（4）加工工艺控制

① 一般工艺环节控制　加工前，应认真检查原材料。如发现有腐败变质迹象或者其他感官性状异常的，不得加工和使用。加工后的食品或半成品应避免污染，和原材料分开存放。

对于粗加工类，各种食品原料在使用前应洗净，动物源性食品、植物源性食品应分池清洗，水产品宜在专用水池清洗，禽蛋在使用前应对外壳进行清洗，必要时消毒处理。

易腐食品应尽量缩短在常温下的存放时间，加工后应及时使用或冷藏。已盛装食品的容器不得直接置于地上，以防止食品污染。生熟食品的加工工具及容器应分开使用并有明显标志。

对于烹调加工类，不得将回收后的食品（包括辅料）经烹调加工后再次供应。需要熟制加工的食品应当烧熟煮透，其加工时食品中心温度应不低于 70℃。需要冷藏的熟制品，应尽快冷却后再冷藏。

对于凉拌菜，操作间使用前应进行空气和操作台的消毒。使用紫外线灯消毒的，应在无人工作时开启 30min 以上。操作间内应使用专用的工具、容器，用前应消毒，用后应洗净并保持清洁。供加工凉菜用的蔬菜、水果等食品原料，未经清洗处理的，不得带入凉菜间。制作好的凉菜应保证在当天内销售完，并用明确指示牌告知消费者选购后尽快食用。

对于现榨果蔬汁及水果沙拉，用于现榨果蔬汁和水果拼盘的瓜果应新鲜，未经清洗处理的不得使用。制作的现榨果蔬汁和水果沙拉应储存在 10℃ 以下。

对于面包类、裱花类和主食厨房，未用完的点心馅料、半成品点心，应在冷柜内存放，并在规定存放期限内使用。奶油类、肉类、蛋类原料应低温存放。水分含量较高的点心应当在 10℃ 以下或 60℃ 以上的温度条件下储存。蛋糕胚应在专用冰箱中储存，储存温度 10℃ 以下。裱浆和新鲜水果（经清洗消毒）应当天加工、当天使用。植脂奶油裱花蛋糕储藏温度在（3±2）℃，蛋白裱花蛋糕、奶油裱花蛋糕、人造奶油裱花蛋糕储存温度不得超过 20℃。

对于烧烤类商品，烧烤时宜避免食品直接接触火焰和食品中油脂滴落到火焰上。

对于再加热食品，无适当保存条件（温度低于 60℃、高于 10℃ 条件下放置 4h 以上的），存放时间超过 4h 的熟食品，需再次利用的应充分加热。加热前应确认食品未变质。冷冻熟食品应彻底解冻后经充分加热方可供消费者食用。加热时中心温度应高于 70℃，未经充分加热的食品不得供消费者食用。

对于加工过程中使用的重要用具，使用后应及时洗净，定位存放，保持清洁。消毒后的餐用具应储存在专用保洁柜内备用。餐具保洁柜应有明显标记；应当定期清洗，保持洁净；应定期检查消毒设备、设施是否处于良好状态。不得重复使用一次性用具。已消毒和未消毒的餐用具应分开存放，保洁柜内不得存放其他物品。

② 具体操作控制　食品加工工艺流程布局应按照从生到熟的流程设计，不得出现混流或回流现象。不同阶段的加工制作必须在核定区域内进行，不得擅自搬离核定场所，以防止交叉污染。食品加工过程中坚持"随手清洁"。接触食品的工用具、容器使用后应清洗干净，妥善保管；接触及盛装生食品材料和熟食的器具应当有明显标志区分，使用前严格消毒；加工工具要放置在固定场所，不得直接放在熟食上，每小时至少消毒一次。食品加工过程中对于影响食品卫生和安全的关键控制点应设立妥当的控制措施。具备必要的防止异物进入食品的控制手段。

采用安全可靠的食品解冻方法，使用冷藏解冻或流水解冻，严禁死水或在室温下自然解冻。烘烤、腌卤、煎炒食物时要注意食物的中心温度达到70℃以上的安全水平并保持足够时间。改刀、分装等熟食加工操作应在切配操作间内进行，非操作间工作人员不得擅自进入操作间，非操作间内使用的加工用具、容器，不得放入操作间。

食品加工过程中禁止使用工业用的漂白剂、色素等对人体有害的添加剂，应用食用级的添加剂，并控制剂量，保证对人体无害。

按照企业标准的工艺要求执行，供应商应严格按照工艺和关键控制点操作。一般工艺流程包括：原料筛选、添加剂使用、产品成型、温度控制、包装、称重。

(5) 销售环节控制　销售环节控制通过陈列设施管理、陈列商品管理、商品包装与标识管理以及销售商品保质期和销售期限管理等环节实现。

① 陈列设施管理　陈列设施清洁过程中，员工必须使用恰当的用品，正确实施清洁程序。明确每天的清洁计划，每天填写清洁工作记录。要求清洁设施适合，工作情况良好。刷子、刮水器使用恰当并清洁，有足够的刷子、刮水器、纸。灭蝇灯工作情况正常，且清洁。紫外线灭菌灯工作正常，食品上方灯防爆膜或灯罩状况正常。清洁主要内容包括地板、墙壁、天花板、货架、地漏、管路、无水积和液滴、展示柜的玻璃、销售及品尝用具、架子、灯罩、价格牌不得接触食品、周转箱等。检查与食品有关的加工器具的破损、断裂、生锈状况，并清洁容器、刀具、勺子、周转箱等。

针对不同品种食品的储存陈列要求配备相应的陈列保鲜设备。a. 销售需冷藏的定型包装食品可以采用敞开式冷藏柜或冰台；自行简易包装和非定型包装食品，应当采用专用封闭式冷藏柜。冷藏柜温度应当在−2～5℃，冷藏柜应配有温度指示装置。b. 销售需冷冻的定型包装食品可以采用敞开式冷冻柜；自行简易包装和非定型包装食品，应当采用专用封闭式冷冻柜。冷冻柜温度应低于−18℃，冷冻柜应配有温度指示装置。c. 销售自行简易包装和不改刀非定型包装熟食食品，应当采用专用封闭式热保温柜，保温柜温度应当高于60℃，保温柜应配有温度指示装置。d. 销售非定型包装熟食卤味的，应当设有专门的操作间，另设有流动水源、预进间。操作间的墙面和地面应当使用便于清洗的材料制成，操作间内应当配备空调、紫外线灭菌灯、流动水（净水）装置、冰箱、防蝇防尘设施、清洗消毒设施和温度计等。e. 操作间每天应当定时进行空气消毒，操作间内温度应当低于25℃。改刀、分装等加工操作应在操作间内进行，非操作间工作人员不得擅自进入操作间，非操作间内使用的工用具、容器，不得放入操作间。f. 生鲜食品的销售区域应按照产品的不同种类划分，配备相应的专用陈列和加工设备，如货架、容器、冰鲜台、水族箱、切割台、加工台，以及相应的设备等。销售区域内配备流动水源、清洁消毒设备、下水道。g. 食品销售区的地面、食品接触面、加工用具、容器等要保持清洁，定期进行消毒。由专门人员负责配制有关加工用具、容器和人员的安全消毒液。h. 对于需冷藏的食品，冷藏柜温度必须保证24h在4℃以下，企业（商场）不得在夜间断电。

② 陈列商品管理　食品销售时陈列必须符合其自身保质储存条件。冷藏定型包装食品可以采用敞开式冷藏柜或冰鲜台陈列；自行简易包装和非定型包装食品，应当采用专用封闭式冷藏柜。冷冻定型包装食品可以采用敞开式冷冻柜陈列；自行简易包装和非定型包装食品，应当采用专用封闭式冷冻柜。自行简易包装和不改刀非定型包装熟食食品，应陈列于专用的低温陈列柜或封闭式热保温柜。非定型包装熟食卤味应当设有销售操作间改刀并陈列。

直接入口食品和不需清洗即可加工的散装食品必须有防尘材料遮盖，设置隔离设施以确保食品不能被消费者直接触及，并具有禁止消费者触摸的标志，由专人负责销售，并为消费者提供分拣及包装服务。供消费者直接品尝的散装食品应与销售食品明显区分，并标明可品尝的字样。超市内的食品类商品不应与洗涤剂、杀虫剂、消毒剂类商品混放，应保持一定间距，避免交叉污染。

③ 商品包装与标识管理 食品的包装材料应达到相关国家和地方卫生标准的要求，不含影响食品质量及消费者健康的有害成分，包装强度设计应足够承受保质期限内的搬运、储存而不影响食品的质量。定型包装食品的陈列外包装上应该按国标 GB7718—2004《预包装食品标签通则》的要求清晰标注相关信息。至少包括以下内容：食品名称、配料清单、配料的定量标示/净含量和沥干物（固形物）含量、制造者、经销者的名称和地址、日期标示和储藏说明、产品标准号、质量（品质）等级以及其他强制标示内容。陈列散装食品时应在盛放食品的容器的显著位置或隔离设施上标识出食品名称、配料表、生产者和地址、生产日期、保质期、保存条件、食用方法。超市必须提供给消费者符合卫生要求的小包装，并保证消费者能够获取符合要求的完整标签。

销售需清洗后加工的散装食品应在销售货架的明显位置设置标签，并标注以下内容：食品名称、配料表、生产者和地址、生产日期、保质期、保存条件、食用方法等。超市应保证消费者能够方便地获取上述标签。由超市重新分装的食品应使用符合卫生要求的食品级包装材料。其标签应按原生产者的产品标识真实标注，必须标明以下内容：食品名称、配料表、生产者和地址、生产日期、保质期、保存条件、食用方法等。

④ 销售商品保质期和销售期限管理 食品的保质期应严格遵守相关卫生和质量标准的规定，上架销售的食品必须严格控制在保质期内，做到先进先出，并为消费者预留合理的存放和使用期。

由生产者和超市预包装或分装的食品，严禁延长原有的生产日期和保质期限。已上市销售的预包装食品不得拆封后重新包装或散装销售。对于散装食品，应将不同生产日期的食品区分销售，先进先出，并明确生产日期。如将不同生产日期的食品混装销售，则必须在标签上标注最早的生产日期和最短的保质期限。定型包装食品按照制造商标注于包装上的生产日期和保质期管理。散装食品标签应明确标注包装日期，如同时标注生产日期，则生产日期必须与生产者出厂时标注的生产日期相一致。超市自制的生鲜产品，如可以直接烹调的配菜、熟食卤味等保质期不得超过当日。

超过保质期限的食品应在经营场所内就地以捣碎、染色等破坏性方式处理销毁，不得退货或者换货。

(6) 问题商品的处理 企业中，对于不符合有关食品安全规定和标准的商品，或给消费者的健康和安全造成潜在或现实危害的问题商品，一经发现应该立即启动商品撤架流程。企业有明确的问题商品撤架工作流程，主要是门店自检发现的问题。根据相关法律法规，任何不恰当的、不安全的、标签错误的或不符合质量标准的商品均不得上架销售。

对于问题食品引发的食品安全事件，一经发生，立即启动食品安全事件处理流程。主要包括顾客投诉，政府部门的抽查、调查以及协查过程中发现的食品安全事件。企业有明确的食品安全事故应急处理机制工作流程。对于相关事故的基本状况及处理方式应形成报表，食品安全管理部门进行月/周统计分析并存档。对重大食品安全事件，应建立内部应急处理小组，由采购、存储、加工、销售、食品安全管理、法律、市场等部门人员组成，对发生质量或安全问题的食品的应急处理及时做出决策并付诸实施。

企业处理问题商品和食品安全事件的主要方法一般为超市内部的联动撤架。一旦启动产品的撤架机制，各部门应积极配合执行。采购、配送中心和门店应在撤架指令下达后于最短的时间内（48h 内）完成问题商品下架、封存、清点、运输在途食品的跟踪，并将有关信息反馈总部汇总。应及时提供给消费者、公众、媒体和政府执法机构准确、负责和公正的信息，尽快配合控制流通渠道避免问题食品扩散，调动相关资源尽快查清问题的根源并采取必要的控制及反应手段，尽最大努力把问题食品可能或已经造成的危害降低至最低。

（7）超市食品安全管理体系　企业应有明确的食品安全方针和相关目标的声明；企业应有根据自身规定形成文件的程序和记录；应建立能够确保食品安全相关程序和管理得到有效的实施和控制的文件；应明确各个相关岗位的业务范围，以及具体参考信息、相关程序的交互关系。

第三节　餐饮食品的安全质量控制

一、概述

随着我国国民经济的快速发展，居民的收入水平越来越高，餐饮消费需求日益旺盛，营业额一直保持较强的增长势头。据统计，近五年来，我国餐饮业每年都以 18% 左右的速度增长，是国内生产总值（GDP）发展速度的 2 倍，可以说整个餐饮市场发展态势良好。据国家统计局的统计，1978 年全国餐饮业零售额仅为 54.8 亿元，经过 20 年的发展，到 1998 年餐饮业的零售业达到 2816.4 亿元，比 1978 年增长了 50 倍。自 1991 年以来，全国餐饮业零售额每年增幅都在两位数以上，2005 年全国餐饮业零售额达 8886.8 亿元，同比增长 17.7%，比上年净增 1331 亿元，占社会消费品总额的比例达到 13.9%。2006 年，我国餐饮业市场活跃，继续呈现又好又快的稳步发展态势，餐饮消费实现历史性的跨越，全年零售额首次突破一万亿元大关，达到 10345.5 亿元。

二、餐饮常见的食品安全问题

我国餐饮行业目前主要存在以下几个方面的问题。

（1）资质问题　餐饮企业无证经营现象普遍，一些小型餐饮店、街头商贩和社区网点在没有办理任何证照的情况下就开业经营，也没有为接触食品的生产人员办理"健康证"；单位食堂因不对外营业，不用办工商执照和许可证，成为卫生问题的空白点。

（2）原材料问题　进货渠道混乱，不到卫生部门指定的定点单位进购放心原材料，甚至是用变质的原材料加工食品，如坑渠油、私宰猪等，掺假造假，使用非食用原料添加剂等。

（3）包装运输问题　一次性包装做二次使用，一次性餐用具或旧包装回收再用等。

（4）生产问题　许多小型餐饮企业生产场地的卫生情况令人担忧，没有凉菜间，生熟混放，共用砧板造成交叉污染等。

（5）监管问题　由于餐饮业发展迅速，而监管部门的力量远远不够，导致出现管理真空。餐饮业涉及的范围较广，负责卫生管理的政府部门不少，但政出多门，容易出现管理不到位的情况。在处罚上，除了发生较为大型的卫生安全事故，一般的处罚手段都是以责令整改和罚款为主，不足以对违规者构成威慑力。

三、餐饮的食品安全质量控制

为促进我国餐饮食品的安全性，国家出台了一系列安全控制法规与标准。如 2005 年 6 月 27 日卫生部发布，2005 年 10 月 1 日起实施的《餐饮业和集体用餐配送单位卫生规范本办法》、2000 年 6 月 1 日起施行《餐饮业食品卫生管理办法》、国家推荐性标准《食品安全管理体系　餐饮业要求（征求意见稿）》（国家标准修订计划项目编号：20070080-T-469）、国家标准 GB 16153—1996《饭店（餐厅）卫生标准》以及 1993 年 7 月 27 日由卫生部和国家工商行政管理局发布并实施的《街头食品卫生管理暂行办法》、中华人民共和国教育部与卫生部令 2002 年 9 月 20 日发布自 2002 年 11 月 1 日起施行的《学校食堂与集体用餐卫生管理规定》，以及卫生部 1996 年 8 月 27 日发布并施行的《学生集体用餐卫生监督办法》等。下面主要以《餐饮业和集体用餐配送单位卫生规范办法》为基础，简要介绍餐饮的食品安全质量控制。

餐饮的食品安全质量控制主要包括从业人员卫生要求、加工经营场所的卫生条件控制、加工操作卫生要求以及卫生管理等方面。

(1) 从业人员卫生要求　在从业人员卫生要求方面，主要是对从业人员健康管理、人员培训、个人卫生以及工作服管理进行要求，这与超市食品现场制作人员卫生控制基本一致。

(2) 加工经营场所的卫生条件控制　在加工经营场所的卫生条件控制方面，场所选址卫生要求、建筑结构与场所设置、设施卫生要求、设备与工具卫生要求等方面基本与 GB 14881—1994《食品企业通用卫生规范》一致。但对加工场所布局与面积的要求见表 8-6。

表 8-6　推荐的各类餐饮业场所布局要求

餐饮单位	加工经营场所面积/m²	食品处理区与就餐场所面积之比	切配烹饪场所累计面积	凉菜间累计面积	食品处理区为独立隔间的场所
餐馆	≤150	≥1∶2.0	≥食品处理区面积50%且≥8m²	≥5m²	加工、烹饪、餐用具清洗消毒
	150～500 (不含150,含500)	≥1∶2.2	≥食品处理区面积50%	≥食品处理区面积10%	加工、烹饪、餐用具清洗消毒
	500～3000 (不含500,含3000)	≥1∶2.5	≥食品处理区面积50%	≥食品处理区面积10%	粗加工、切配、烹饪、餐用具清洗消毒、清洁工具存放
	>3000	≥1∶3.0	≥食品处理区面积50%	≥食品处理区面积10%	粗加工、切配、烹饪、餐用具清洗消毒、餐用具保洁、清洁工具存放
快餐店、小吃店	≤50	≥1∶2.5	≥8m²	≥5m²	加工、(快餐店)备餐(或符合本规范第七条第二项第五目规定)
	>50	≥1∶3.0	≥10m²	≥5m²	
食堂	供餐人数100人以下食品处理区面积不小于30m²,100人以上每增加1人增加0.3m²,1000人以上超过部分每增加1人增加0.2m²。切配烹饪场所占食品处理区面积50%以上			≥5m²	备餐(或符合本规范第七条第二项第五目规定),其他参照餐馆相应要求设置

注：1. 表中所示面积为实际使用面积或相对使用面积。

2. 全部使用半成品加工的餐饮业经营者以及单纯经营火锅、烧烤的餐饮业经营者,食品处理区与就餐场所面积之比在上表基础上可适当减少。

3. 表中"加工"指对食品原料进行粗加工、切配。

4. 各类专间要求必须设置为独立隔间,未在表中"食品处理区为独立隔间的场所"栏列出。

烹调场所天花板离地面宜在 2.5m 以上,小于 2.5m 的应采用机械通风使换气量符合 JGJ64《饮食建筑设计规范》要求。烹调场所应采用机械排风。产生油烟的设备上部,应加设附有机械排风及油烟过滤的排气装置,过滤器应便于清洗和更换。采用空调设施进行通风的,就餐场所空气应符合 GB 16153《饭馆（餐厅）卫生标准》要求。

专间应为独立隔间,专间内应设有专用工具清洗消毒设施和空气消毒设施,专间内温度应不高于 25℃,宜设有独立的空调设施。加工经营场所面积 500m² 以上餐馆和食堂的专间入口处应设置有洗手、消毒、更衣设施的通过式预进间。500m² 以下餐馆和食堂等其他餐饮单位,不具备设置预进间条件的,应在专间内入口处设置洗手、消毒、更衣设施。洗手消毒设施应符合本条第八项规定。以紫外线灯作为空气消毒装置的,紫外线灯（波长 200～

275nm）应按功率不小于 $1.5W/m^3$ 设置，紫外线灯宜安装反光罩，强度大于 $70\mu W/cm^2$。专间内紫外线灯应分布均匀，距离地面 2m 以内。凉菜间、裱花间应设有专用冷藏设施，需要直接接触成品的用水，还宜通过净水设施。专间不得设置两个以上（含两个）的门，专间如有窗户应为封闭式（传递食品用的除外）。专间内外食品传送宜为可开闭的窗口形式，窗口大小宜以可通过传送食品的容器为准。

食品接触面原则上不得使用木质材料（工艺要求必须使用除外），必须使用木质材料的工具，应保证不会对食品产生污染。集体用餐配送单位应配备盛装、分送集体用餐的专用密闭容器，运送集体用餐的车辆应为专用封闭式，车内宜设置温度控制设备，车辆内部的结构应平整，以便于清洁。

（3）加工操作卫生要求　餐饮加工操作卫生要求的主要原料采购、运输工具、储存卫生要求、粗加工及切配卫生要求、烹调加工卫生要求、凉菜配制卫生要求、现榨果蔬汁及水果拼盘制作卫生要求、点心加工卫生要求、裱花操作卫生要求、烧烤加工卫生要求、生食海产品加工卫生要求与超市加工操作卫生要求大致相同。

在备餐及供餐卫生要求方面，操作前应清洗、消毒手部，在备餐专间内操作应符合本规范第十五条第二项至第五项要求；操作人员应认真检查待供应食品，发现有感官性状异常的，不得供应；操作时要避免食品受到污染；菜肴分派、造型整理的用具应经消毒；用于菜肴装饰的原料使用前应洗净、消毒，不得反复使用；在烹饪后至食用前需要较长时间（超过2h）存放的食品，应当在高于 60℃ 或低于 10℃ 的条件下存放。

在餐用具卫生要求方面，餐用具使用后应及时洗净，定位存放，保持清洁。消毒后的餐用具应储存在专用保洁柜内备用，保洁柜应有明显标记。餐具保洁柜应当定期清洗，保持洁净。接触直接入口食品的餐用具使用前应洗净并消毒（表 8-7）。所用洗涤剂应符合 GB 14930.1—1994《食品工具、设备用洗涤剂卫生标准》和 GB 14930.2—1994《食品工具、设备用洗涤消毒剂卫生标准》。应定期检查消毒设备、设施是否处于良好状态。采用化学消毒的应定时测量有效消毒浓度。消毒后餐具应符合 GB 14934《食（饮）具消毒卫生标准》规定。不得重复使用一次性餐饮具。已消毒和未消毒的餐用具应分开存放，保洁柜内不得存放其他物品。

表 8-7　推荐的餐饮具清洗消毒方法

一、清洗方法
（一）采用手工方法清洗的应按以下步骤进行
1. 刮掉沾在餐饮具表面上的大部分食物残渣、污垢
2. 用含洗涤剂的溶液洗净餐饮具表面
3. 最后用清水冲去残留的洗涤剂
（二）洗碗机清洗按设备使用说明进行。餐具表面食物残渣、污垢较多的，应用手工方法先刮去大部分后，再进入洗碗机清洗
二、消毒方法
（一）物理消毒，包括蒸汽、煮沸、红外线等热力消毒方法
1. 煮沸、蒸汽消毒保持 100℃ 10min 以上
2. 红外线消毒一般控制温度 120℃ 保持 10min 以上
3. 洗碗机消毒一般水温控制 85℃，冲洗消毒 40s 以上
（二）化学消毒，主要为各种含氯消毒药物
1. 使用浓度应含有效氯 250mg/L 以上，餐饮具全部浸泡入液体中，作用 5min 以上
2. 化学消毒后的餐饮具应用净水冲去表面的消毒剂残留
（三）保洁方法
1. 消毒后的餐饮具要自然滤干或烘干，不应使用手巾、餐巾擦干，以避免受到再次污染
2. 消毒后的餐饮具应及时放入餐具保洁柜内

集体用餐配送卫生要求方面，集体用餐配送的食品不得在 $10 \sim 60℃$ 的温度条件下储存和运输，从烧熟至食用的间隔时间（保质期）应符合以下要求：烧熟后 2h 的食品中心温度保持在 $60℃$ 以上（热藏）的，其保质期为烧熟后 4h。烧熟后 2h 的食品中心温度保持在 $10℃$ 以下（冷藏）的，保质期为烧熟后 24h，但供餐前应按食品再加热卫生要求处理。

盛装、分送集体用餐的容器表面宜标明加工单位、生产日期及时间、保质期，必要时标注保存条件和食用方法。运送集体用餐的容器和车辆应安装食品热藏和冷藏设备，在每次配送前应进行清洗消毒。

配送的集体用餐及重要接待活动供应的食品成品应留样。留样食品应按品种分别盛放于清洗消毒后的密闭专用容器内，在冷藏条件下存放 48h 以上，每个品种留样量不少于 100g。

第四节　进出口食品安全质量控制

一、概述

中国是食品进出口大国，多年来食品进出口不断增长。2006 年，食品进出口贸易总额为 404.48 亿美元（不包括小麦、玉米、大豆等农产品，下同），同比增长了 21.45%。2006 年，中国出口食品 2417.3 万吨，货值 266.59 亿美元，同比分别增长了 13.29% 和 16.0%；出口食品货值列前 10 位的品种分别为：水产品、水产制品、蔬菜、罐头、果汁及饮料、粮食制品、调味料、禽肉制品、酒、畜肉及杂碎。中国食品出口到 200 多个国家和地区，按贸易额排序前 10 位的国家和地区依次是：日本、美国、韩国、中国香港、俄罗斯、德国、马来西亚、荷兰、印度尼西亚、英国。多年来，中国出口食品合格率一直保持在 99% 以上。据统计，2006 年和 2007 年上半年，出口到美国的食品分别为 9.4 万批和 5.5 万批，被美国检出的不合格食品分别为 752 批和 477 批，合格率分别为 99.2% 和 99.1%；出口到欧盟的食品分别为 9.1 万批和 6.2 万批，被欧盟检出的不合格食品分别为 91 批和 135 批，合格率分别为 99.9% 和 99.8%。日本是中国最大的食品进口国，2007 年 7 月 20 日，日本厚生劳动省公布的日本 2006 年进口食品监控统计报告显示，日本对中国食品的抽检率最高，达 15.7%，但中国输日食品的抽检合格率也最高，达 99.42%；其次是欧盟（99.38%）；第三是美国（98.69%）。中国香港特别行政区的食品主要来自内地。香港特区食物环境卫生署 2007 年上半年两次大规模食品抽样检测表明，香港地区食品整体合格率分别为 99.2% 和 99.6%。

2006 年，中国进口食品 2027.3 万吨，货值 133.96 亿美元，同比分别增长了 7.94% 和 25.11%。进口食品货值列前 10 位的品种分别是：植物油、水产品、谷物、食糖、乳制品、酒、烟草及制品、禽肉及杂碎、油料作物、粮食制品。中国的进口食品来自世界上 143 个国家和地区，向中国出口食品货值列前 10 位的国家分别为：马来西亚、俄罗斯、美国、印度尼西亚、阿根廷、泰国、澳大利亚、新西兰、巴西、法国。多年来，中国进口食品的质量总体平稳，没有发生过因进口食品质量安全引起的严重质量安全事故。2004 年、2005 年、2006 年和 2007 年上半年，进口食品口岸检验检疫合格率分别为 99.29%、99.46%、99.11% 和 99.29%。

二、进出口食品的安全质量控制

对进出口食品的质量控制主要依据我国或国际上的有关法律、法规和标准体系进行。

和进出口食品的安全质量控制有关的法律包括《中华人民共和国进出口商品检验法》、

《中华人民共和国进出境动植物检疫法》、《中华人民共和国动物防疫法》、《中华人民共和国食品卫生法》、《中华人民共和国产品质量法》等。

和进出口食品的安全质量控制有关的法规包括《中华人民共和国进出境动植物检疫法实施条例》、《中华人民共和国进出口商品检验法实施条例》、《中华人民共和国兽药管理条例》、《中华人民共和国饲料管理条例》、《中华人民共和国农药管理条例》、《中华人民共和国种畜禽管理条例》等。

进出口食品的安全质量控制有关的部门规章制度包括《供港澳活禽检验检疫管理办法》（国家质量监督检验检疫总局第 26 号局令）；《动物疫情报告管理办法》（1999 年 10 月 20 日农业部发布）；《国家动物疫情测报体系管理规范（试行）》；《国家高致病性禽流感防治应急预案》；《关于印发〈高致病性禽流感防治技术规范〉等 7 个重大动物疫病防治技术规范的通知》；《出口食品生产企业卫生要求》；《出口食品卫生质量管理》；《出入境口岸食品卫生监督管理规定》；《进出口食品包装容器、包装材料实施检验监管工作管理规定》；《进出口食品标签管理办法》；《进出口食品检验检疫监督管理办法》；《进口食品卫生监督检验工作规程》；《进口食品卫生质量管理》；《进出境肉类产品检验检疫管理办法》（国家质量监督检验检疫总局 2002 年第 26 号令）；《出口肉禽饲养用药管理办法》；《出口禽肉及其制品检验检疫要求》；《进出境水产品检验检疫管理办法》（国家质量监督检验检疫总局 2002 年第 31 号令）；《出口蜂蜜检验检疫管理办法》（国家质量监督检验检疫总局第 20 号局令）；关于印发《出口鳗鱼产品检验检疫和监管要求（试行）》的通知；《出口食品卫生注册登记管理规定》（国家质量监督检验检疫总局 2002 年第 20 号令）；《出口食品生产企业危害分析与关键控制点（HAC-CP）管理体系认证管理规定》（2002 年国家认证认可监督管理委员会第 3 号公告）；《出口食品生产企业申请国外卫生注册管理办法》（国家认证认可监督管理委员会 2002 第 15 号公告）；《出口鳗鱼养殖场登记管理办法》。

在进出口食品残留监控的规定包括《兽药管理条例实施细则》；《农药管理条例实施办法》（农业部令 20 号）；《水产品药物残留专项整治计划》；《残留分析质量控制指南》；《关于发布〈动物性食品中兽药最高残留限量〉的通知》等。在进出口食品病原微生物控制的规定包括《关于执行＜鲜、冻禽产品＞国家标准的通知》；《关于进一步加强进境肉鸡产品检验检疫管理的通知》；《关于进一步加强禽流感防疫检疫工作的紧急通知》；《关于进一步加强进境肉类检验检疫工作的通知》；《进出境肉类产品检验检疫管理办法》等。在出口食品加工储运卫生控制的规定包括《出口食品生产企业卫生注册登记管理规定》；《肉类屠宰加工企业卫生注册规范》等规范；《食品生产加工企业质量安全监督管理办法》第 52 号局令等。

和进出口食品有关的国际标准包括《动物卫生法典（OIE）》；《哺乳动物、禽、蜜蜂 A 和 B 类疾病诊断试验和疫苗标准手册》；《国际水生动物法典（OIE）》；《国际水生动物疾病诊断手册》；《国际植物保护公约（IPPC）有关标准》；《食品法典委员会（CAC）有关标准》。国内标准包括 GB 2707—1994《猪肉卫生标准》；GB 2710—1996《鲜（冻）禽肉卫生标准》；SN/T 0418—95《出口冻家兔肉检验规程》；SN/T 0419—95《出口冻肉用鸡检验规程》；SN/T 0384—95《出口冻对虾检验》等。

1. 出口食品安全卫生质量控制

按照《出口食品生产企业卫生要求》和《进出口食品检验检疫监督管理办法》，我国对出口食品的安全质量在生产环节一般是通过对生产、质量管理人员的要求；环境卫生的要求；车间及设施卫生的要求；原料、辅料卫生的要求；生产、加工卫生的要求；包装、储存、运输卫生的要求；有毒有害物品的控制；检验的要求以及保证卫生质量体系有效运行的要求等方面的全面要求而实现的。另外，按照要求列入《卫生注册需评审 HACCP 体系的产品目录》的出口食品生产企业，必须按照国际食品法典委员会《危害分析与关键控制点（HACCP）体系及其应用准则》的要求建立和实施 HACCP 体系。出口食品生产企业应当制定本企业的卫生质量方针、目标和责任制度，并贯彻执行。出口食品生产企业应当建立与生产相适应的、能够保证其产品卫生质量的组织机构，并规定其职责和权限。出口食品应当符合进口国或者地区的标准或合同要求。

出口食品生产加工企业所用的原料必须来自于符合规定要求的种植养殖基地，种植养殖基地应当按照农业标准化要求种植或者养殖。检验检疫机构对用于生产出口动植物源性食品的原料种植、养殖基地实施备案管理，实施备案管理的目录由国家质量监督检验检疫总局制定、调整并公布。应当备案而未获得备案的基地生产的原料不得用于加工出口食品。在自控体系方面，要求出口食品生产企业应当建立完善的质量安全和卫生控制体系及出口食品质量安全追溯体系，提高自检自控能力。根据需要，检验检疫机构可以向风险较高的出口食品生产企业派驻检验检疫工作人员，对出口食品生产企业的原料来源、生产加工、装运出口等实施监督管理。

出口食品在出口岸之前必须进行报检（检验检疫）。出口食品经检验检疫合格的，由检验检疫机构按照规定出具通关证明。进口国家或者地区对检验检疫证书有要求的，应当按照要求同时出具有关检验检疫证书。出口食品经检验检疫不合格的，由检验检疫机构出具不合格证明。依法可以进行技术处理的，应当在检验检疫机构的监督下进行技术处理，经重新检验合格后，方准出口；依法不能进行技术处理或者经技术处理后重新检验仍不合格的，不准出口。

国家质量监督检验检疫总局对出口食品实施产地检验检疫和口岸查验相结合的管理方式。经产地检验检疫机构检验检疫合格的食品，口岸检验检疫机构按照 20％的比例实施抽查检验。口岸查验发现货证不符或者经抽查检验不合格的，除该批食品不得出口外，负责查验的检验检疫机构应当于 24h 内报告国家质量监督检验检疫总局，由国家质量监督检验检疫总局发布预警，将该食品生产企业、报检人、代理报检企业报检的所有出口食品的查验比例提高到 50％。再次发现货证不符或者不合格的，查验比例提高到 100％。只有当连续 90 天或者连续 50 批次查验全部符合要求，方可恢复到正常查验比例。

对出口企业管理方面，检验检疫机构在对出口食品检验检疫和监督管理中，对具有完善的质量安全和卫生自控体系、信誉良好、质量长期稳定的出口食品生产企业，可以将其列入优良企业名单，并给予相应的优惠措施。相反，发现出口食品生产企业、出口企业或者其代理人、代理报检企业存在违规问题的，可以将其列入违规企业名单，并采取相应措施。

对于发现出口的食品存在安全隐患，可能或已经对人体健康和生命安全造成损害的，食品出口企业应当主动召回并立即向所在地检验检疫机构报告。检验检疫机构对召回实施监督管理。食品进出口企业拒不实施主动召回的，检验检疫机构可向其发出责令召回通知书并报告国家质量监督检验检疫总局，由国家质量监督检验检疫总局发布公告，要求停止进口、出口相关食品，提醒消费者停止消费该食品，或者采取其他避免危害发生的措施。

2. 进口食品安全卫生质量控制

按照《进出口食品检验检疫监督管理办法》，进口食品应当符合我国国家技术规范的强制性要求以及我国与出口国家或者地区签订的协议、议定书规定的检验检疫要求。我国尚未制定国家技术规范强制性要求的进口食品，应当符合国家质量监督检验检疫总局指定的标准。

在进口国家与地区控制方面，国家质量监督检验检疫总局对首次进口的具有动植物疫情疫病和有毒有害物质风险的食品进行风险评估，对出口国家或者地区的食品质量安全和卫生管理体系进行评估。对风险可以接受的进口食品，可以与出口国家或者地区政府主管部门签订检验检疫议定书，确定检验检疫要求。

按照国际惯例，国家认证认可监督管理委员会按照《进口食品国外生产企业注册管理规定》的规定，负责实施向中国出口食品的国外生产、加工、存放企业卫生注册登记的评审和注册等工作。获得卫生注册登记的国外生产企业生产的食品方可进口。对存在动植物疫情疫病风险的进口食品实行指定口岸入境。

任何食品的进入口岸之前必须报检（检验检疫）。进口食品在取得检验检疫合格证明之前，应当存放在检验检疫机构指定的监管场所，未经检验检疫机构许可，任何单位和个人不得擅自调离、销售、使用。进口食品经检验检疫合格的，由检验检疫机构出具检验检疫合格证明后，方可销售、使用。经检验检疫合格的进口食品，检验检疫机构可以根据需要，按照国家质量监督检验检疫总局的规定加施检验检疫标志。进口食品经检验检疫不合格的，由检验检疫机构出具不合格证明。涉及安全、健康、环境保护项目不合格的，由检验检疫机构责令当事人销毁或者出具退货处理通知单并书面告知海关，海关凭退货处理通知单办理退运手续。其他项目不合格的，可以在检验检疫机构的监督下进行技术处理，经重新检验检疫合格后，方可销售、使用。另外，国家质量监督检验检疫总局可以根据国内外食品安全情况，组织对已进入市场销售的进口食品进行抽查。

在进口企业管理方面，检验检疫机构发现不符合法定要求的进口食品时，可以将不符合法定要求进口食品的进货人、报检人、代理人列入不良记录名单，存在违规问题的，可以将其列入违规企业名单，并采取相应措施。

参 考 文 献

[1] 中华人民共和国商务部. 农产品批发市场食品安全操作规范（试行）. 2008.
[2] 中华人民共和国商务部. 超市食品安全操作规范（试行）. 2006.
[3] 中华人民共和国卫生部. 餐饮业和集体用餐配送单位卫生规范. 2005.
[4] 国家质量监督检验检疫总局20号令《出口食品生产企业卫生注册登记管理规定》附件2：出口食品生产企业卫生要求. 2002.
[5] 国家质量监督检验检疫总局. 进出口食品检验检疫监督管理办法（草案）.

第九章　食品卫生安全法规标准

第一节　概　　述

目前，中国已建立了一套完整的食品安全法律法规体系，为保障食品安全、提升质量水平、规范进出口食品贸易秩序提供了坚实的基础和良好的环境。据不完全统计，现行的与食品卫生安全有关的法律16部（表9-1）；管理办法57个（表9-2）；规范与管理条例各9个（表9-3和表9-4）；规定25项（表9-5）；其他制度8项（表9-6）。

表 9-1　我国食品安全卫生的主要法律（拼音顺序）

序号	法律名称	发布单位	开始实施日期
1	中华人民共和国安全生产法	全国人民代表大会常务委员会	2002 年 11 月 1 日
2	中华人民共和国标准化法	全国人民代表大会常务委员会	1989 年 4 月 1 日
3	中华人民共和国产品质量法	全国人民代表大会常务委员会	1993 年 9 月 1 日
4	中华人民共和国动物防疫法	全国人民代表大会常务委员会	2008 年 1 月 1 日
5	中华人民共和国国境卫生检疫法	全国人民代表大会常务委员会	1987 年 5 月 1 日
6	中华人民共和国进出口商品检验法	全国人民代表大会常务委员会	1989 年 8 月 1 日
7	中华人民共和国农产品质量安全法	全国人民代表大会常务委员会	2006 年 11 月 1 日
8	中华人民共和国农业法	全国人民代表大会常务委员会	1993 年 7 月 2 日
9	中华人民共和国商标法（修正）	全国人民代表大会常务委员会	1993 年 7 月 1 日
10	中华人民共和国食品安全法	全国人民代表大会常务委员会	2009 年 6 月 1 日
11	中华人民共和国食品包装法	全国人民代表大会常务委员会	1999 年 1 月 1 日
12	中华人民共和国食品卫生法	全国人民代表大会常务委员会	1995 年 10 月 30 日
13	中华人民共和国水法	全国人民代表大会常务委员会	2002 年 10 月 1 日
14	中华人民共和国水污染防治法	全国人民代表大会常务委员会	2008 年 6 月 1 日
15	中华人民共和国畜牧法	全国人民代表大会常务委员会	2006 年 7 月 1 日
16	中华人民共和国渔业法	全国人民代表大会常务委员会	1986 年 7 月 1 日

表 9-2　我国食品安全卫生的主要管理办法

序号	办法名称	发布单位	开始实施日期
1	保健食品管理办法	卫生部	1996 年 6 月 1 日
2	保健食品卫生管理办法	卫生部	1996 年 6 月 1 日
3	边销茶国家储备管理办法	国家发展计划委员会	2002 年 6 月 14 日
4	餐饮业食品卫生管理办法	卫生部	2000 年 6 月 1 日
5	茶叶出口经营管理办法	对外贸易经济合作部	1998 年 8 月 10 日
6	茶叶卫生管理办法	卫生部	1990 年 11 月 20 日
7	出境水果检验检疫监督管理办法	国家质量监督检验检疫总局	2007 年 2 月 1 日

序号	办法名称	发布单位	开始实施日期
8	蛋与蛋制品卫生管理办法	卫生部	1990 年 11 月 20 日
9	调味品卫生管理办法	卫生部	1990 年 11 月 20 日
10	豆制品酱腌菜卫生管理办法	卫生部	1990 年 11 月 20 日
11	蜂蜜卫生管理办法	卫生部	1990 年 11 月 20 日
12	辐照食品卫生管理办法	卫生部	1996 年 4 月 5 日
13	供港澳食用水生动物检验检疫管理办法	国家质量监督检验检疫总局	2002 年 1 月 1 日
14	关于出口肉类、罐头、水产品注册厂问题的检查处理办法	国家进出口商品检验局	1992 年 1 月 28 日
15	街头食品卫生管理暂行办法	卫生部等	1993 年 7 月 27 日
16	进出境水产品检验检疫管理办法	国家质量监督检验检疫总局	2002 年 12 月 10 日
17	进出口食品标签管理办法	国家质量监督检验检疫总局	2000 年 4 月 1 日
18	禁止食品加药卫生管理办法	卫生部	1987 年 10 月 22 日
19	酒类广告管理办法	国家工商行政管理总局	1996 年 1 月 1 日
20	酒类流通管理办法	商务部	2006 年 1 月 1 日
21	酒类卫生管理办法	卫生部	1990 年 11 月 20 日
22	冷饮食品卫生管理办法	卫生部	1990 年 11 月 20 日
23	粮食购销违法行为处罚办法	国务院	1998 年 8 月 5 日
24	粮食卫生管理办法	卫生部	1990 年 11 月 20 日
25	粮食现代物流项目管理暂行办法	国家发展和改革委员会	2008 年 2 月 4 日
26	流通领域食品安全管理办法	商务部	2007 年 5 月 1 日
27	农产品产地安全管理办法	农业部	2006 年 11 月 1 日
28	农产品地理标志管理办法	农业部	2008 年 2 月 1 日
29	农村集市贸易食品卫生管理试行办法	卫生部等	1979 年 3 月 31 日
30	肉与肉制品卫生管理办法	卫生部	1990 年 11 月 20 日
31	生活饮用水卫生监督管理办法	建设部等	1997 年 1 月 1 日
32	生猪定点屠宰厂(场)病害猪无害化处理管理办法	商务部	2008 年 8 月 1 日
33	生猪屠宰管理条例实施办法	商务部	2008 年 8 月 1 日
34	实施食品放心工程综合评价办法(试行)	国家食品药品监督管理局	2004 年 9 月 2 日
35	食品广告管理办法	国家工商行政管理总局等	1993 年 10 月 1 日
36	食品生产加工企业质量安全监督管理办法	国家质量监督检验检疫总局	2003 年 7 月 18 日
37	食品添加剂卫生管理办法	卫生部	2002 年 7 月 1 日
38	食品卫生行政处罚办法	卫生部	1997 年 3 月 15 日
39	食品卫生许可证管理办法	卫生部	2006 年 6 月 1 日
40	食品营养强化剂卫生管理办法	卫生部	1986 年 11 月 14 日
41	食品用化工产品生产管理办法	国家工商行政管理总局等	1984 年 1 月 1 日
42	糖果卫生管理办法	卫生部	1990 年 11 月 20 日
43	食糖卫生管理办法	卫生部	1990 年 11 月 20 日
44	食物中毒事故处理办法	卫生部	2000 年 1 月 1 日

续表

序号	办法名称	发布单位	开始实施日期
45	食盐价格管理办法	国家发展和改革委员会	2003 年 7 月 1 日
46	食盐专营办法	国务院	1996 年 5 月 27 日
47	食用植物油卫生管理办法	卫生部	1990 年 11 月 20 日
48	水产品卫生管理办法	卫生部	1990 年 11 月 20 日
49	无公害农产品管理办法	农业部等	2002 年 4 月 29 日
50	新资源食品卫生管理办法	卫生部	1990 年 7 月 28 日
51	有机食品认证管理办法	国家环境保护总局	2001 年 6 月 19 日
52	中国学生饮用奶标志使用暂行管理办法	农业部	2000 年 10 月 20 日
53	中华人民共和国工业产品生产许可证管理条例实施办法	国家质量监督检验检疫总局	2005 年 11 月 1 日
54	中华人民共和国母婴保健法实施办法	国务院	2001 年 6 月 20 日
55	中央储备肉管理办法	商务部、财政部	2007 年 9 月 15 日
56	中央储备糖管理办法	商务部	2008 年 3 月 1 日
57	转基因食品卫生管理办法	卫生部	2002 年 7 月 1 日

表 9-3　我国食品安全卫生的主要规范（拼音顺序）

序号	规范名称	发布单位	开始实施日期
1	保健食品良好生产规范	卫生部	1998 年 5 月 5 日
2	超市食品安全操作规范(试行)	商务部	2006 年 12 月
3	出口饮料生产企业注册卫生规范	国家质量监督检验检疫总局	2002 年 5 月 20 日
4	集贸市场食品卫生管理规范	卫生部	2003 年 5 月 1 日
5	散装食品卫生管理规范	卫生部	2004 年 1 月 1 日
6	食品包装规范	商务部	2009 年
7	食品营养标签管理规范	卫生部	2008 年 5 月 1 日
8	有机食品技术规范	国家环境保护总局	2002 年 4 月 1 日
9	重大活动食品卫生监督规范	卫生部	2006 年 2 月 13 日

表 9-4　我国食品安全卫生的主要管理条例（拼音顺序）

序号	条例名称	发布单位	开始实施日期
1	工业产品生产许可证试行条例	国务院	1984 年 4 月 7 日
2	公共场所卫生管理条例	国务院	1987 年 4 月 1 日
3	进口食品卫生质量管理	国务院	1983 年 7 月 1 日
4	粮食流通管理条例	国务院	2004 年 5 月 26 日
5	乳品质量安全监督管理条例	国务院	2008 年 10 月 9 日
6	生猪屠宰管理条例	国务院	2008 年 8 月 1 日
7	食盐加碘消除碘缺乏危害管理条例	国务院	1994 年 10 月 1 日
8	学校卫生工作条例	教育部、卫生部	1990 年 4 月 25 日
9	中央储备粮管理条例	国务院	2003 年 8 月 15 日

表 9-5　我国食品安全卫生的主要规定（拼音顺序）

序号	规 定 名 称	发布单位	开始实施日期
1	禁止在食品中使用吊白块的规定	国家质量监督检验检疫总局	2002 年 10 月 1 日
2	保健食品标识规定	卫生部	1996 年 7 月 18 日
3	保健食品命名规定(试行)	国家食品药品监督管理局	2007 年 5 月 28 日
4	餐饮业食品索证管理规定	卫生部	2007 年 10 月 29 日
5	查处食品违法行为规定	国家技术监督局	1995 年 10 月 1 日
6	产品标识标注规定	国家技术监督局	1997 年 11 月 7 日
7	出口货物实施检验检疫绿色通道制度管理规定	国家质量监督检验检疫总局	2003 年 7 月 18 日
8	出口食品、农产品免验管理规定(试行)	国家质量监督检验检疫总局	2006 年 10 月 9 日
9	出口食品生产企业卫生注册登记管理规定	国家质量监督检验检疫总局	2002 年 5 月 20 日
10	出入境口岸食品卫生监督管理规定	国家质量监督检验检疫总局	2006 年 4 月 1 日
11	关于查处违反食品卫生法案件的暂行规定	最高人民检察院等	1998 年 4 月 15 日
12	关于推荐"营养健康倡导产品"的暂行规定	公众营养与发展中心	2007 年 3 月 30 日
13	国务院关于加强食品等产品安全监督管理的特别规定	国务院	2007 年 7 月 25 日
14	进口食品国外生产企业注册管理规定	国家质量监督检验检疫总局	2002 年 3 月 14 日
15	落实食品等安全监督管理的规定	国务院	2007 年 7 月 26 日
16	散装食品卫生管理规定	卫生部	2004 年 1 月 1 日
17	生猪屠宰行政处罚程序规定	国家国内贸易局	1998 年 10 月 15 日
18	食品保质期的新规定	轻工业部	2000 年 2 月 1 日
19	食品标识管理规定	国家质量监督检验检疫总局	2008 年 9 月 1 日
20	食品生产经营单位废弃食用油脂管理的规定	卫生部等	2002 年 4 月 15 日
21	食品召回管理规定	国家质量监督检验检疫总局	2007 年 7 月 24 日
22	水产养殖质量安全管理规定	农业部	2003 年 9 月 1 日
23	学校食物中毒事故行政责任追究暂行规定	卫生部卫生监督中心	2006 年 1 月 1 日
24	运动营养食品中食品添加剂和食品营养强化剂使用规定	卫生部	2008 年 8 月 7 日
25	四类食品可免标保质期新规	国家质量监督检验检疫总局	2008 年 9 月 1 日

表 9-6　我国食品安全卫生的其他制度（程序、意见、通知、细则、制度等）（拼音顺序）

序号	名 称	发布单位	开始实施日期
1	关于白酒发放生产许可证工作有关问题补充意见	国家质量监督检验检疫总局	1999 年 9 月 1 日
2	关于对出口茶叶种植基地实行检验检疫备案管理的通知	国家质量监督检验检疫总局	2006 年 1 月 1 日
3	农业部农产品质量安全监督抽查实施细则	农业部	2007 年 6 月 10 日
4	食品生产加工企业质量安全监督管理实施细则(试行)	国家质量监督检验检疫总局	2005 年 9 月 1 日
5	食品卫生监督程序	卫生部	1997 年 6 月 1 日
6	食品卫生通则中华人民共和国商标法实施细则	国务院	1993 年 7 月 15 日
7	卫生部关于进一步规范保健食品原料管理的通知	卫生部	2002 年 8 月 28 日
8	出口茶叶种植基地检验检疫备案	国家质量监督检验检疫总局	2004 年 7 月 29 日

第二节　我国食品安全卫生的主要法规

一、食品安全法

1. 食品安全法的产生背景及其制定的历程

随着我国市场经济的发展和食品加工业的壮大，加工食品在人们生活中的比例逐渐加重，食品安全工作出现了一些新情况、新问题。特别是近几年来我国不断发生重大的食品安全事故，折射出食品安全监管工作中还存在一些问题和缺陷。为了从制度上解决问题，亟须对现行食品卫生制度加以修改、补充、完善，制定食品安全法。

为此，2004 年 7 月，国务院第 59 次常务会议和 9 月份公布的《国务院关于进一步加强食品安全工作的决定》要求法制办抓紧组织修改食品卫生法。会议认为，加强食品安全工作，必须有严格的法制作保障。在现行食品卫生法的基础上拟订了《中华人民共和国食品安全法（草案）》，草案经 2007 年 10 月国务院第 195 次常务会议讨论通过，当年 12 月，国务院向全国人大常委会提请审议食品安全法（草案）。为了更好地修改、完善这部法律草案，全国人大常委会办公厅于 2008 年 4 月 20 日向社会全文公布食品安全法草案，广泛征求各方面意见和建议。全国人民代表大会法律委员会、教育科技文化卫生委员会、全国人民代表大会常务委员会法制工作委员会先后赴广西、上海、北京、河南、河北进行实地调研；多次召开座谈会，听取政府有关部门、食品生产经营者、专家学者对草案的意见；就立法中的重要问题与有关部门多次进行协调、沟通，广泛听取各方面的意见。2008 年 8 月十一届全国人大常委会第四次会议对草案进行了第二次审议，并于会后再次向有关部门征求意见。会议明确了：①食品小作坊和食品摊贩的监管方式，以避免监管真空；②不再规定食品实施电子监管码制度。2008 年 10 月 23 日，食品安全法草案进行了第三次审议。当时刚经历了三鹿奶粉三聚氰胺事件，因此食品安全法草案增加了 8 个方面的内容：①对食品实行从农田到餐桌的全程监管，规定县级以上地方政府的全程监管职责；②必须按标准使用食品添加剂；③加强食品安全风险监测和评估，将举报制度纳入食品安全的监测体系；④完善对食品安全事故的处置机制；⑤强调了食品安全事故的责任追究机制；⑥废除免检制度，食品安全监督管理部门对食品不得实施免检；⑦明确了食品标准制定必须科学合理、安全可靠的原则；⑧规定政府部门可以责令企业对问题食品实施召回。2009 年 2 月十一届全国人大法律委员会召开了会议，对草案进行了第四次审议。增加了 6 条新的规定：①关于食品安全监管体制，确立分段实施监管的体制，国务院设立食品安全委员会；②进一步加强对保健食品的监管；③进一步强化食品安全全程监管；④加强对食品广告的管理；⑤减轻食品生产经营者的负担；⑥明确民事赔偿责任优先的原则。2009 年 2 月 28 日第十一届全国人民代表大会常务委员会第七次会议通过《中华人民共和国食品安全法》，于 2009 年 6 月 1 日起正式实施。

2. 食品安全法的主要内容

（1）关于适用范围　在中华人民共和国境内从事以下活动的均应遵守本法：食品生产和加工；食品流通和餐饮服务；食品添加剂的生产经营；用于食品的包装材料、容器、洗涤剂、消毒剂和用于食品生产经营的工具、设备的生产经营；食品生产经营者使用食品添加剂、食品相关产品；对食品、食品添加剂和食品相关产品的安全管理。另外，供食用的源于农业的初级产品的质量安全管理，应遵守《中华人民共和国农产品质量安全法》的规定。但是，制定有关食用农产品的质量安全标准、公布食用农产品安全有关信息，应当遵守本法的有关规定。

（2）关于食品安全监管体制　为了完善食品安全监管体制，本法对国务院有关食品安全监管部门的职责进行明确界定。国务院质量监督、工商行政管理和国家食品药品监督管理部门依照食品安全法和国务院规定的职责，分别对食品生产、食品流通、餐饮服务活动实施监督管理。国务院卫生行政部门承担食品安全综合协调职责，负责食品安全风险评估、食品安全标准制定、食品安全信息公布、食品检验机构的资质认定条件和检验规范的制定，组织查处食品安全重大事故。在县级以上地方人民政府层面，进一步明确工作职责，理顺工作关系。为了使食品安全监管体制运行得更加顺畅，食品安全法规定，国务院设立食品安全委员会，其工作职责由国务院规定。

（3）关于食品安全风险监测和评估　食品安全风险监测和评估是国际上流行的预防和控制食品风险的有效措施。食品安全法对此加以规定，与国际通行做法接轨，与时俱进，体现了立法的科学性和先进性。

第一，食品安全法从食品安全风险监测计划的制订、发布、实施、调整等方面，规定了完备的食品安全风险监测制度。食品安全法规定，国家建立食品安全风险监测制度，对食源性疾病、食品污染以及食品中的有害因素进行监测。国务院卫生行政部门会同国务院其他有关部门制定、实施国家食品安全风险监测计划。省、自治区、直辖市人民政府卫生行政部门根据国家食品安全风险监测计划，结合本行政区域的具体情况，组织制定、实施本行政区域的食品安全风险监测方案。国务院农业行政、质量监督、工商行政管理和国家食品药品监督管理等有关部门获知有关食品安全风险信息后，应当立即向国务院卫生行政部门通报。国务院卫生行政部门会同有关部门对信息核实后，应当及时调整食品安全风险监测计划。

第二，食品安全法从食品安全风险评估的启动、具体操作、评估结果的用途等方面规定了完整的食品安全风险评估制度。法律规定，国家建立食品安全风险评估制度，对食品、食品添加剂中的生物性、化学性和物理性危害进行风险评估。关于食品安全风险评估的启动，国务院卫生行政部门通过食品安全风险监测或者接到举报发现食品可能存在安全隐患的，应当立即组织进行检验和食品安全风险评估。国务院农业行政、质量监督、工商行政管理和国家食品药品监督管理等有关部门应当向国务院卫生行政部门提出食品安全风险评估的建议，并提供有关信息和资料。关于食品安全风险评估的具体操作，国务院卫生行政部门负责组织食品安全风险评估工作，成立由医学、农业、食品、营养等方面的专家组成的食品安全风险评估委员会进行食品安全风险评估。

（4）关于食品安全标准　针对食品标准政出多门、标准缺失、标准"打架"以及标准过高或过低等问题，食品安全法对食品安全标准做了相应规定。

第一，为防止食品安全标准畸高畸低，食品安全法规定，制定食品标准，应当以保证公众身体健康为宗旨，做到科学合理、安全可靠。同时明确规定，食品安全标准是强制执行的标准，除食品安全标准外，不得制定其他的食品强制性标准。

第二，明确了食品安全国家标准的制定、发布主体及制定方法，明确对有关标准进行整合。食品安全法规定，食品安全国家标准由国务院卫生行政部门负责制定、公布，国务院标准化行政部门提供国家标准编号。制定食品安全国家标准，应当依据食品安全风险评估结果并充分考虑食用农产品质量安全风险评估结果，参照相关的国际标准和国际食品安全风险评估结果，并广泛听取食品生产经营者和消费者的意见。国务院卫生行政部门应当对现行的食用农产品质量安全标准、食品卫生标准、食品质量标准和有关食品的行业标准中强制执行的标准予以整合，统一公布为食品安全国家标准。

第三，明确了食品安全地方标准和企业标准的地位。食品安全法规定，没有食品安全国家标准的，可以制定食品安全地方标准。对于企业标准，企业生产的食品没有食品安全国家标准或者地方标准的，对此应当制定企业标准，作为组织生产的依据；国家鼓励食品生产企业制定严于食品安全国家标准或者地方标准的企业标准。

（5）关于食品生产经营　第一，加强对食品生产加工小作坊和食品摊贩的管理。县级以上地方人民政府鼓励食品生产加工小作坊改进生产条件；鼓励食品摊贩进入集中交易市场、店铺等固定场所经营。食品生产加工小作坊和食品摊贩从事食品生产经营活动，应当符合本法规定的与其生产经营规模、条件相适应的食品安全要求，保证所生产经营的食品卫生、无毒、无害，有关部门应当对其加强监督管理。

第二，鼓励食品生产经营企业采用先进管理体系，减轻企业负担。食品安全法规定，国家鼓励食品生产经营企业符合良好生产规范要求，实施危害分析与关键控制点，提高食品安全管理水平。对通过良好生产规范、危害分析与关键控制点体系认证的食品生产经营企业，认证机构应当依法实施跟踪调查，并不得收取任何费用。

第三，建立完备的索证索票制度、台账制度等。如食品生产者采购食品原料、食品添加剂、食品相关产品，应当查验供货者的许可证和产品合格证明文件；食品生产企业应当建立食品出厂检验记录制度等。

第四，严格对声称具有特定保健功能的食品的管理。声称具有特定保健功能的食品不得对人体产生急性、亚急性或者慢性危害，其标签、说明书不得涉及疾病预防、治疗功能，内容必须真实，应当载明适宜人群、不适宜人群、功效成分或者标志性成分及其含量等；产品的功能与成分必须与标签、说明书一致。有关监督管理部门应当依法履职，承担责任。

第五，建立食品召回制度、停止经营制度。食品生产者发现其生产的食品不符合食品安全标准，应当立即停止生产，召回已经上市销售的食品，通知相关生产经营者和消费者，并记录召回和通知情况。食品经营者发现其经营的食品不符合食品安全标准，应当立即停止经营，通知相关生产经营者和消费者，并记录停止经营和通知情况。食品生产者认为应当召回的，应当立即召回。食品生产者应当对召回的食品采取补救、无害化处理、销毁等措施，并将食品召回和处理情况向县级以上质量监督部门报告。食品生产经营者未依照本条规定召回或者停止经营不符合食品安全标准的食品的，县级以上质量监督、工商行政管理、食品药品监督管理部门可以责令其召回或者停止经营。

第六，严格对食品广告的管理。食品安全法规定，食品广告的内容应当真实合法，不得含有虚假、夸大的内容，不得涉及疾病预防、治疗功能。食品安全监督管理部门或者承担食品检验职责的机构、食品行业协会、消费者协会不得以广告或者其他形式向消费者推荐食品。社会团体或者其他组织、个人在虚假广告中向消费者推荐食品，使消费者的合法权益受到损害的，与食品生产经营者承担连带责任。

（6）关于食品检验　第一，明确食品检验由食品检验机构指定的检验人独立进行。食品检验实行食品检验机构与检验人负责制。食品检验报告应当加盖食品检验机构公章，并有检验人的签字或者盖章。食品检验机构和检验人对出具的食品检验报告负责。

第二，明确食品安全监督管理部门对食品不得实施免检。同时明确规定，进行抽样检验应当购买抽取的样品，不收取检验费和其他任何费用。

（7）关于食品进出口　第一，明确了进口的食品、食品添加剂以及食品相关产品应当符合我国食品安全国家标准。进口尚无食品安全国家标准的食品，或者首次进口食品添加剂新品种、食品相关产品新品种，进口商应当向国务院卫生行政部门提出申请并提交相关的安全性评估材料。国务院卫生行政部门依法做出是否准予许可的决定，并及时制定相应的食品安全国家标准。

第二，完善风险预警机制。境外发生的食品安全事件可能对我国境内造成影响，或者在进口食品中发现严重食品安全问题的，国家出入境检验检疫部门应当及时采取风险预警或者控制措施，并向国务院卫生行政、农业行政、工商行政管理和国家食品药品监督管理部门通报。

（8）关于食品安全事故处置　第一，规定了制定食品安全事故应急预案及食品安全事故的报告制度。事故发生单位和接收病人进行治疗的单位应当及时向事故发生地县级卫生部门报告。农业行政、质量监督、工商行政管理、食品药品监督管理部门在日常监督管理中发现食品安全事故，或者接到有关食品安全事故的举报，应当立即向卫生行政部门通报。发生重大食品安全事故的，接到报告的县级卫生行政部门应当按照规定向本级人民政府和上级人民政府卫生行政部门报告。县级人民政府和上级人民政府卫生行政部门应当按照规定上报。

第二，规定了县级以上卫生行政部门处置食品安全事故的措施，如开展应急救援工作，对因食品安全事故导致人身伤害的人员，卫生行政部门应当立即组织救治；封存被污染的食品用工具及用具，并责令进行清洗消毒；做好信息发布工作，依法对食品安全事故及其处理情况进行发布，并对可能产生的危害加以解释、说明。

（9）关于监督检查　食品安全法第八章"监督管理"重申了对同一违法行为不得给予两次以上罚款的行政处罚。县级以上卫生行政、质量监督、工商行政管理、食品药品监督管理部门应当按照法定权限和程序履行食品安全监督管理职责；对生产经营者的同一违法行为，不得给予两次以上罚款的行政处罚。

（10）关于法律责任　第一，对特定人员从事食品生产经营、食品检验的资格进行限制。被吊销食品生产、流通或者餐饮服务许可证的单位，其直接负责的主管人员自处罚决定做出之日起五年内不得从事食品生产经营管理工作。违反食品安全法规定，受到刑事处罚或者开除处分的食品检验机构人员，自刑罚执行完毕或者处分决定做出之日起十年内不得从事食品检验工作。

第二，食品安全法规定了生产不符合食品安全标准的食品或者销售明知是不符合食品安全标准的食品，消费者除要求赔偿损失外，还可以向生产者或者销售者要求支付价款十倍的赔偿金。

第三，违反食品安全法的规定，应当承担民事赔偿责任和缴纳罚款、罚金，其财产不足以同时支付时，先承担民事赔偿责任。

二、食品卫生监督程序

为规范食品卫生监督行为，保障和监督卫生行政部门有效实施食品卫生督管理，维护公民、法人和其他组织的合法权益，依据《中华人民共和国食品卫生法》，由卫生部制定了《食品卫生监督程序》。该程序对食品卫生监督的管辖、许可、监督检查、监测和检验、行政控制等做出规定。该程序自 1997 年 6 月 1 日起施行，随着 2009 年 6 月 1 日《食品安全法》的实施，该程序部分内容可能会做相应的调整。

1. 食品卫生监督的管辖

本程序规定县级卫生行政部门的管辖范围：①本辖区内食品生产经营活动和食品生产经营者；②本辖区内食物中毒和食品污染事故的调查处理；③上级卫生行政部门指定或移交的食品卫生监督事项；④本辖区内的其他食品卫生监督事项。设区的市级卫生行政部门的管辖范围：①本级卫生行政部门直接管辖的食品生产经营活动和食品生产经营者；②本辖区内重大食物中毒和食品污染事故的调查处理；③本辖区内重大、复杂案件的查处；④上级卫生行政部门指定或移交的食品卫生监督事项；⑤法律、法规、规章直接授权设区的市级卫生行政部门行使的食品卫生监督职责。省级卫生行政部门的管辖范围：①本级卫生行政部门直接管辖的食品生产经营活动和食品生产经营者；②本辖区内重大食物中毒和食品污染事故的调查处理；③本辖区内重大、复杂案件的查处；④卫生部指定或移交的食品卫生监督事项；⑤法律、法规、规章直接授权省级卫生行政部门行使的食品卫生监督职责。

2. 食品卫生监督的许可

卫生许可证的发放按省、自治区、直辖市人民政府卫生行政部门制定的卫生许可证发放管理办法执行。利用新资源生产的食品、食品添加剂的新品种以及利用新的原材料生产的食品容器，包装材料和食品用工具、设备的新品种，投入生产前需提供所需资料和样品，按照规定的审批程序报请审批。食品用洗涤剂、消毒剂的审批程序按卫生部制定的有关规定进行。表明具有特定保健功能的食品，其产品及说明书必须报卫生部审查批准，报批程序按卫生部制定的《保健食品管理办法》进行。食品生产经营人员的卫生知识培训和健康检查，按卫生部制定的有关规定进行。食品广告的审批，按《食品广告管理办法》的规定进行。

3. 食品卫生监督检查

卫生行政部门在接受食品生产经营者的新建、扩建、改建工程选址和设计的卫生审查申请时，应要求申请者提供规定的材料。卫生行政部门应在接到新建、扩建、改建工程选址和设计卫生审查申请及有关资料之日起三十日内进行审查，并做出书面答复。必要时，可指定专业技术机构对提交的资料进行审查和现场勘察，做出卫生学评价。卫生行政部门应在接到工程竣工验收申请之日起二十日内，依照新建、扩建、改建工程选址和设计的卫生审批意见，进行工程验收，并提出验收意见；对职工食堂、餐馆的工程验收，应在十日内提出验收意见。必要时，卫生行政部门可指定专业技术机构对竣工验收工程进行卫生学评价。食品卫生监督员对食品生产经营者进行巡回监督检查时，应出示监督证件，根据法律、法规、规章以及卫生规范的规定进行监督检查。食品卫生监督员进行巡回监督检查，应制作现场监督笔录，笔录经被监督单位或有关人员核实无误后，由食品卫生监督员和被监督单位负责人或有关人员共同签字，修改之处由被监督单位负责人或有关人员签名或者印章覆盖。被监督单位负责人或有关人员拒绝签字的，食品卫生监督员应在笔录上注明拒签事由，同时记录在场人员姓名、职务等。食品卫生监督员在巡回监督检查过程中或监督检查完毕后，应当根据情况提出指导意见。实施行政处罚时，应遵守《行政处罚法》、卫生部制定的《食品卫生行政处罚办法》和有关卫生行政处罚程序的规定。

4. 食品卫生检测与检验

食品卫生监督员采集食品、食品添加剂、食品容器及包装材料、食品用洗涤剂、消毒剂、食品用工具等样品时，应出示证件，并根据监测目的以及食品卫生检验标准方法的规定，无偿采集样品。采样的食品卫生监督员必须向被采样单位和个人出具采样凭证。食品卫生监督员根据监测目的，按国家卫生标准的规定确定检验项目，填写样品检验通知单，并按规定及时将样品送检，检验人员应验收样品，并在样品检验通知单上签字。没有国家卫生标准的，可参照同类食品国家卫生标准、地方卫生标准、行业标准以及企业标准确定检验项目。疑似污染、变质、掺假、掺杂食品，以及引起食物中毒的食品的检验项目，根据调查需要和食品生产经营者提供的有关资料确定。检验按国家标准检验方法进行，没有国家卫生标准检验方法的，可参照同类食品的国家卫生标准检验方法，或地方、行业卫生标准检验方法以及国际组织推荐的方法进行。检验人员应填写卫生检验原始记录和卫生检验报告，检验报告经核实无误后，由检验人员签字并移交承办的食品卫生监督员。食品检验样品保存期应不少于一个月或按卫生行政部门规定时间保存样品。检验者应在收到样品检验通知单后，十五日内出具食品卫生检验报告，对中毒食品或可能引起中毒的食品的检验，应在五日内出具检验报告，特殊情况需延长出具检验报告时限的，应报卫生行政部门决定。被监测单位对检验结果有异议时，可向原卫生行政部门或上一级卫生行政部门提出书面复检申请，申明理由，经同意后进行复检。书面复检申请应在收到检验报告之日起，或在指定领取检验报告期限终止之日起十日内提出，卫生行政部门在收到书面复检申请之日起十日内做出是否同意复检的答复。微生物检验结果不做复检。检出致病菌时，保留菌种一个月。

5. 食品卫生监督的行政控制

卫生行政部门对已造成食物中毒事故或者有证据证明可能导致食物中毒事故的食品生产经营者采取《食品卫生法》规定的临时控制措施时，使用封条，并制作卫生行政控制决定书。封条上应加盖有卫生行政部门印章。当事人对被控制食品及原料、食品用工具及用具应承担保全责任，不得私自转移。当事人拒绝承担的，卫生行政部门可要求具有条件的单位予以保全，保全所需全部费用由当事人承担。食品卫生监督员执行公务时，遇紧急情况或特殊情况，可当场对已造成食物中毒的食品以及有证据证明可能导致食物中毒的食品予以封存，并制作笔录，但在采取封存措施之后，应立即报请所属卫生行政部门批准，并送达行政控制决定书。对封存的食品以及食品用工具和用具，卫生行政部门应当在封存之日起十五日内完成检验或者卫生学评价工作，并做出以下处理决定。

三、食品卫生行政处罚办法

《食品卫生行政处罚办法》1997 年 3 月 15 日卫生部令 49 号发布。其目的是为了规范食品卫生行政处罚行为、保障和监督卫生行政部门有效实施行政管理，保护食品生产经营者的合法权益。

第三节　国际食品卫生安全的主要法规

一、食品法典委员会（CAC）法规

CAC 是食品法典委员会，隶属于联合国粮食与农业组织（FAO）和世界卫生组织（WHO）。CAC 一直致力于制定一系列的食品卫生规范、标准，以促进国际上食品贸易的发展。这些规范或标准是推荐性的，一旦被进口国采纳，那么这些国家就会要求出口国的产品达到此规范要求或标准规定。CAC 现已制定有《食品卫生通则》（CAC/RCP 2 1985）等 37 个卫生规范，其中包括鲜鱼、冻鱼、贝类、蟹类、龙虾、水果、蔬菜、蛋类、鲜肉、低酸罐头食品、禽肉、饮料、食用油脂等食品生产的卫生规范。《食品卫生通则》［CAC/RCP 1—1969，Rev. 3 (1997)］适用于全部食品加工的卫生要求，作为推荐性的标准，提供给各国。

《食品卫生通则》（CAC/RCP 1997）为保证食品卫生奠定了坚实的基础，在应用总则时，应根据情况结合卫生操作规范和微生物标准导则来使用。本文件是按食品由最初生产到最终消费的食品链，说明每个环节的关键控制措施。尽可能地推荐使用以 HACCP 为基础的方法，提高食品的安全性，达到 HACCP 体系及其应用导则的要求。

二、FDA 法规

1. 《联邦食品、药物和化妆品法》

《联邦食品、药物和化妆品法》是 FDA 制定食品技术法规的最主要依据。该法是美国关于食品和药品的基本法，经过多次修改后，该法已经成为世界同类法中最全面的一部法律。所有销往美国的食品必须满足《联邦食品、药物和化妆品法》的要求，该法第 903 节规定 FDA 的使命包括：保证食物是安全的、有益健康的、卫生的和适当标识的，以保护公众

健康。

2. 《公平包装和标签法》

为了便于对众多消费商品进行价值比较，防止欺诈性包装和标签，美国国会于 1967 年颁布了《公平包装和标签法》，授权 FDA 制定有关食品标签的法规。较之《联邦食品、药品和化妆品法》，《公平包装和标签法》对标签的内容和形式做了更加具体的规定。例如，该法规定商品应该贴有标签，标签应标明商品特性，以及生产商、包装者、分销商的姓名及地址；商品的净数量（质量、品质、尺寸或数字表示的价值）应该分别、准确地进行说明，而且应该统一在标签的主要显示区域标明，要使用最合适的、惯用的尺寸单位；标签应该以清晰易读的方式贴在显著位置，并与包装上其他内容有明显对比；标签中的字母和数字应该根据包装的主要显示区域位置进行打印，说明中包括的打印内容通常应该与包装处于静止状态时的底线平行。

3. 《联邦法规》

为执行《联邦食品、药物和化妆品法》和《公平包装和标签法》，FDA 制定了大量技术法规，对其管辖范围内食品的质量标准、标签、生产加工程序等进行详细的规定，所有的法规都刊登在《联邦法规》第 21 篇，其中有关食品的是第 70～98 章、第 100～199 章。《联邦法规》第 21 篇第 70～82 章和第 170～186 章分别对有色添加剂和食品添加剂进行了详细的规定；第 101 章对食品标签做出极其详细的规定；第 110 章对食品的制造、包装或存放过程中的现行良好操作规范（GMP）进行了规定；第 120 章对应用于食品企业的危害分析与关键控制点系统（HACCP 系统进行规定）；第 130～169 章规定了各种标准食品的质量要求，包括配料含量、加工过程、食品添加剂含量、标签等方面。

4. 《生物反恐法》

《生物反恐法》全称为《公共健康安全与生物恐怖主义预防应对法》，有四个条款涉及食品供应保护管理，即第 303 节、第 305 节、第 306 节和第 307 节。根据这四节的要求，该法案授权美国食品和药品管理局（FDA）针对国际或意外事件造成的污染和其他与食品相关的公共卫生突发事件造成的威胁采取行动以维护美国食品供应安全。第 303 节为行政拘留（administrative detention），授权 FDA 执行人员可以扣留可疑的食品；第 305 节为注册（registration），规定所有生产/加工、包装及储存食品及动物饲料的美国及外国企业均须向 FDA 完成注册；第 306 节为记录保存（recordkeeping），规定经注册的食品企业要建立和保持记录，以便追溯食品来源；第 307 节为预先通报（prior notice），规定对美出口食品必须在出口前办理事先通知。

为了加强美国进口食品的安全性，美国 FDA 将在全球设立办事处，2008 年 11 月首先在中国北京、上海、广州三地设立办事处。另外还将在印度设立两个办事处，在拉美开设一个办事处。在全球设立办事处的作用是建立对从这些国家进口产品进行预先认证和检验的程序。今后出口至美国的产品必须经过独立的第三方论证，以确保从中国进口食品、药物和饲料的质量安全。这些论证机构一定要经 FDA 的审批。

三、欧盟法规

欧盟具有一个较完善的食品安全法律体系，涵盖了"从农田到餐桌"的整个食物链包括农业生产和工业加工的各个环节。欧盟关于食品质量安全方面的法律法规有 20 多部。具体包括《通用食品法》、《食品卫生法》、动物饲料法规以及添加剂、调料、包装和放射线食物的保存方法规范。还有一系列的食品安全规范要求，主要包括动植物疾病控制规定，农、兽药物残留控制规范，食品生产、投放市场的卫生规定，对检验实施控制的规定，对第三国食品准入的控制规定，出口国官方兽医证书的规定以及对食品的官方监控规定。

欧盟食品安全法律体系以欧盟委员会 1997 年发布的《食品法律绿皮书》为基本框架。2000 年 1 月 12 日欧盟又发表了《食品安全白皮书》，将食品安全作为欧盟食品法的主要目标，形成了一个新的食品安全体系框架。按照白皮书的决议，欧盟于 2002 年 1 月 28 日颁布了第 178/2002 号法令，并建立了欧盟食品安全管理局（EFSA）。第 178/2002 号法令建立了食品和食品安全的通用定义，规定了食品安全法规的基本原则和要求，确立了与食品安全有直接或间接影响事务的一般程序，颁布了欧盟食品安全的总原则和目标，为制定以后的食品法提供了法律基础。

1. 食品安全白皮书

欧盟食品安全白皮书长达 52 页，包括执行摘要和 9 章的内容，用 116 项条款对食品安全问题进行了详细阐述，制订了一套连贯和透明的法规，提高了欧盟食品安全科学咨询体系的能力。白皮书提出了一项根本改革，就是食品法以控制"从农田到餐桌"全过程为基础，包括普通动物饲养、动物健康与保健、污染物和农药残留、新型食品、添加剂、香精、包装、辐射、饲料生产、农场主和食品生产者的责任，以及各种农田控制措施等。在此体系框架中，法规制度清晰明了，易于理解，便于所有执行者实施。同时，它要求各成员国权威机构加强工作，以保证措施能可靠、合适地执行。

白皮书中的一个重要内容是建立欧洲食品管理局，主要负责食品风险评估和食品安全议题交流；设立食品安全程序，规定了一个综合的涵盖整个食品链的安全保护措施；并建立一个对所有饲料和食品在紧急情况下的综合快速预警机制。欧洲食品管理局由管理委员会、行政主任、咨询论坛、科学委员会和 8 个专门科学小组组成。另外，白皮书还介绍了食品安全法规、食品安全控制、消费者信息、国际范围等几个方面。

2. 178/2002 号法令

178/2002 号法令是 2002 年 1 月 28 日颁布的，主要拟订了食品法律的一般原则和要求、建立 EFSA 和拟订食品安全事务的程序，是欧盟的又一个重要法规。178/2002 号法令包含 5 章 65 项条款。范围和定义部分主要阐述法令的目标和范围，界定食品、食品法律、食品商业、饲料、风险、风险分析等 20 多个概念。一般食品法律部分主要规定食品法律的一般原则、透明原则、食品贸易的一般原则、食品法律的一般要求等。EFSA 部分详述 EFSA 的任务和使命、组织机构、操作规程；EFSA 的独立性、透明性、保密性和交流性；EFSA 财政条款；EFSA 其他条款等方面。快速预警系统、危机管理和紧急事件部分主要阐述了快速预警系统的建立和实施、紧急事件处理方式和危机管理程序。程序和最终条款主要规定委员会的职责、调节程序及一些补充条款。

3. 欧盟食品卫生条例〔(EC)No.852/2004〕

该法规规定了食品企业经营者确保食品卫生的通用规则，主要包括：企业经营者承担食品安全的主要责任；从食品的初级生产开始确保食品生产、加工和分销的整体安全；全面推行危险分析与关键控制点（HACCP）；建立微生物准则和温度控制要求；确保进口食品符合欧洲标准或与之等效的标准。

4. 其他欧盟食品安全法律法规

欧盟现有主要的农产品（食品）质量安全方面的法律有《通用食品法》、《食品卫生法》、《添加剂、调料、包装和放射性食物的法规》等，另外还有一些由欧洲议会、欧盟理事会、欧委会单独或共同批准，在《官方公报》公告的一系列 EC、EEC 指令，如关于动物饲料安全法律的、关于动物卫生法律的、关于化学品安全法律的、关于食品添加剂与调味品法律的、关于与食品接触的物料法律的、关于转基因食品与饲料法律的、关于辐照食物法律的等。

四、日本法规

1. 食品卫生法

日本食品安全管理的主要依据是《食品卫生法》，该法制定于 1947 年，后来根据需要经过几次修订。该法由 36 条条文组成，有以下特点：①该法涉及众多的对象；②该法将权力授予厚生劳动省；③该法赋予地方政府管理食物的重要作用，厚生劳动省与地方政府共同承担责任；④该法是以 HACCP（危害分析与关键控制点）系统为基础的一个全面的卫生控制系统。

2006 年 5 月 29 日，日本将《食品卫生法》做了进一步修改，添加了"肯定列表制度"的内容，"肯定列表制度"设定了进口食品、农产品中可能出现的 799 种农药、兽药和饲料添加剂的 5 万多个暂定限量标准，对涉及 264 种产品种类同时规定了 15 种不准使用的农业化学品。对于列表外的所有其他农业化学品或其他农产品，则制定了一个统一限量标准，即 0.01mg/kg。

2. 食品安全基本法

疯牛病事件之后，为了重新获得消费者的信心，日本政府修订了其基本的食品安全法律。日本参议院于 2003 年 5 月 16 日通过了《食品安全基本法》草案，该法为日本的食品安全行政制度提供了基本的原则和要素，又是以保护消费者为根本、确保食品安全为目的的一部法律，既是食品安全基本法，又对与食品安全相关的法律进行必要的修订。

《食品安全基本法》为日本的食品安全行政制度提供了基本的原则和要素。要点如下：一是确保食品安全，二是地方政府和消费者共同参与，三是协调政策原则，四是建立食品安全委员会，负责进行风险评估，并向风险管理部门也就是农林水产省和厚生劳动省，提供科学建议。

3. 日本其他食品安全法律法规

除《食品卫生法》、《食品安全基本法》外，与此相关的主要法规还有：《食品卫生法实施规则》、《食品卫生法实施令》、《产品责任法（PL 法）》、《植物检疫法》、《计量法》等，与进出口食品有关的还有《输出入贸易法》、《关税法》等。迄今为止，日本颁布了食品安全相关法律法规共 300 多项。

第四节　我国的食品标准

国家标准化管理委员会统一管理中国食品标准化工作，国务院有关行政主管部门分工管理本部门、本行业的食品标准化工作。食品安全国家标准由各相关部门负责草拟，国家标准化管理委员会统一立项、统一审查、统一编号、统一批准发布。目前，中国已初步形成了门类齐全、结构相对合理、具有一定配套性和完整性的食品质量安全标准体系。食品安全标准包括了农产品产地环境，灌溉水质，农业投入品合理使用准则，动植物检疫规程，良好农业操作规范，食品中农药、兽药、污染物、有害微生物等限量标准，食品添加剂及使用标准，食品包装材料卫生标准，特殊膳食食品标准，食品标签标识标准，食品安全生产过程管理和控制标准，以及食品检测方法标准等方面，涉及粮食、油料、水果蔬菜及制品、乳与乳制品、肉禽蛋及制品、水产品、饮料酒、调味品、婴幼儿食品等可食用农产品和加工食品，基本涵盖了从食品生产、加工、流通到最终消费的各个环节。目前，中国已发布涉及食品安全的国家标准 1800 余项，食品行业标准 2900 余项，其中强制性国家标准 634 项。

为解决食品安全标准之间存在的交叉重复、层次不清等问题，共对 1800 余项国家标准、2500 余项行业标准、7000 余项地方标准及 14 万多项企业标准进行了清理，废止了 530 多项国标和行标。与此同时，加快了标准制修订工作，对 2460 余项国家和行业标准组织开展了修订，新制定了 200 多项国家标准，下达了 280 余项国家标准制定计划。加大标准的宣传、推行力度，促进食品生产企业严格执行标准。

一、卫生标准

我国的食品相关卫生标准主要包括食品通用卫生标准、各类产品卫生标准、食品包装相关卫生标准以及其他相关标准，分别见表 9-7～表 9-10。

（1）通用卫生标准

表 9-7　一般卫生标准

标准代号	标准名称	标准代号	标准名称
GB 2760—1996	食品添加剂使用卫生标准	GB 7102.1—2003	食用植物油煎炸过程中的卫生标准
GB 2761—2005	食品中真菌毒素限量	GB 13106—1991	食品中锌限量卫生标准
GB 2762—2005	食品中污染物限量	GB 2763—2005	食品中农药最大残留限量
GB 5749—2006	生活饮用水卫生标准		

（2）产品卫生标准

表 9-8　各类产品卫生标准

标准代号	标准名称	标准代号	标准名称
GB 2707—2005	鲜（冻）畜肉卫生标准	GB 10132—2005	鱼糜制品卫生标准
GB 2711—2003	非发酵性豆制品及面筋卫生标准	GB 10133—2005	水产调味品卫生标准
GB 2712—2003	发酵性豆制品卫生标准	GB 10136—2005	腌制生食动物性水产品卫生标准
GB 2713—2003	淀粉类制品卫生标准	GB 10138—2005	盐渍鱼卫生标准
GB 2714—2003	酱腌菜卫生标准	GB 10144—2005	动物性水产干制品卫生标准
GB 2715—2005	粮食卫生标准	GB 10146—2005	食用动物油脂卫生标准
GB 2716—2005	食用植物油卫生标准	GB 11671—2003	果蔬类罐头卫生标准
GB 2717—2003	酱油卫生标准	GB 11673—2003	含乳饮料卫生标准
GB 2718—2003	酱卫生标准	GB 11674—2005	乳清粉卫生标准
GB 2719—2003	食醋卫生标准	GB 11675—2003	银耳卫生标准
GB 2720—2003	味精卫生标准	GB 13100—2005	肉类罐头卫生标准
GB 2721—2003	食盐卫生标准	GB 13102—2005	炼乳卫生标准
GB 2726—2005	熟肉卫生标准	GB 13104—2005	食糖卫生标准
GB 2730—2005	腌腊肉制品卫生标准	GB 19295—2003	速冻预包装面米食品卫生标准
GB 2733—2005	鲜、冻动物性水产品卫生标准	GB 19296—2003	茶饮料卫生标准
GB 2748—2003	鲜蛋卫生标准	GB 19297—2003	果、蔬汁饮料卫生标准
GB 2749—2003	蛋制品卫生标准	GB 19298—2003	瓶（桶）装饮用水卫生标准
GB 2757—1981	蒸馏酒及配制酒卫生标准	GB 19299—2003	果冻卫生标准
GB 2758—2005	发酵酒卫生标准	GB 19300—2003	烘炒食品卫生标准
GB 2759.1—2003	冷冻饮品卫生标准	GB 19301—2003	鲜乳卫生标准
GB 2759.2—2003	碳酸饮料卫生标准	GB 19302—2003	酸乳卫生标准
GB 7096—2003	食用菌卫生标准	GB 19640—2003	麦片类卫生标准
GB 7098—2003	食用菌罐头卫生标准	GB 19641—2003	植物油料卫生标准
GB 7099—2003	糕点、面包卫生标准	GB 19642—2003	可可粉固体饮料卫生标准
GB 7100—2003	饼干卫生标准	GB 19643—2003	藻类制品卫生标准
GB 7101—2003	固体饮料卫生标准	GB 19644—2003	乳粉卫生标准
GB 9678.1—2003	糖果卫生标准	GB 19645—2003	巴氏杀菌、灭菌乳卫生标准
GB 9678.2—2003	巧克力卫生标准	GB 19646—2003	奶油、稀奶油卫生标准

（3）食品包装相关卫生标准

表 9-9　食品包装相关卫生标准

标准代号	标准名称
GB 7105—1986	食品容器内壁过氯乙烯涂料卫生标准
GB 9680—1988	食品容器漆酚涂料卫生标准
GB 9681—1988	食品包装用聚氯乙烯成型品卫生标准
GB 9682—1988	食品罐头内壁脱模涂料卫生标准
GB 9683—1988	复合食品包装袋卫生标准
GB 9684—1988	不锈钢食具容器卫生标准
GB 9685—2003	食品容器、包装材料用助剂使用卫生标准
GB 9686—1988	食用容器内壁聚酰胺环氧树脂涂料卫生标准
GB 9687—1988	食品包装用聚乙烯成型卫生标准
GB 9688—1988	食品包装用聚丙烯成型品卫生标准
GB 9689—1988	食品包装用聚苯乙烯成型品卫生标准
GB 9690—1988	食品包装用三聚氰胺成型品卫生标准
GB 9691—1988	食品包装用聚乙烯树脂卫生标准
GB 9692—1988	食品包装用聚苯乙烯树脂卫生标准
GB 9693—1988	食品包装用聚丙烯树脂卫生标准
GB 11333—1989	铝制食具容器卫生标准
GB 11676—1989	食品容器有机硅防粘涂料卫生标准
GB 11677—1989	水基改性环氧易拉罐内壁涂料卫生标准
GB 11678—1989	食品容器内壁聚四氟乙烯涂料卫生标准
GB 11680—1989	食品包装用原纸卫生标准
GB 13113—1991	食品容器及包装材料用聚对苯二甲酸乙二醇酯成型品卫生标准
GB 13114—1991	食品容器及包装材料用聚对苯二甲酸乙二醇酯树脂卫生标准
GB 13115—1991	食品容器及包装材料用不饱和聚酯树脂及其玻璃钢制品卫生标准
GB 13116—1991	食品容器及包装材料用聚碳酸酯树脂卫生标准
GB 13121—1991	陶器食具容器卫生标准
GB 19305—2003	植物纤维类食品容器卫生标准

（4）其他相关标准及卫生规范

表 9-10　食品卫生其他相关标准及卫生规范

标准代号	标准名称	标准代号	标准名称
GB 12073—1989	乳品设备安全卫生	GB/T 17237—1998	畜类屠宰加工通用技术条件
GB 14881—1994	食品企业通用卫生规范	GB 17403—1998	巧克力厂卫生规范
GB 16330—1996	饮用天然矿泉水厂卫生规范	GB 17404—1998	膨化食品良好生产规范
GB/T 17236—1998	生猪屠宰操作规程	GB 17405—1998	保健食品良好生产规范

二、产品标准

根据食品产品标准的对象，可以大致将产品标准分为原料类产品标准与加工类产品标准。

1. 原料类产品标准

目前我国出台的各种原料类产品主要包括粮谷与豆类、果蔬、水产以及其他原料等，其主要出台的标准见表 9-11～表 9-14。

表 9-11 粮谷和豆类原料制品产品标准

标准编号	标准名称	标准编号	标准名称
GB 1350—1999	稻谷	GB/T 10460—1989	豌豆
GB 1351—1999	小麦	GB/T 10461—1989	小豆
GB 1352—1986	大豆	GB/T 10462—1989	绿豆
GB 1353—1999	玉米	GB/T 11760—1989	米大麦
GB 1354—1986	大米	GB/T 11761—2006	芝麻
GB/T 1532—1986	花生果	GB/T 11766—1989	小米
GB/T 1533—1986	花生仁	GB/T 13355—1992	黍
GB/T 7416—2000	啤酒大麦	GB/T 13356—1992	黍米
GB/T 8231—1987	高粱	GB/T 13357—1992	稷
GB/T 8232—1987	粟（谷子）	GB/T 13358—1992	稷米
GB/T 10458—1989	荞麦	GB/T 13359—1992	莜麦
GB/T 10459—1989	蚕豆	GB/T 18810—2002	糙米

表 9-12 果蔬类原料制品产品标准

标准编号	标准名称	标准编号	标准名称
GB/T 5835—1986	红枣	GB/T 12947—1991	鲜柑橘
GB/T 6192—1986	黑木耳	GB/T 13867—1992	鲜枇杷果
GB/T 9827—1988	香蕉	GB/T 18672—2002	枸杞（枸杞子）
GB/T 10496—2002	糖料甜菜	GB/T 18740—2002	黄骅冬枣
GB/T 10498—1989	糖料甘蔗	GB/T 19970—2005	无核白葡萄
GB/T 10650—1989	鲜梨	GB/T 20293—2006	油辣椒
GB/T 10651—1989	鲜苹果	GB 20554—2006	海带

表 9-13 水产类原料制品产品标准

标准编号	标准名称	标准编号	标准名称
GB/T 10029—2000	团头鲂	GB/T 18109—2000	冻海水鱼
GB 16873—2006	散鳞镜鲤	GB/T 18395—2001	彭泽鲫
GB 16874—2006	方正银鲫	GB 19162—2003	梭鱼
GB 16875—2006	兴国红鲤	GB 19163—2003	牛蛙
GB 17715—1999	草鱼	GB 20552—2006	太平洋牡蛎
GB 17716—1999	青鱼	GB 20553—2006	三角帆蚌
GB 17717—1999	鲢	GB 20555—2006	日本沼虾
GB 17718—1999	鳙	GB 20556—2006	三疣梭子蟹
GB/T 18108—2000	鲜海水鱼		

表 9-14 其他原料（香辛料和畜禽等）制品产品标准

标准编号	标准名称	标准编号	标准名称
GB/T 6914—1986	生鲜牛乳收购标准	GB/T 9960—1988	鲜、冻四分体带骨牛肉
GB/T 7652—2006	八角	GB 9961—2001	鲜、冻胴体羊肉
GB/T 7900—1987	白胡椒	GB 16869—2005	鲜、冻禽产品
GB/T 7901—1987	黑胡椒	GB/T 17238—1998	鲜、冻分割牛肉
GB 9959.1—2001	鲜、冻片猪肉	GB/T 17239—1998	鲜、冻兔肉
GB 9959.2—2001	分割鲜、冻猪瘦肉	GB 18862—2002	杭白菊

2. 加工类产品标准

我国的加工类产品标准大致分为粮谷与豆类加工品、果蔬类加工品、油脂类加工品、酒类产品、茶叶制品、乳类制品、畜禽类制品、糖果类制品以及其他制品标准，分别见表 9-15～表 9-23。

表 9-15　粮谷与豆类加工制品产品标准

标准编号	标准名称	标准编号	标准名称
GB 1355—1986	小麦粉	GB/T 13382—1992	可食大豆粕
GB/T 8609—1988	发酵业用甘薯片	GB/T 13383—1992	食用花生饼粕
GB/T 8883—1988	食用小麦淀粉	GB 18186—2000	酿造酱油
GB/T 8884—1988	马铃薯淀粉	GB 18187—2000	酿造食醋
GB/T 8885—1988	食用玉米淀粉	GB 18623—2002	镇江香醋
GB/T 10463—1989	玉米粉	GB/T 18738—2006	速溶豆粉和豆奶粉
GB/T 13360—1992	稷麦粉		

表 9-16　果蔬类加工制品产品标准

标准编号	标准名称	标准编号	标准名称
GB 10775—1989	婴幼儿辅助食品　苹果泥	GB/T 13211—1991	糖水洋梨罐头
GB 10776—1989	婴幼儿辅助食品　胡萝卜泥	GB/T 13212—1991	清水荸荠罐头
GB 10779—1989	婴幼儿辅助食品　鸡肉菜糊	GB/T 13516—1992	糖水桃罐头
GB 10780—1989	婴幼儿辅助食品　番茄汁	GB/T 13517—1992	青豌豆罐头
GB/T 13207—1991	菠萝罐头	GB/T 13518—1992	蚕豆罐头
GB/T 13208—1991	芦笋罐头	GB/T 14151—2006	蘑菇罐头
GB/T 13209—1991	青刀豆罐头	GB/T 14215—1993	番茄酱罐头
GB/T 13210—1991	糖水橘子罐头	GB/T 18963—2003	浓缩苹果清汁

表 9-17　油脂类加工制品产品标准

标准编号	标准名称	标准编号	标准名称
GB 1534—2003	花生油	GB/T 15680—1995	食用棕榈油
GB 1535—2003	大豆油	GB/T 18008—1999	棕榈油
GB 1536—2004	菜籽油	GB/T 18009—1999	棕榈仁油
GB 1537—2003	棉籽油	GB 19111—2003	玉米油
GB/T 8233—1987	芝麻油	GB 19112—2003	米糠油
GB/T 8235—1987	亚麻籽油	GB/T 19343—2003	巧克力及巧克力制品
GB/T 8935—2006	工业用猪油	GB/T 20705—2006	可可液块及可可饼块
GB/T 8937—2006	食用猪油	GB/T 20706—2006	可可粉
GB/T 15068—1994	八角茴香油	GB/T 20707—2006	可可脂

表 9-18　酒类制品产品标准

标准编号	标准名称	标准编号	标准名称
GB/T 10781.1—2006	浓香型白酒	GB/T 16289—1996	豉香型白酒
GB/T 10781.2—2006	清香型白酒	GB 17946—2000	绍兴酒(绍兴黄酒)
GB/T 10781.3—2006	米香型白酒	GB 18356—2001	茅台酒(贵州茅台酒)
GB 11856—1997	白兰地	GB 18624—2002	水井坊酒
GB/T 11857—2000	威士忌	GB/T 20821—2007	液态法白酒
GB/T 11858—2000	俄得克	GB/T 20822—2007	固态法白酒
GB/T 13662—2000	黄酒	GB/T 20823—2007	特香型白酒
GB/T 14867—1994	凤香型白酒	GB/T 20824—2007	芝麻香型白酒
GB 15037—2006	葡萄酒	GB/T 20825—2007	老白干香型白酒

表 9-19　茶叶类制品产品标准

标准编号	标准名称	标准编号	标准名称
GB/T 9833.1—2002	紧压茶——花砖茶	GB/T 9833.8—2002	紧压茶——米砖茶
GB/T 9833.2—2002	紧压茶——黑砖茶	GB/T 9833.9—2002	紧压茶——青砖茶
GB/T 9833.3—2002	紧压茶——茯砖茶	GB/T 13738.1—1997	第一套红碎茶
GB/T 9833.4—2002	紧压茶——康砖茶	GB/T 13738.2—1992	第二套红碎茶
GB/T 9833.5—2002	紧压茶——沱茶	GB/T 13738.4—1992	第四套红碎茶
GB/T 9833.6—2002	紧压茶——紧茶	GB/T 14456—1993	绿茶
GB/T 9833.7—2002	紧压茶——金尖茶	GB 18665—2002	蒙山茶

表 9-20　乳类制品产品标准

标准编号	标准名称	标准编号	标准名称
GB 2746—1999	酸牛乳	GB 5420—2003	干酪卫生标准
GB 5408.1—1999	巴氏杀菌乳	GB 10765—1997	婴儿配方乳Ⅰ
GB 5408.2—1999	灭菌乳	GB 10766—1997	婴儿配方乳Ⅱ、Ⅲ
GB 5410—1999	全脂乳粉、脱脂乳粉、全脂加糖乳粉和调味乳粉		

表 9-21　畜禽类制品产品标准

标准编号	标准名称	标准编号	标准名称
GB/T 7740—2006	天然肠衣	GB/T 13513—1992	原汁猪肉罐头
GB/T 9694—1988	皮蛋	GB/T 13514—1992	清蒸牛肉罐头
GB 10777—1989	婴幼儿辅助食品　肉泥	GB/T 13515—1992	火腿罐头
GB 10778—1989	婴幼儿辅助食品　骨泥	GB 18357—2001	宣威火腿
GB/T 13213—2006	猪肉糜类罐头	GB/T 20711—2006	熏煮火腿
GB/T 13214—2006	咸牛肉、咸羊肉罐头	GB/T 20712—2006	火腿肠
GB/T 13512—1992	清蒸猪肉罐头		

表 9-22　糖果类制品产品标准

标准编号	标准名称	标准编号	标准名称
GB 317—2006	白砂糖	GB/T 20880—2007	食用葡萄糖
GB 1445—2000	绵白糖	GB/T 20881—2007	低聚异麦芽糖
GB/T 9697—2002	蜂王浆	GB/T 20882—2007	果葡糖浆
GB/T 15108—2006	原糖	GB/T 20883—2007	麦芽糖
GB 18796—2005	蜂蜜	GB/T 20884—2007	麦芽糊精
GB 19855—2005	月饼	GB/T 20885—2007	葡萄糖浆
GB 19883—2005	果冻		

表 9-23　其他制品产品标准

标准编号	标准名称	标准编号	标准名称
GB 5461—2000	食用盐	GB/T 10792—1995	碳酸饮料(汽水)
GB 7189—1994	食品用石蜡	GB/T 15266—2000	运动饮料
GB/T 8269—2006	柠檬酸	GB 17323—1998	瓶装饮用纯净水
GB 8537—1995	饮用天然矿泉水	GB/T 18104—2000	魔芋精粉
GB/T 8967—2007	谷氨酸钠(味精)	GB/T 19164—2003	鱼粉
GB 10343—2002	食用酒精	GB/T 20369—2006	啤酒花制品
GB 10769—1997	婴幼儿断奶期辅助食品	GB/T 20886—2007	食品加工用酵母
GB 10770—1997	婴幼儿断奶期补充食品		

第五节　国际食品标准

一、CAC 标准

CAC 的标准主要分为一般要求标准，食品中农药与兽药残留——最大限量值，特殊营养与膳食（包括婴幼儿食品）标准，加工和速冻水果、蔬菜标准，采用物理方法保藏果汁及相关产品标准，谷物、豆类及其制品和植物蛋白标准，油脂及相关制品标准，鱼和水产品标准，肉和肉制品（包括浓肉汤和清肉汤）标准，糖、可可制品、巧克力及其他制品标准等，分别见表 9-24～表 9-33。

表 9-24　一般要求标准

标准代号	标准名称	标准代号	标准名称
001—1985	预包装食品标签通用标准	106—1983	辐照食品通用标准
107—1981	食品添加剂销售时的标签通用标准	150—1985	食用盐标准
192—1995	食品添加剂标准前言	193—1995	食品污染物和毒素标准前言
209—1999	加工用花生中黄曲霉素残留限量标准		

表 9-25　食品中农药与兽药残留——最大限量值

标准代号	标准名称	标准代号	标准名称
CAC/MRL 1,Rev.1—2001	最大农药残留限量	CAC/MRL 2,Rev.1—2003	食品中兽药最高残留限量
CODEX STAN 229—1993	农药残留分析推荐方法	CAC/MISC 5—1993	名词术语和定义(食品中兽药残留)
CAC/MRL 3,Rev.1—2001	外来最大残留限量(EMRLs)		

表 9-26 特殊营养与膳食（包括婴幼儿食品）标准

标准代号	标准名称	标准代号	标准名称
073—1981	罐装的幼儿食品	074—1981	加工的婴幼儿谷物类食品
118—1981	无麸质食品	146—1985	特殊膳食的预包装食品标签及说明的通用标准
156—1987	断奶后的配方食品	180—1991	特殊药疗作用食品的标签及说明
181—1992	减轻体重用低能量配方食品	203—1995	控制体重用配方食品

表 9-27 加工和速冻水果、蔬菜标准

标准代号	标准名称	标准代号	标准名称	标准代号	标准名称
013—1981	番茄罐头	014—1981	桃罐头	015—1981	葡萄柚罐头
016—1981	菜豆和黄刀豆罐头	017—1981	苹果沙司罐头	018—1981	甜玉米罐头
038—1981	食用真菌和真菌制品	039—1981	食用干菌	040—1981	鲜鸡油菌
041—1981	速冻豌豆	042—1981	菠萝罐头	052—1981	速冻草莓
055—1981	蘑菇罐头	056—1981	芦笋罐头	057—1981	加工浓缩番茄酱
058—1981	青豌豆罐头	059—1981	李罐头	060—1981	树莓罐头
061—1981	梨罐头	062—1981	草莓罐头	066—1981	食用橄榄
067—1981	葡萄干	068—1981	橘子罐头	069—1981	速冻树莓
075—1981	速冻桃	076—1981	速冻越橘	077—1981	速冻菠菜
078—1981	什锦水果罐头	079—1981	果酱和果冻标准	080—1981	加柑橘皮丝的果冻
081—1981	经加工的成熟豌豆罐头	099—1981	热带水果色拉罐头	103—1981	速冻乌饭果
104—1981	速冻韭菜	110—1981	速冻嫩茎花椰菜	111—1981	速冻花椰菜
112—1981	速冻甘蓝	113—1981	速冻菜豆和黄刀豆	114—1981	速冻法式油炸马铃薯
115—1981	酸黄瓜	116—1981	胡萝卜罐头	129—1981	杏罐头
130—1981	杏干	131—1981	带壳开心果	132—1981	速冻整玉米粒
133—1981	速冻带芯玉米	140—1983	速冻胡萝卜	143—1985	海枣
144—1985	棕榈油罐头	145—1985	板栗和板栗酱罐头	159—1987	芒果罐头
160—1987	芒果酱	177—1991	脱水椰米	182—1993	菠萝
183—1993	木瓜	184—1993	芒果	185—1993	胭脂鲜人果
186—1993	刺梨	187—1993	杨桃	188—1993	玉米笋
196—1995	荔枝	197—1995	鳄梨		

表 9-28 采用物理方法保藏果汁及相关产品标准

标准代号	标准名称	标准代号	标准名称
044—1981	杏密、桃密、梨密	045—1981	橘子汁
046—1981	葡萄柚汁	047—1981	柠檬汁
048—1981	苹果汁	049—1981	番茄汁
063—1981	浓缩苹果汁	064—1981	浓缩橘子汁
082—1981	葡萄汁	083—1981	浓缩葡萄汁
084—1981	浓缩拉布鲁斯卡甜葡萄汁	085—1981	菠萝汁
101—1981	无果肉的黑加仑果蜜	120—1981	黑加仑汁
121—1981	浓缩黑加仑汁	122—1981	特殊小浆果的果肉蜜
134—1981	柑橘类水果汁饮料	138—1983	浓缩菠萝汁
139—1983	采用防腐剂加工的浓缩菠萝汁	148—1985	番石榴果蜜
149—1985	液体芒果果肉汁	161—1989	其他未涉及的果蜜标准
164—1989	其他未涉及的果汁标准	179—1991	蔬菜汁通用标准

表 9-29 谷物、豆类及其制品和植物蛋白标准

标准代号	标准名称	标准代号	标准名称
151—1989	木薯	152—1985	小麦粉
153—1985	玉米	154—1985	粗磨全玉米粉
155—1989	玉米粉和玉米渣	163—1987	小麦面筋
169—1989	脱皮的整珍珠小米	171—1989	特种豆类
170—1989	小米面	172—1989	高粱米
173—1989	高粱面	174—1989	植物蛋白制品通用标准
175—1989	大豆蛋白制品通用标准	176—1989	食用木薯粉
178—1991	硬质小麦粗粉和硬质小麦粉	198—1995	大米
199—1995	小麦和硬质小麦	200—1995	花生
201—1995	燕麦	202—1995	古斯(蒸熟的硬质小麦餐)

表 9-30 油脂及相关制品标准

标准代号	标准名称	标准代号	标准名称
019—1981	不包括在专有标准之内的食用油脂通用标准	020—1981	食用豆油
021—1981	食用花生油	022—1981	食用棉籽油
023—1981	食用葵花籽油	024—1981	食用菜籽油
025—1981	食用玉米油	026—1981	食用芝麻油
027—1981	食用红花油	028—1981	猪油
029—1981	炼制猪油	030—1981	炼制牛油(不包括牛脂肪)
031—1981	食用牛脂	032—1981	人造奶油(脂肪含量不低于80%)
033—1981	初榨橄榄油、精炼橄榄油及精炼橄榄渣油	034—1981	食用芥籽油
123—1981	食用低芥酸菜籽油	124—1981	食用椰油
125—1981	食用棕榈油	126—1981	食用棕榈仁油
127—1981	食用葡萄籽油	128—1981	食用巴苏油(巴巴苏棕榈油)
135—1981	人造奶油(脂肪含量在39%～41%)	194—1995	食用精炼油棕油
195—1995	食用棕榈硬脂酸甘油酯	210—1999	几种植物油标准
211—1999	几种动物或动植物混合油脂产品		

表 9-31 鱼和水产品标准

标准代号	标准名称	标准代号	标准名称
003—1991	三文鱼罐头(大马哈鱼)	036—1981	速冻鳕鱼(去内脏和不去内脏)
037—1981	小虾或对虾罐头	070—1981	金枪鱼和中型鲭类鱼罐头
092—1982	速冻小虾或对虾	090—1981	蟹肉罐头
094—1981	沙丁鱼和沙丁类鱼制品罐头	095—1981	速冻龙虾
119—1981	鳕鱼罐头	165—1989	速冻鱼肉片、鱼肉糜和肉片肉糜混合食品
166—1989	速冻面包屑或面糊包裹的鱼条块和鱼片	167—1989	盐腌鳕鱼和盐腌鳕鱼干
189—1993	鱼翅干	190—1995	速冻鱼片
191—1995	速冻生鱿鱼		

表 9-32　肉和肉制品（包括浓肉汤和清肉汤）标准

标准代号	标准名称	标准代号	标准名称
088—1981	腌牛肉标准	089—1981	午餐肉标准
096—1981	熟制腌火腿(后腿)标准	097—1981	熟制的腌猪蹄膀(前腿)标准
098—1981	熟制的腌肉肠标准	117—1981	肉羹和肉汤标准

表 9-33　糖、可可制品、巧克力及其他制品标准

标准代号	标准名称	标准代号	标准名称
004—1981	白糖	005—1981	糖粉(冰糖)
006—1981	绵白糖	007—1981	无水葡萄糖
008—1981	水合葡萄糖	009—1981	葡萄糖浆
010—1981	干葡萄浆	011—1981	乳糖
012—1981	蜂蜜	054—1981	葡萄糖粉(结晶葡萄糖)
086—1981	可可脂	087—1981	巧克力
102—1981	果糖标准	105—1981	可可粉和加糖干可可粉
108—1981	天然矿泉水	137—1981	可食冰和冰水混合物
141—1983	碎可可豆、可可块、可可油饼和可可细粉	142—1983	夹心巧克力
147—1985	可可脂糖果	162—1987	食醋
168—1989	蛋黄酱	176—1995	食用木薯粉
212—1999	糖标准		

二、ISO 标准

国际标准化组织（International Organization for Standardization，ISO）是一个国际标准化组织，由 91 个成员国和 173 个学术委员会组成，是由各国标准化团体（ISO 成员团体）组成的世界性的联合会。制定国际标准工作通常由 ISO 的技术委员会完成。其成员由来自世界上 117 个国家和地区的国家标准化团体，代表中国参加 ISO 的国家机构是中国国家技术监督局（CSBTS）。ISO 与国际电工委员会（IEC）有密切的联系。中国参加 IEC 的国家机构也是国家技术监督局。ISO 和 IEC 作为一个整体担负着制订全球协商一致的国际标准的任务。ISO 和 IEC 都是非政府机构，它们制订的标准实质上是自愿性的，这就意味着这些标准必须是优秀的标准，它们会给工业和服务业带来收益，所以他们自觉使用这些标准。ISO 和 IEC 不是联合国机构，但他们与联合国的许多专门机构保持技术联络关系。ISO 和 IEC 有约 1000 个专业技术委员会和分委员会，各会员国以国家为单位参加这些技术委员会和分委员会的活动。ISO 和 IEC 还有约 3000 个工作组，ISO、IEC 每年大约制订和修订 1000 个国际标准。迄今，ISO 已经发布了 9200 个国际标准。

第六节　主要出口对象国标准

一、美国标准

美国标准由联邦政府机构和私营领域的标准制定组织制定。联邦政府机构负责制定一些强制性标准，主要涉及制造业、交通、环保、食品和药品等。美国私营领域的标准制定组织制定自愿性标准，包括美国国家标准学会（ANSI）和各类专业学会、协会。目前，美国全国大约有 93000 个标准，约有 700 家机构在制定各自的标准。截至 2005 年 5 月，美国的食

品安全标准约有 660 余项，主要是检验检测方法标准和被技术法规引用后的肉类、水果、乳制品等产品的质量分等分级标准两大类。这些标准的制定机构主要是经过美国国家标准学会（ANSI）认可的与食品安全有关的行业协会、标准化技术委员会和政府部门 3 类。经过美国国家标准学会（ANSI）认可的与食品安全有关的行业协会主要包括美国官方分析化学师协会（AOAC）、美国谷物化学师协会（AACCH）、美国奶制品学会（ADPI）、美国油料化学师协会、（AOCS）和美国公共卫生协会（APHA）；标准化技术委员会主要包括三协会卫生标准委员会（DFISA）和烘烤业卫生标准委员会（BISSC）；政府部门主要为农业部农业市场服务局（AMS）制定的农产品分等分级标准。截至 2004 年，AMS 制定的农产品分级标准有 360 个，收集在美国《联邦法规法典》的 GFR7 中。其中，新鲜果蔬分级标准 158 个，涉及新鲜果蔬、加工用果蔬和其他产品等 85 种农产品；加工的果蔬及其产品分级标准 154 个，分为罐装果蔬、冷冻果蔬、干制和脱水产品、糖类产品和其他产品五大类；乳制品分级标准 17 个；蛋类产品分级标准 3 个；畜产品分级标准 10 个；粮食和豆类分级标准 18 个。

二、欧盟标准

欧盟食品安全标准是为反复使用的目的，由公认机构批准的、非强制性的、规定产品或者相关的食品加工和生产方法的规则、指南或者特征的文件。它也包括那些适用于产品、加工或者生产方法的对术语、符号、包装、标识或者标签的要求。欧洲标准化委员会（CEN）下属的技术委员会负责制定食品安全标准（协调标准），内容限于满足欧盟食品安全指令基本要求的具体技术细节和规定。截至 2002 年底，欧盟共制定了 264 项食品安全方面的协调标准，其中，术语标准 1 项，检测方法标准 247 项，厂房及设备卫生要求方面的标准 16 项。欧盟制定的食品安全标准目前主要以食品中各种有毒有害物质的测定方法为主。

三、日本标准

目前，日本食品安全相关的标准数量很多，并形成了比较完善的标准体系。不仅在生鲜食品、加工食品、有机食品、转基因食品等方面制定了详细的标准和标识制度，而且在标准制定、修订、废除、产品认证、监督管理等方面也建立了完善的组织体系和制度体系，并以法律形式固定下来。一般的要求和标准由日本的厚生劳动省规定，包括食品添加剂的使用、农药的最大残留等，适用于包括进口产品在内的所有食品。日本的农林水产省也参与食品管理，主要涉及食品标签方面和动植物健康保护方面，农林水产省还根据 JAS 法对有机食品标准负责。日本农产品标准主要分为两类：一类是质量标准，另一类是安全卫生标准，包括动植物疫病、有毒有害物质残留等。农产品标准的主要政府负责部门是农林水产省和厚生劳动省。

日本农产品安全标准制定过程可分为以下几个阶段。第一，起草标准。任何有关方都可以要求日本农业标准委员会（JASC）对其提出的日本农业标准草案进行审议。通常由农林水产大臣根据需求委托有关单位起草农业标准草案。第二，日本农业标准委员会（JASC）审议。JASC 将标准草案指定对口的分理事会对该草案审议，其间征集全社会的意见。若有必要，分理事会将要求对口的技术委员会做进一步的审订。JASC 审议完毕且认为标准草案内容适宜、要求合理，则向农林水产大臣提出审议报告。第三，标准的批准和发布。农林水产大臣确认 JASC 审议的标准草案对有关各方均不会造成歧视后，将予以批准发布。此外，日本在标准制定过程中，充分注意与国际标准的接轨。

"肯定列表制度"（positive list system）是日本为加强食品（包括可食用农产品，下同）中农业化学品（包括农药、兽药和饲料添加剂，下同）残留管理而制定的一项新制度。日本实施"肯定列表制度"的法律依据是《食品卫生法 2003 修订案》中第 11 条第三款。该条款可以简要表述为：对于已建立最高残留限量标准的化学物质，其在食品中的含量不得超过最高残留限量标准，对于未制定限量标准的农业化学品，其含量不得超过厚生劳动省确定的一律标准，但经厚生劳动省确定的豁免物质不受此限制。根据这一条款制定的"肯定列表制度"，主要包括 3 方面的内容。（1）"豁免物质"，即在常规条件下其在食品中的残留对人体健康无不良影响的农业化学品。对于这部分物质，无任何残留限量要求。目前，日本确定的豁免物质有 65 种，主要是维生素、氨基酸、矿物质等营养性饲料添加剂及一些天然杀虫剂。（2）对在豁免清单之外且无最大残留限量标准的农业化学品，采用"一律标准"，即其在食品中的含量不得超过 0.01mg/kg 的标准。（3）针对具体农业化学品和具体食品制定的"最大残留限量标准"。"最大残留限量标准"中包括 3 种类型：①在所有食品中均"不得检出（ND）"的农业化学品，共 15 类 16 种；②针对具体农业化学品和具体食品制定的"暂定标准"（provisional MRLs，暂定最大残留限量标准）；③未制定暂定标准但在"肯定列表制度"生效后仍然有效的现行标准。"肯定列表制度"与现行制度的区别是日本现行标准仅涉及 254 种农业化学品和 165 种食品。日本现行管理制度只禁止农业化学品含量超过最大残留限量标准的食品销售，对于未制定最大残留限量标准的农业化学品残留无明确要求。因此，按照日方现行规定，对于没有制定限量标准的农兽药，即使发现某种食品中含有该物质，也允许其在日本销售。"肯定列表制度"则覆盖了所有农业化学品和食品：有"最大残留限量标准"的遵从"最大残留限量标准"，无"最大残留限量标准"的遵从 0.01mg/kg 的"一律标准"。其中，已规定的最大残留限量标准，数量 54785 条，涉及的农业化学品 795 种，涉及的食品种类 256 种。因此，"肯定列表制度"比现行制度覆盖面广得多，要求也严得多。

第十章 食品安全监管的机构和制度

第一节 中国的食品安全监管机构和制度

一、中国的食品安全监管机构

第一次世界大战后，法国的克里蒙梭曾说，"战争是如此之重要，我们不能把它交给将军们来左右"。同样今天也可以说，"食品和食品安全是如此之重要，我们不能把它们交给食品企业家们来左右"。由此可见，政府的监管、媒体的监督和消费者的自我保护对食品和食品安全都是十分必要，缺一不可的。

讲到政府对食品的监管，目前国际上存在着 3 种主要模式：①单一部门管理模式，这是防止出现"模糊地带"堵塞监管漏洞最好的办法。但国际主流观点普遍认为，这只是一种理想状态，较难实现。因为食品的产业链很长，涉及的行业太多，一个部门很难统一管理。②多部门管理模式。这是目前世界上多数国家采用的模式，也是我国长期采用的监管模式。③综合管理模式，由一个部门牵头立法、预警，其他部门各司其职。这种模式有明显的优点，可能是我国食品安全监管模式的发展方向，但要实现这种模式，必须克服管理体制上的重重困难。

我国食品安全监管机构的沿革反映了我国食品生产的发展水平和政府的监管能力。

1. 初级监管阶段

1982 年 11 月 9 日第五届全国人民代表大会常务委员会第二十五次会议通过并颁布的《中华人民共和国食品卫生法》（试行），标志着我国食品卫生工作由以往的卫生行政管理走上了法制管理的轨道。1995 年 10 月 30 日第八届全国人民代表大会常务委员会第十六次会议通过，并正式颁布实施。《食品卫生法》明确规定了卫生行政部门是卫生监督执法的主体，标志着我国卫生监督法律体系初步形成。

在 1995～2001 年，我国食品生产的规模化和现代化水平较低，政府的监管能力也较弱，处于初级监管阶段。按照食品卫生法的规定，我国食品生产企业只要取得卫生许可证和工商营业执照就可以开工生产了。企业在得到卫生部门"微生物不超标"的检测结果后，即可组织生产和销售。

2002 年我国开始推行食品质量安全市场准入制度。按照产品质量法，食品企业除了要取得卫生许可证和工商营业执照，还必须获得质量技术监督部门颁发的生产许可证才可以开工。而要拿到生产许可证，企业必须具备相应的生产环境、生产条件和检验能力，在理化、感观、卫生、标签标注等各项指标检验合格后，产品加贴了 QS 标志方可出厂。

初级监管阶段食品监管的特点是：①政府的监管体系正在形成，监管水平较低；②食品企业规模较小，食品安全事故虽然时有发生，但影响面并不大。

2. 多头分段管理阶段

2003 年，国务院组建了国家食品药品监督管理局，负责食品安全综合监督、组织协调和重大事故查处工作。2004 年国务院发布了《国务院关于进一步加强食品安全监管工作的决定》，按照一个监管环节由一个部门监管的分工原则，采取分段监管为主、品种监管为辅的方式，试图理顺食品安全监管部门的职能，明确政府各部门的责任。将食品安全监管分为四个环节，分别由农业、质检、工商、卫生四个部门实施。其中初级农产品生产环节的监管由农业部门负责，食品生产加工环节的质量监督和日常卫生监管由质检部门负责，食品流通环节的监管由工商部门负责，餐饮业和食堂等消费环节的监管由卫生部门负责，食品安全的综合监督、组织协调和依法组织查处重大事故由食品药品监管部门负责，进出口农产品和食品监管由质检部门负责。

选择分段监管模式的原因是：①食品生产链很长，涵盖了种植业、养殖业、加工业、物流业、餐饮业、商业等行业，这些行业在政府中原本就有归属的部门；②进行食品安全监管工作需要卫生、检验、农业、畜牧业、工业、物流、国际国内贸易等的专门知识，而这些专门人才被分配在政府的各个部门中工作；③从管理成本和效率考虑，分段监管没有对政府部门管辖的领域做大的调动，没有触及部门的利益，顺理顺当，阻力较小。

为加强食品安全监管，进一步理顺监管部门职责，2004年10月又发布了《国务院关于进一步加强食品安全工作的决定》，对食品安全监管工作做出重要调整，将由卫生部门承担的食品生产加工环节的监管职责划归质检部门。进一步明确规定，从2005年1月1日起，农业部门负责初级农产品生产环节的监管，质检部门负责食品生产加工环节的监管，工商部门负责食品流通环节的监管，卫生部门负责餐饮业和食堂等消费环节的监管，食品药品监管部门负责对食品安全的综合监督、协调和依法组织查处重大事故。此外，市场食品质量监督检查信息将由质检、工商、卫生和食品药品监管4个部门联合发布。但在实施中却暴露出了严重的问题。①从体制上看，食品监管部门繁多，处于谁都能管谁都管不了的局面。社会舆论认为，如此安排既有兼顾责任的考虑，也有兼顾利益之嫌。②分散监管，多头执法，难免出现政出多门、监管盲区以及执法扰民的局面。③职能交叉，相互抵触，配合困难，部门之间争夺或堵截食品监管权时有发生，如各部门都配备了食品检验检疫车辆，造成资源的浪费。④各级政府都成立了"食品药品安全协调委员会"，而该协调委员会是多部门共同组成的临时机构，权威性不强，实践中难以协调统一，运作不灵，难以发挥应有的作用。

3. 卫生部门负责、各部门协调的食品安全综合监管模式

2008年3月，十一届全国人大一次会议启动了新一轮国务院机构改革，实行大部门制。大部门制改造以后，我国的食品安全监督管理工作分工更加明确，责任更加清楚，通道更加顺畅，效率更加高效，有望保证中国的食品将更加安全。机构改革明确了国家食品药品监督管理局改由卫生部管理，明确了卫生部承担食品安全综合协调、组织查处食品安全重大事故的责任。国家确立了"全国统一领导，地方政府负责，部门指导协调，各方联合行动"的食品安全监管工作新格局，实行了以农业、质监、工商和卫生为主分段管理，由食品药品监管部门负责综合协调。管理中具体分段为：种植、养殖由农业部门负责，食品生产加工由质检部门负责，食品流通由工商部门负责，餐饮消费和食品的综合协调、重大案件的组织查处由卫生部门负责。这个模式基本上延续了过去"五龙治水"的格局，不同的是卫生部成了"班长"。这个模式基本上和美国的模式相一致。在美国由FDA（美国食品和药物管理局）出台标准和政策，具体工作由下面的州去做；在中国由卫生部主导出台标准和政策，进行综合协调和重大案件的组织查处，质检、工商、药监、农业等部门在各自范围内实施监管。

2008年9月国务院常务会议审议通过了《卫生部主要职责、内设机构和人员编制规定》。该《规定》明确了卫生部的职责、内设机构和人员编制做出四项调整，明确了相关部门在食品安全监管方面的职责分工。

（1）对卫生部的职责做出调整　将综合协调食品安全、组织查处食品安全重大事故的职责由国家食品药品监督管理局划入卫生部；将食品卫生许可，餐饮业、食堂等消费环节食品安全监管和保健食品、化妆品卫生监督管理的职责，划给国家食品药品监督管理局；将国家食品药品监督管理局综合协调食品安全、组织查处食品安全重大事故的职责划入卫生部。增加组织制定食品安全标准、药品法典，建立国家基本药物制度的职责；加强食品安全综合监督的职责；加强对医疗服务、公立医疗机构的监督管理。

（2）对卫生部的内设机构做出调整　将"卫生监督局"调整为"食品安全综合协调与卫生监督局"，同时增加了部分行政编制。

（3）在食品安全监管方面相关部门的职责分工　即卫生部牵头建立食品安全综合协调机制，负责食品安全综合监督；农业部负责农产品生产环节的监管；国家质量监督检验检疫总局负责食品生产加工环节和进出口食品安全的监管；国家工商行政管理总局负责食品流通环节的监管；国家食品药品监督管理局负责餐饮业、食堂等消费环节食品安全监管；卫生部承担食品安全综合协调、组织查处食品安全重大事故的责任。国务院要求各部门要密切协同，形成合力，共同做好食品安全监管工作。

（4）卫生部在食品安全监管方面的主要职责　①承担食品安全综合协调、组织查处食品安全重大事故的责任，组织制定食品安全标准，负责食品及相关产品的安全风险评估、预警工作，制定食品安全检验机构资质认定的条件和检验规范，统一发布重大食品安全信息。②负责卫生应急工作，制定卫生应急预案和政策措施，负责突发公共卫生事件监测预警和风险评估，指导实施突发公共卫生事件预防控制与应急处置，发布突发公共卫生事件应急处置信息。

在2009年2月颁布的《中华人民共和国食品安全法》中对国务院有关食品安全监管部门的职责进行了明确界定。国务院质量监督、工商行政管理和国家食品药品监督管理部门依照食品安全法和国务院规定的职责，分别对食品生产、食品流通、餐饮服务活动实施监督管理。国务院卫生行政部门承担食品安全综合协调职责，负责食品安全风险评估、食品安全标准制定、食品安全信息公布、食品检验机构的资质认定条件和检验规范的制定，组织查处食品安全重大事故。在县级以上地方人民政府层面，进一步明确工作职责，理顺工作关系。为了使食品安全监管体制运行更加顺畅，食品安全法规定，国务院设立食品安全委员会，其工作职责由国务院规定。

为完善中国食品安全监管体系，中国政府还将成立：①国家食品安全科学委员会、咨询委员会（简称"两委"）等机构，通过这两个机构的设立，来确保食品安全监管政策的一致性、工作步调的一致性、信息发布的一致性，从而形成一个监管有效、工作效率比较高的合力；②食品安全检测与评估机构和国家食品安全风险评估委员会，成立中国食品法典委员会，负责食品安全标准的立项、制定、审查、发布等工作；③食品污染物和食源性疾病监测网络，加强食品安全技术支撑能力建设，建立覆盖全国各省、延伸到市县的食品生产、流通、消费环节的监测网；④权威的食品安全信息收集、分析和发布机制，整合目前分散在各部门、各环节的食品安全信息，协调建立部门间信息沟通平台，实现信息的互联互通、资源共享，重大食品安全信息统一发布，对发现的问题及时权威发布并做好解疑释惑，同时加强对公众的食品安全健康教育。

4. 中国食品安全监管体系的发展趋势

当前，食品安全监管工作正处于改革与发展的关键时期。中国的改革是一个渐进的摸索的过程，食品安全监管体制改革也是一个十分复杂的摸索过程，需要全社会的共同研究、共同探索。改革的总体目标是转变职能、理顺关系、优化结构，提升监管效能，提高保障水平。

政府要痛定思痛，痛下决心，解放思想，改革创新，深入贯彻落实科学发展观，理清思路。社会上有很多人认为，之所以出现那么多食品安全事故，是因为我国的食品安全监管体制或模式有问题。笔者以为，万不可人云亦云。监管体制或模式固然有问题，但最关键和最重要的不是监管体制或模式。问题的关键是部分干部的思想作风存在缺陷，缺乏宗旨意识、大局意识、忧患意识和责任意识，有的沉溺于计较部门利益，作风飘浮、管理松弛、工作不扎实。美国著名学者亨廷顿曾说过，"各国政府之间最重要的差别不是政府的形式，而是管理能力。"而管理能力取决于各级干部的政治觉悟、政治素质和业务能力。

当然政府也要积极稳妥地推进大部门体制改革，对现有的监管体制进行调整，着重解决食品监管职责过于分散的状况。多头监管既要分清责任区，但又不能分得太清，宁肯有重叠有交叉，也不可有盲区。因为出了问题，责任是整个政府的，各个部门都脱不了干系。食品安全的综合协调部门应有一定的层阶和专门的定期议事规则，超脱于具体环节的监管，负责综合监督和组织协调。要立足于提高行政效率，多头监管虽有利于监管的专业化，却不利于提高监管效率，因此要着重解决提高监管效率的问题。要合理配置监管资源，降低行政成本。要主动出击，重拳出击，立足于长远，确保永远不出三聚氰胺这种大的案子。要加强食品安全的国际合作与交流，借鉴国际先进管理经验和检测技术，促进中国食品质量总体水平的提高。

二、中国的食品安全法律法规体系

我国已进入民主、法制的新时代。任何一种行政、一种监管都必须依法行政和依法监管，食品安全新体制的诞生必然要有与其相配套的法律体系作为坚强后盾。

为保障食品安全，提升质量水平，规范食品贸易秩序，中国已建立了一套较完整的食品安全法律法规体系。食品安全法律法规体系包括：①全国人民代表大会常务委员会颁布的法律；②国务院制定的行政法规和地方制定的行政法规；③国务院各行政部门制定的部门规章和地方人民政府制定的规章；④规范性文件，如国务院或个别行政部门所发布的各种通知、地方政府相关行政部门制定的食品卫生许可证发放管理办法以及食品生产者采购食品及其原料的索证管理办法；⑤食品标准，如食品工业领域各类标准，包括食品产品标准、食品卫生标准、食品分析方法标准、食品管理标准、食品添加剂标准、食品术语标准等。

目前，中国已建立了一套完整的食品安全法律法规体系（参见第九章相关内容），为保障食品安全、提升质量水平、规范进出口食品贸易秩序提供了坚实的基础和良好的环境。

中国已初步形成了门类齐全、结构相对合理、具有一定配套性和完整性的食品质量安全标准体系。食品安全标准包括了农产品产地环境，灌溉水质，农业投入品合理使用准则，动植物检疫规程，良好农业操作规范，食品中农药、兽药、污染物、有害微生物等限量标准，食品添加剂及使用标准，食品包装材料卫生标准，特殊膳食食品标准，食品标签标识标准，食品安全生产过程管理和控制标准，以及食品检测方法标准等方面，涉及粮食、油料、水果蔬菜及制品、乳与乳制品、肉禽蛋及制品、水产品、饮料酒、调味品、婴幼儿食品等可食用农产品和加工食品，基本涵盖了从食品生产、加工、流通到最终消费的各个环节。目前，中国已发布涉及食品安全的国家标准1800余项，食品行业标准2900余项，其中强制性国家标准634项。

法律中最重要的是2009年2月28日第十一届全国人民代表大会常务委员会第七次会议通过《中华人民共和国食品安全法》。该法从法律的角度规范食品安全，强化食品安全的监管、防范与惩罚。该法对我国食品安全监管体制、食品安全风险检测与评估、食品安全标准、食品生产经营、食品检验、食品进出口、食品安全事故处置、监督管理、法律责任等方面均进行了法律规定。

新的食品安全法将明确由卫生部统一负责制定食品安全的国家标准。中国现有食品安全标准中，有两套体系，一套是卫生标准，主要由卫生部门提出；一套是质量标准，主要由质检和农业等部门制定。中国是全世界唯一的拥有两套强制性的食品卫生标准的国家，两者互不协调，造成很多混乱。最典型的例子就是发生在沈阳的"毒黄花菜"事件。按照卫生部的标准，黄花菜的含硫量不能超过 0.035 mg/kg，农业部的标准是不得超过 100mg/kg，两个标准相差两千多倍。在新的食品安全法中将把两者进行整合，统一由卫生部负责制定食品安全国家标准。

第二节　国际食品安全监管的机构和制度

建立国际食品安全的管理机构和法规的目的是：①保证人类的健康；②保证动植物的健康；③保护环境；④规范贸易行为，克服贸易保护主义。其作用是制定法规标准；制定游戏规则（如关税、反倾销）；成员间相互协商交流；解决争端，避免冲突（争端解决规则与程序）；促进全球化，促进资源合理利用（货物贸易、服务贸易）。

目前，国际食品安全的管理机构和法规仍有很大的局限性，必须逐步完善。关注的重点也随着时代而变化，开始是关税，目前是非关税技术壁垒。

一、国际贸易组织

（一）关税与贸易总协定和 WTO

两次世界大战使人们认识到，贸易保护主义不仅导致了经济灾难，也带来了国际性战争灾难。因此国家间必须进行国际合作和政策协调，建立一个开放的贸易体系。国际达成共识，创建并维持一个相对自由的经济体系并从金融、投资和贸易 3 个方面重建国际经济秩序，拟建立世界银行、国际货币基金组织和国际贸易组织（international trade organization）。1947 年 10 月 30 日，关税与贸易总协定（ general agreement on tariffs and trade，GATT ）签署，关税与贸易总协定（GATT）是成员间的一项多边协定，是有关国际贸易行为规范的框架（图 10-1）。

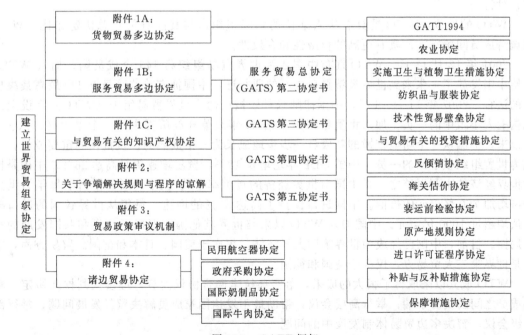

图 10-1　GATT 框架

GATT 取得的主要成果如下。①促进并保证了大部分世界贸易的自由化。②制定了国际贸易的基本原则。出口货物一般应被允许完全自由地进入进口国，不过，进口国可以在边境征收海关税，并在某些条件下实施直接限制进口的非关税壁垒。③成员关税总水平下降，发达国家从 35％降到 4％，发展中国家降到 12％。④GATT 共主持了 8 个回合的多边贸易谈判。最近和持续时间最长的一轮叫乌拉圭回合谈判，该回合从 1986 年开始，前后长达 7 年半之久，其重要成果之一就是创立了世界贸易组织（WTO）。

世界贸易组织（World Trade Organization，WTO）成立于 1995 年 1 月 1 日，其前身是关税与贸易总协定（GATT）。WTO 总部在瑞士日内瓦。WTO 是一个独立于联合国的具有法人地位的永久性国际组织，是世界上最大的多边贸易组织，在调解成员争端方面具有更高的权威性。1995 年拥有 137 个成员，成员的贸易量占世界贸易的 95％以上。WTO 与世界银行、国际货币基金组织并称为当今世界经济体制的"三大支柱"。

WTO 的组织机构：最高决策权力机构是部长大会，至少每两年召开一次会议，可对多边贸易协议的所有事务做出决定。部长大会下设总理事会和秘书处，负责 WTO 日常会议和工作。总理事会设有货物贸易、服务贸易、知识产权三个理事会和贸易与发展、国际收支、行政预算三个委员会。秘书处设总干事一人。

WTO 的基本职能是：①制定和规范国际多边贸易规则；②组织多边贸易谈判；③解决成员之间的贸易争端。

WTO 的宗旨是：提高生活水平，保证充分就业，大幅度和稳定地增加实际收入和有效需求，扩大货物和服务的生产与贸易，按照可持续发展的目的，最优运用世界资源，保护环境，并以不同经济发展水平下各自需要的方式，加强采取各种相应的措施；积极努力，确保发展中国家，尤其是最不发达国家在国际贸易增长中获得与其经济发展需要相称的份额。

WTO 的具体目标，是建立一个完整的、更具活力和永久性的多边贸易体制，以巩固原来的关贸总协定为贸易自由化所做的努力和乌拉圭回合多边贸易谈判的所有成果。为实现这些目标，各成员应通过互惠互利的安排，切实降低关税和其他贸易壁垒，在国际贸易中消除歧视性待遇。

WTO 的地位：WTO 是具有法人地位的国际组织，与其前身关贸总协定相比，WTO 在调解成员间争端方面具有更高的权威性和有效性。

2001 年 12 月 11 日，WTO 宣布中国成为世界贸易组织第 143 个成员国。加入 WTO，是给中国发放了一张来到世界经济舞台中心的通行证。中国拥有首位跻身 WTO 最高裁决机构的法官。2007 年 11 月 19 日，中国律师张月姣被任命为世界贸易组织（WTO）常设上诉机构七人小组中的一员。加入世贸组织是中国 30 年改革开放历程中的一个里程碑。入世 7 年以来，中国从一个略显稚嫩的新成员一步步地成长为一个成熟的、负责任的重要成员，并成为世贸组织核心圈的一员。中国 GDP 年均增长 10％，贸易增速更是高达 26％。中国是推动世界经济的主要引擎之一，中国对世界经济的贡献率平均达到 13％，相当于每年为世界经济增加 750 亿美元的价值。中国进口保持了高达 30％的增速，每年从世界各国的进口净增值均超过 1000 亿美元。中国加入 WTO 以来与世界其他国家形成了共赢和共同发展的和谐局面。目前，中国已经成为世界第四大经济体，仅次于美国、日本和德国。贸易方面，中国是世界第三大贸易方，仅次于美国和德国。

WTO 成立以来取得了很大的成果，落实乌拉圭回合协议内容，继续谈判框架协定；解决成员之间的贸易争端；举行高层会议，帮助最不发达国家成员解决贸易发展问题；举行部长级会议，解决多边贸易体制发展中的问题。

WTO 十分重视国际食品安全工作，重视食品法典委员会的工作和国际的合作交流。WTO 呼吁各国加强食品安全监管能力建设，加强食源性疾病的监测系统建设，加强危险性评价，提高食品安全性评价方法和技术水平，最终提高食品安全水平。

WTO 建议各成员国把食品安全作为公共卫生的基本职能；提供必要的资源，建立长期的食品安全规划；协调国家级食品安全相关部门进行的食品安全活动；制定和实施系统的和可持续的预防措施，努力减少食源性疾病的发生；开展与食源性疾病危险性评估相关的活动，开展食源性疾病调查；增强食品生产者、加工者和销售者在食品安全方面应负的责任；研发食品中有关微生物和化学物的监测和控制手段，提高实验室能力；把食品安全问题纳入对消费者开展卫生和营养教育与资讯网络教育，尤其是引入小学和中学的课程中，对食品操作人员、消费者、农场主、加工人员及农产品加工人员进行良好的生产规范教育及卫生营养教育。

（二）克服技术性贸易壁垒的规则

在关税大幅度降低的情况下，各国采取非关税措施来抵制进口，保护本国生产者，技术性贸易壁垒措施正在成为新的贸易壁垒。技术性贸易壁垒（technical barrier to trade）是商品进口国以技术为支撑条件，在实施贸易进口管制时，通过颁布法律、法令、条例、规定，建立技术标准、认证制度、卫生检验检疫制度、检验程序以及包装、规格和标签标准等，提高对进口产品的技术要求，增加进口难度，最终达到保障国家安全、保护消费者利益和保持国际收支平衡的目的。

技术性贸易壁垒的主要形式包括：海关关税估价、出口数量限制、出口许可证制度、汇管制、倾销与反倾销措施、补贴与反补贴措施、歧视性政府采购政策、运前检验、原产地规则、卫生与植物卫生措施等。

技术性贸易壁垒的特点：技术性贸易壁垒宣称其目的是保护人类，动物和植物的健康和生命的安全，有其合理性；技术性贸易壁垒具有很强的技术性，有其隐秘性；技术贸易壁垒由于涉及技术，非常复杂，有其复杂性；技术的不断发展和多样性，有其灵活性。

为了克服技术性贸易壁垒，"关贸总协定"专门制定了一系列的规则，其中最重要的是《SPS 协定》和《TBT 协定》。

1. 《SPS 协定》

《SPS 协定》，即《实施卫生与植物卫生措施协定》（agreement on the application of sanitary and phytosanitary measures），是"关贸总协定"乌拉圭回合谈判在 1994 年形成的协定。《SPS 协定》的目的在于保护人类、动物、植物的生命和健康，有助于克服新贸易保护主义，有助于解决国际贸易纠纷，促进全球化进程。《SPS 协定》试图在人类安全和自由贸易之间达到一种平衡，解决出口国进入市场的权利和进口国维持特定的健康和安全标准之间的冲突。该协定明确成员国有保护其境内人类、动物和植物生命安全和健康的权利。通过制定法律、法规，限制人的活动，能够达到防止有害生物传播、扩散，造成危害的目的，从而避免技术性贸易措施被滥用。但《SPS 协定》不是要建立一个保护人类、动物和植物健康和生命安全的国际标准，只是要建立一套成员在制定 SPS 措施时应遵守的原则。

《SPS 协定》产生的直接背景：①1986 年开始的乌拉圭回合谈判，农产品贸易重新成为谈判议题，达成《农业协定》、《实施卫生与植物卫生措施的协定》、《关于改革计划对最不发达国家和粮食净进口发展中国家可能产生消极影响的措施的决定》；②需要对关税与贸易总协定 GATT 第 20 条 b 款一般例外第 2 款的规定《为保护人类、动植物的生命健康所必需的措施》做补充完善。

《实施卫生与植物卫生措施的协定》是涉及人类、动物和植物健康和安全的国际贸易规则，因此其覆盖的领域包括动物检疫、植物检疫和食品安全，也就覆盖了所有可能直接或间接影响国际贸易的 SPS 措施。

《SPS 协定》的措施包括：①免受病虫害、带病有机体或致病有机体传入、定殖或扩散所产生的风险；②免受食品、饮料或饮料中添加剂、污染物、毒素或致病有机体所产生的风险；③免受动物、植物及其产品携带的病害或虫害传入、定殖和扩散所产生的风险；④防止或限制成员境内因有害生物传入、定殖和扩散所产生的其他危害。

《SPS 协定》坚持以下的原则。

（1）非歧视原则　①各成员应保证其卫生与植物卫生措施不在情形相同或相似的成员之间构成任意或不合理的歧视；②在应用适宜的风险保护水平时，应保持一致性，不应对类似产品或情形之间造成歧视性。每一成员应避免其保护水平在不同的情况下存在任意或不合理的差异。

（2）区域化原则　①SPS 措施应该与该地区的动植物卫生特点相一致。在评估一地区的卫生与植物卫生特点时，各成员应特别考虑特定病虫害或虫害流行程度，是否存在根除或控制计划以及有关国际组织可能制定的适当标准或指南。②接受非疫区和低度流行区概念。各成员应特别认识到病虫害非疫区和低度流行区的概念，对这些地区的确定应根据地理、生态系统、流行病监测以及卫生与植物卫生控制的有效性等因素。③科学证据证明是非疫区和低度流行区。声明其领土内地区属病虫害非疫区或低度流行区的出口成员，应提供必要的证据，以便向进口成员客观地证明此类地区属于且有可能继续属于病虫害非疫区或低度流行区。

（3）透明度原则　①建立国家级 SPS 通报机构。各成员指定一中央政府机构，代表国家一级，负责实施有关通知程序。我国商务部 WTO 司为我国的国家级 SPS 通报机构。②建立国家 SPS 咨询点。在国家质量监督检验检疫总局设有国家级的 SPS 咨询点，每一成员应保证设立一咨询点，负责对有利害关系的成员提出的所有合理问题做出答复，并提供有关内容的文件。③公开发布 SPS 法规。各成员应保证迅速公布所有已采用的卫生与植物卫生法规，以使有利害关系的成员知晓。我国由国家质量监督检验检疫总局负责主办，网址为 http：//www.tbt-sps.gov.cn/Pages/main.aspx。

（4）预防原则　①在有关科学证据不充分的情况下，一成员可根据可获得的有关信息包括来自其他成员实施的卫生与植物卫生措施的信息，临时采用卫生与植物卫生措施。在此种情况下，各成员应寻求获得更加客观地进行风险评估所必需的额外信息，并在合理期限内据此审议卫生与植物卫生措施。②采取临时措施的条件。相关科学信息不充分，所采用的临时措施必须建立在已有科学信息上。③维持临时措施的条件。积极收集进一步风险分析所需信息，在一个合理的期限内进行修订。

2. 《TBT 协定》

在 1973～1979 年的东京回合谈判签署了回合守则。其中包括《技术性贸易壁垒》（《TBT 协定》，又称为标准守则）。由于许多时候 SPS 措施对贸易能产生极大的限制作用，因此在 1986～1994 年的乌拉圭回合谈判中开始将 SPS 列为谈判议题，使 SPS 从 TBT 中分离出来成为一个新的协议。

《TBT 协定》的管辖范围是 SPS 措施以外的所有技术法规、标准和合格评定程序，主要涉及技术法规、标准或合格评定程序。虽然没有明确规定《TBT 协定》在 SPS 领域所起的作用，但《TBT 协定》在技术法规、标准和合格评定程序（如检验和标签等方面）仍然起作用。

《TBT 协定》和《SPS 协定》的区别如下。①管辖范围不同。TBT 针对所有商品，SPS 针对食品和动物饲料。②措施目标不同。TBT 的措施目标：SPS 措施以外的所有技术法规、标准和合格评定程序。SPS 的措施目标：保护人类或动物健康免受食源性风险的危害，保护人类健康免受动物和植物等有害生物的危害，保护动植物免受有害生物的危害。

二、国际食品安全管理机构和法规

联合国下设了三个组织。①世界卫生组织（WHO），我国是该组织的创始国之一，1972 年恢复合法席位。2006 年 11 月 9 日中国香港陈冯富珍当选世界卫生组织总干事。②世界粮食计划署，我国 1979 年正式参加该署活动。③联合国粮食与农业组织（FAO），我国是该组织的创始国之一，1973 年恢复活动。在这三个组织下设了食品安全方面的三姐妹国际组织：FAO/WHO 联合食品法典委员会（CAC），负责食品安全；国际兽疫局（OIE），负责动物检疫；FAO 国际植物保护公约（IPPC），负责植物检疫。

（一）食品法典委员会

食品法典委员会（Codex Alimentarius Commission，CAC），是在 1961 年由联合国粮食与农业组织（FAO）和世界卫生组织（WHO）共同成立的食品安全领域的国际组织。其宗旨在于保护消费者健康，保证开展公正的食品贸易和协调所有食品标准的制定工作，是被WTO 指定为食品安全领域的国际标准协调组织。食品法典委员会在提高食品质量和安全水平、制定国际食品法典、保护消费者健康和维护公平食品贸易方面的工作被国际社会认同。国际社会把食品法典视作唯一的参考标准。

1. 组织机构

目前 CAC 成员为 166 个。食品法典委员会 CAC 的组织机构包括全体成员国大会、常设秘书处、执行委员会和附属技术机构（各类分委员会）。

（1）全体成员国大会　CAC 主要的决策机构是每两年一次在罗马或日内瓦轮流召开的全体成员国大会，审议并通过国际食品法典标准和其他相关事项。委员会的日常工作由在罗马的联合国粮食与农业组织总部的常设秘书处承担。

（2）执行委员会　在 CAC 全体成员国大会休会期间，执行委员会代表委员会开展工作行使职权。执行委员会由主席和副主席连同委员会选出的 7 名来自非洲、亚洲、欧洲、拉美和加勒比、近东、北美以及西南太平洋的成员组成。

（3）附属技术机构　CAC 的附属技术机构是 CAC 国际标准制定的实体机构。这些附属机构分成综合主题委员会、商品委员会、区域协调委员会和政府间特别工作组四类。

食品法典委员会的分委员会和特别工作组负责草拟提交给委员会的标准，或在全球使用或在特定区域或国家使用。附属技术机构承担对标准草案及相关文件的解释工作。食品法典委员会与成员国之间的沟通通过各国家的法典联络处。

（4）联合专家委员会　联合国粮食与农业组织和世界卫生组织共同资助和管理的两个专家委员会：FAO/WHO 食品添加剂联合专家委员会（JECFA）和农药残留联合会议（JMPR），二者均为制定食品法典标准提供独立的专家建议。

2. 食品法典的作用

食品法典已成为最重要的国际标准，成为全球消费者、食品生产和加工者、各国食品管理机构和国际食品贸易最重要、最基本的参照标准。

食品法典的制订基于协商一致的原则，因此，要求委员会通过充分讨论，积极达成一致。制订 CAC 法典要求遵循以下原则：①保护消费者健康；②促进公正的国际食品贸易；③以科学危险性评价为基础；④其他合理因素，如不同地区和国家的社会经济水平等。

标准体系的结构：①通用标准由一般专题分委员会制定，包括食品卫生（包括卫生操作规范）、食品添加剂、农药残留、污染物、标签及其说明，以及分析和取样方法等方面的规定；②产品标准由商品委员会制定，涉及水果、蔬菜、肉和肉制品、鱼和鱼制品、谷物及其制品、豆类及其制品、植物蛋白、油脂及制品、婴儿配方食品、糖、可可制品、巧克力、果汁及食用冰等类产品。

食品法典的作用如下。① 保护消费者的健康是食品法典的首要任务。食品法典中食品添加剂、污染物及毒素、农药残留、兽药残留等标准保证消费者能最大限度地免受不安全食品的危害。食品法典标准中预包装食品标签和法典营养标签指南等指导消费者正确地选购食品。②维护正常的国际食品贸易秩序。在食品生产、贸易国际化的大趋势下，国际食品法典作为通用的国际标准，取代国家和地区标准，是 WTO 有关食品贸易方面重要的参考基准，由此消除不必要的贸易技术壁垒，保护各国消费者利益和公平的贸易。③解决国际食品贸易争端的依据。法典标准在国际食品贸易中具有准绳作用，各成员国在发生贸易争端时，必须以 CAC 标准或风险分要的结论为依据，一方若出示 CAC 标准作为证据，不符合 CAC 标准的另一方即败诉。

3. 我国积极参与国际食品法典委员会工作

我国在食品安全领域加强了与联合国粮食与农业组织和世界卫生组织的合作，加强了与其他成员国在食品贸易、卫生安全立法等方面的联系，为提高食品质量、保障我国权益起了积极的作用。中国积极参加会议与有关活动，提出审议意见，参与标准的制定，并通过国内协调小组开展有关协调工作。中国积极参与国际食品法典标准化的制定工作，采用法典标准规范、限量指标和准则，加强了中国在该领域的国际地位，维护了我国国际权益，推进了我国食品标准化工作和食品法制建设，保护了我国消费者的健康与安全，促进了食品的国际贸易。

（二）国际兽疫局

国际兽疫局（Office International Des Epizooties，OIE）是政府间的动物卫生技术组织，创建于 1924 年，由 28 个国家签署的一项国际协议产生的一个政府间组织，总部设在法国巴黎。OIE 的主要职责是通报各成员动物疫情，协调各成员动物疫情防控活动，制定动物及动物产品国际贸易中的动物卫生标准、规则。被 WTO 指定为动物卫生领域的国际标准协调组织，有关标准和规则已被世界贸易组织（WTO）所采用。

国际兽疫局目前有 168 个成员国。2007 年中华人民共和国恢复在 OIE 的合法权利。中国的动物卫生事业是世界动物卫生事业的重要组成部分，中国动物卫生事业的发展需要 OIE 的大力支持。中国积极参与 OIE 活动，对于维护和促进 OIE 所从事的事业也是必不可少的。

国际兽疫局发布的国际标准有：①动物卫生法典（Animal Health Code）——哺乳动物、鸟类及蜜蜂的国际动物卫生法典；②诊断与防治接种（Diagnostics & Vaccines）——诊断检验及预防接种标准手册，1996 年第三版；③水生物手册（Aquatic code）——防治水生物法典；④水生动物手册（Aquatic manual）——水生动物疾病诊断手册；⑤试剂（Reagents）——国际参考标准试剂等。

（三）国际植物保护公约

国际植物保护公约（International Plant Protection Convention，IPPC），是 1951 年联合国粮食与农业组织（FAO）通过的一个有关植物保护的多边国际协议，1952 年生效。其目的是为了确保全球农业安全，并采取有效措施防止有害生物随植物和植物产品传播和扩散，促进有害生物控制措施的建立。该公约被 WTO 指定为植物建议领域的国际标准协调组织。

截至 2003 年 11 月 7 日，IPPC 已有 123 个缔约方。我国是农业大国，农业生产安全关系到经济发展和社会稳定，我国农业部等部门正在筹措加入 IPPC 组织，可以预见，这不仅有利于增进我国植物保护国际合作，也有利于发挥 IPPC 的作用。

国际植物保护公约发布的国际标准有：①与植物检疫有关的国际标准；②有害生物风险分析准则；③外来生物防治的输入和释放行为守则；④无有害生物区建立的要求；⑤植物检

疫术语；⑥监测指南；⑦出口证书系统；⑧一个地区疫情的确定；⑨有害生物根除项目准则；⑩生产地区和生产场所无有害生物建立要求等。

第三节　一些国家或地区食品安全监管的机构和制度

目前世界各发达国家，如美国、加拿大、欧盟、日本等均已建立了较为完善的国家食品质量安全监督管理体系，从而保证了政府监管有力，国民能享受到安全、卫生的食品供应。研究和分析发达国家食品安全监督管理体系，将为我国食品安全监督管理体系建设提供可借鉴的经验和教训。

近30年来，各国政府大力加强食品安全监管机构设置。在机构设置方面，目前没有统一的模式，也不存在一个公认完美的模式。如加拿大、荷兰、丹麦等设置了国家食品局，集多部门的职能于一身。更多国家仍是由多个政府部门分工合作，并有一定的协调机制。值得注意的是，有些国家新设立了专门的食品危险性评估机构，如欧盟、日本等，为政府食品安全标准制定（危险性管理）提供了科学依据。

大部分发达国家都有一个在食品安全方面的根本法，还有许多具体法律。国家在食品安全立法体系中，除了法律外，还有许多法规和标准，后者由有关执法部门制定和颁布。

一、美国

1. 美国的食品安全监管机构

美国食品安全管理相关机构包括：卫生与人类服务部（Department of Health and Human Service，DHHS）的美国食品和药物管理局（Food and Drug Administration，FDA）、疾病预防控制中心（CDC）、美国农业部（U. S. Department of Agriculture，USDA）的食品安全和监督署（Food Safety and Inspection Service，FSIS）、动植物卫生监督署（Animal and Plant Health Inspection Service，APHIS）、环境保护局（Environmental Protection Agency，EPA）、美国海关服务局（Department of Treasury's Customs Service）。这些联邦管理机构分工合作确保美国市场上的所有产品符合美国法律法规。美国食品和药物管理局（FDA）负责管理除肉、禽、蛋品以外的食品安全及标识；农业部的食品安全监督署（FSIS）负责管理肉、禽、蛋品的安全及标识；环境保护局负责食品中杀虫剂残留的管理；动植物卫生监督署（APHIS）的职责是防止动植物产品中的病虫害；疾病预防控制中心（CDC）负责食源性疾病的监测与控制。这些机构分别制定相关食品安全问题的法规和标准。

负责进口食物安全的联邦政府机关有：①美国农业部（USDA）属下的粮食安全及检查处（FSIS），负责执行与肉类、家禽和蛋类产品有关的法规；②卫生与公共服务部下属的食品和药物管理局（HHS/FDA），则负责执行联邦粮食、药物和化妆品法（FD&C）以及适用于所有其他种类食物的法律。两机关均有责任保障消费者的健康，以及确保各自负责管辖的食物都附有正确的标签说明。所有输美食物，必须符合美国土产食物所须遵守的同一标准：即进口食物必须纯正、有益健康、可供安全食用、制造过程卫生，并符合美国一切准则，包括附有有关食品资料的英语信实说明，才能获准进入美国。一般来说，所有进入美国的外国产品，都已得到美国国土安全部海关及边境保护局（CBP）的批准。任何输美产品的进口商，必须在其装运货物抵达美国入口港的5个工作日内，向CBP填报一份进口表格。

除以上机构外，还有许多机构通过其研究、教育、监测、预防、制标等工作协助食品安全工作，主要包括：国立卫生研究院（National Institutes of Health，NIH），进行食品安全研究；农业部下属的农业研究署（Agricultural Research Service，ARS），开展农产品方面的研究；美国农业部联合研究教育服务局（Cooperative State Research, Education, and Extension Service, CSREES），对农场主和消费者就有关食品安全实施研究和教育计划。此外还有农产品销售局（AMS），经济研究局（ERS），谷物、包装与畜牧围栏管理局（GIPSA），美国食品法典办公室，国家海洋渔业局（NMFS）等。

2. 美国的食品安全法律体系

美国食品安全法律体系的特点是权力分立，并且建立在科学决策的基础上；法律、法令及总统执行令形成了一个完整体系。国会针对专门问题进行立法，执法机构则依据国会法令制定实施细则，当新技术、产品和新的健康危害出现需要法规管理时，执法机构可以对法规进行修改和补充，而不需要制定新的法令，体现了充分的灵活性。

美国与食品安全有关的主要法律有：联邦食品药品化妆品法（Federal Food, Drug, and Cosmetic Act, FFDCA），其内容涉及食品、药品、医疗器械、生物制品和化妆品，从1938年开始颁布，不断修改。其他相关法律包括：联邦肉品检查法（Federal Meat Inspection Act, FMIA）、禽类产品检查法（Poultry Products Inspection Act, PPIA）、蛋类产品检查法（Egg Products Inspection Act, EPIA）、食品质量保护法（Food Quality Protection Act, FQPA）、公共卫生服务法（Public Health Service Act）、膳食补充剂与健康教育法（Dietary Supplement and Health Education Act）。法规制定机构必须按照美国的程序性法令制定法规。

由此可见，美国的食品安全监管机构和法律体系的特点是：①执法部门从中央到地方为垂直体制；②法规起草和标准部门与执法部门相一致；③联邦食品、药品、化妆品法是食品药品安全根本法，根据需要经常修改并设置一些具体领域的法，如畜禽产品监督法、膳食补充剂法等；④联邦政府有关部门分别执法，但有协调机制（如总统食品安全委员会）和定期碰头机制（如 FDA 和 FSIS）。

二、加拿大

1. 加拿大的食品安全监管机构

在食品安全管理方面，加拿大采取"分级管理、相互合作、广泛参与"的模式。联邦、各省和市政当局都有管理食品安全的责任，负责实施法规和标准，并对有关法规和标准执行情况进行监督。省级政府的食品安全机构提供在自己管辖权范围内，本地销售的小食品企业的产品检验。市政当局则负责向经营食品成品的饭店提供公共健康标准，并进行监督。1997年加拿大整合了国内的食品安全管理机构，把农业与农业食品部、渔业与海洋部、卫生部、工业部的食品安全监督检验职能组合在了一起，建立了加拿大食品监督局（Canadian Food Inspection Agency, CFIA），负责加拿大食品、动物、植物的监管和检验。食品监督局的职权范围非常广，从肉品加工企业的监督到外来昆虫和病害的控制，从假冒标签的管理到食品的召回，从种子、植物、饲料、肥料的实验室检验到环境评价，成为加拿大负责食品安全、动植物卫生的执行机构。加拿大卫生部负责制定食品安全与营养相关标准，并对食品监督局的食品安全工作情况进行评估，同时负责食源性疾病的监测和预警。

2. 加拿大的食品安全法律体系

加拿大国会制定的法令和政府机构制定的法规构成了食品安全法律体系。涉及食品安全的法律有：食品与药品法（Food and Drugs Act），行政处罚法（Administrative Monetary Penalties Act），农产品法（Canada Agricultural Products Act），食品监督局法（Canadian Food Inspection Agency Act），饲料法（Feeds Act），肥料法（Fertilizers Act），鱼类监督法（Fish Inspection Act），动物卫生法（Health of Animals Act），肉类监督法（Meat Inspection Act)，植物育种者权益法（Plant Breeders Rights Act），植物保护法（Plant Protection Act），种子法（Seeds Act），消费品包装和标识法（Consumer Packaging and Labelling Act）等。在每一个法律下面，都制定各种法规，分别对所涉及的产品或领域进行详细规定和要求。

由此可见，加拿大食品安全监管机构和法律体系的特点是：①成立加拿大食品监督局，把多部门的职能集中在一个部门；②食品与药品法是根本法。同时，还有具体的法律。

三、欧盟

1. 欧盟的食品安全监管机构

2002 年欧盟成立了食品安全局（European Food Safety Authority，EFSA），作为独立于欧盟其他部门的独立机构，在食品安全方面向欧盟委员会提供建议。EFSA 的主要任务是开展危险性评估，独立地对直接或间接与食品安全有关的事件（包括与动物健康、动物福利、植物健康、基本生产和动物饲料）提出科学建议。此外，EFSA 还对转基因饲料与共同体法规和政策有关的营养问题等提出科学建议。欧盟食品相关法规的执行机构是食品和兽医办公室（Food and Veterinary Office，FVO），负责监督各成员国执行欧盟法规的情况及其他国家进口到欧盟的食品的安全情况。

欧盟各成员国有各自的管理机构，如德国在 2001 年 1 月改组食品、农业和林业部（BML）为消费者保护、食品和农业部（BMVEL），下设联邦风险评估研究所和联邦消费者保护和食品安全局两个机构，承担三大职能：保护消费者、保护食品安全、推进适合于环境和动物的农业生产。

2. 欧盟的食品安全法律体系

2000 年 1 月欧盟发布"食品安全白皮书"（White Paper on Food Safety），它是欧盟新食品政策的基础，提出食品安全管理的指导原则应当是采用从农田到餐桌的综合管理，包括饲料生产、食品原料、食品加工、储藏、运输直到消费的所有环节。欧盟委员会食品安全政策是，在考虑食品类别多样性和传统食品特点的情况下，为人类健康和消费者的食品消费提供高水平的保护，同时促进食品国际贸易的发展。欧盟还制定了有关食品安全的一般原则，如兽医检查、动物营养、动物福利、动物卫生；植物卫生检查；食品链的污染和环境因素；粮食卫生；消费信息、健康教育和监护等。

2002 年 1 月 28 日欧盟颁布了 EC 规则 178/2002〔REGULATION（EC）No 178/2002〕，作为食品立法的一般原则，建立了食品和食品安全的通用定义，明确了欧盟食品安全总的指导原则、方针和目标，为制定欧盟食品法提供了法律基础。第 178 法规对制定食品法律的原则和要求做了规定，如以保护消费者健康为目标，有利于食品的自由贸易，尽可能地采用国际标准，并充分引入危险性评估原则，保证法律的透明度等。

由此可见，欧盟食品安全监管机构和法律体系的特点是：①设立欧洲食品局，作为危险性评估的专门机构，为欧洲议会的立法提供科学依据；②食品安全监督的具体工作由各成员国政府进行；③目前尚没有根本法，但有许多法令、法规和标准，正在形成一个食品安全法规、标准体系。

四、澳大利亚、新西兰的食品安全监管机构和制度

1. 澳大利亚、新西兰的食品安全监管机构

根据 2002 年澳大利亚联邦政府和各联邦区、州达成的《食品法规协议》，澳大利亚和新西兰成立"澳新食品法规部级委员会"（Australia and New Zealand Food Regulation Ministerial Council）。该委员会由各州的卫生部长或初级工业部长参加，与农业部、消费者事务

部等其他部门联合组成，由卫生部长担任主席。澳大利亚、新西兰食品法规部级委员会负责制定国内食品法规、政策及食品标准，有权采纳、修订或废止食品标准。

委员会下设常务委员会，由各部的部门负责人组成，负责协调委员会的日常事务。食品法规常务委员会下设执行分委员会，其职能是执行相关法规、标准。澳大利亚的对食品的监管工作由检验检疫部门、卫生部门、农林渔业部门及地方政府根据法规和标准具体执行。

根据"食品标准澳新条例"，澳大利亚、新西兰食品标准局（Food Standards Australia New Zealand）负责制定澳大利亚、新西兰的食品标准。澳大利亚、新西兰食品标准局是两国联合的独立标准制定机构，根据相关申请或建议经过一套严格的程序起草食品标准，报请澳大利亚、新西兰食品法规部级委员会批准发布。食品安全法规、标准的执行则由各州卫生部门负责，进出口食品由澳大利亚检疫局（AQIS）负责。

2. 澳大利亚、新西兰的食品安全法律体系

澳大利亚、新西兰食品安全法律体系包括 5 个部分：①联邦议会通过的法律；②联邦区颁布的法律；③各州议会颁布的法律；④在澳大利亚仍然生效的英联邦成文法；⑤由英国习惯法发展而来的澳大利亚习惯法。

1991 年，澳大利亚颁布了"食品标准澳新条例"（Food Standards Australia New Zealand Act 1991），作为食品安全管理的法律基础，各州或联邦区根据本区域内情况制定本区域内的食品法。在"食品标准澳新条例"下，澳大利亚、新西兰制定了"食品标准澳新规则"（Food Standards Australia New Zealand Regulations 1994），作为法令的实施细则。

由此可见，澳大利亚、新西兰食品安全监管机构和法律体系的特点是：①澳大利亚、新西兰执法机构为各州卫生部门，中央没有执法部门；②有健全、有效的部门协调体系，有相对独立的澳大利亚、新西兰食品标准局，专门负责标准制定；③食品标准法是根本法。

五、日本

1. 日本的食品安全监管机构

在整个管理体系中，食品安全委员会负责危险性评估，厚生劳动省负责食品卫生的危险性管理，农林水产省负责农林水产品的危险性管理。日本食品安全委员会依据食品安全基本法，作为独立的机构负责开展危险性评估，并向有关管理部门提供建议。日本厚生劳动省、农林水产省分别依据食品卫生法和农林物质标准化及质量规格管理法、食品与农业-农村基本法开展食品安全管理。三部门均与食品生产者、消费者在相关领域进行危险性交流工作。在食品卫生法的框架下，日本建立了详细的食品和食品添加剂的卫生标准。

2. 日本的食品安全法律体系

在疯牛病事件后，日本政府对食品安全政策有了重新认识，强调食品安全管理应当建立在科学与充分危险性交流的基础上。2003 年 5 月颁布了食品安全基本法，规定："保护国民健康是首要任务"、"在食品供应的每一阶段都应采取相应的管理措施"、"政策应当建立在科学的基础上，并考虑国际趋势和国民意愿"。日本的食品安全法律和法规包括：食品卫生法、屠宰法、禽类屠宰管理与检查法、加强食品生产过程中管理临时措施法、健康促进法、农林物质标准化及质量规格管理法、食品与农业农村基本法、食品安全基本法等。

为加强食品（包括可食用农产品）中农业化学品（包括农药、兽药和饲料添加剂）残留管理，2006 年 5 月 29 日日本制定和施行《肯定列表制度》，规定有 68 种天然和化学合成物质（主要是营养剂）可作为豁免物质；797 种农药、兽药及饲料添加剂设定了 53862 个限量标准；对没有确定限量标准的，执行"一律标准"，即 0.01mg/kg；另有 15 种物质为不得检出。

　　由此可见，日本食品安全监管机构和制度的特点：①食品安全委员会专门进行危险性评估，卫生部和农业部作为主要的食品安全监管和执法部门；②食品卫生法作为基础法，同时有许多具体法律。

参 考 文 献

[1] 陈宗道. 食品质量管理 [M]. 北京：中国农业大学出版社，2003.
[2] 张建新，陈宗道. 食品标准与法规 [M]. 北京：中国轻工业出版社，2006.
[3] 戴强. 美国的食品安全管理体系 [J]. 时代经贸，2007，55（5）：37-39.
[4] 宗会来，金发忠. 国外农产品质量安全管理体系 [M]. 北京：中国农业科技出版社，2003.
[5] 徐蓓蓓，杨松，孟冬. 澳大利亚标准与技术法规简介 [J]. 检验检疫科学，2002，12（5）：21-22.
[6] 赵丹宇，郑云雁，李晓瑜. 国际食品法典应用指南 [M]. 北京：中国标准出版社，2002.
[7] 宗会来，金发忠. 国外农产品质量安全管理体系 [M]. 北京：中国农业科技出版社，2003.